《辅行诀五脏用药法要》

临证指南医案

陈志欣　著

学苑出版社

图书在版编目(CIP)数据

《辅行诀五脏用药法要》临证指南医案 / 陈志欣著 .— 北京：学苑出版社，2016.10(2024.4 重印)

ISBN 978-7-5077-5096-6

Ⅰ.①辅… Ⅱ.①陈… Ⅲ.①脏腑辨证-用药法-医案-汇编-中国 Ⅳ.①R241.6

中国版本图书馆 CIP 数据核字（2016）第 216242 号

责任编辑：黄小龙

出版发行：学苑出版社

社　　　址：北京市丰台区南方庄 2 号院 1 号楼

邮政编码：100079

网　　　址：www.book001.com

电子邮箱：xueyuanpress@163.com

联系电话：010-67601101(营销部)　　010-67603091(总编室)

印　刷　厂：北京兰星球彩色印刷有限公司

开本尺寸：890 mm × 1240 mm　1/32

印　　　张：12.625

字　　　数：278 千字

版　　　次：2016 年 10 月第 1 版

印　　　次：2024 年 4 月第 7 次印刷

定　　　价：48.00 元

编写委员会

撰写　陈志欣

整理　（按姓氏笔画排列）

王为卿　邢　飞　刘宏图　孙广鑫

孙自帅　李华伟　李　坤　李　强

李　静　张彩格　陈东瀛　岳欣峰

赵荣旺　赵海东　高天达　董巧丽

管倩坤　翟红英

衣　序

　　伊尹《汤液经法》为最古老的方剂学经典，它是在《神农本草经》对单味药物气味性能记载的基础上，对多种药物组合功用的总结，同时也是《伤寒杂病论》的学术之源和蓝本。该书书目仅见于《汉书·艺文志》，其内容不见于历代文献，直至近代敦煌藏经洞破封后，择录此书部分方剂而总结其理论的《辅行诀五脏用药法要》（下简称《辅行诀》）再次出世，才使人们对其真实面目有了一些了解。

　　如此被历代医学家们渴望一见的《汤液经法》，"犹抱琵琶半遮面"的出现，远远不能满足欲见其全貌，掌握其学术内容的需求。《辅行诀》在"文革"中毁佚后，张大昌先生给予其第二次生命，终生尽力保护、传承、研究，发扬其学术思想。张先生有感于"医学中处方一道，本属关键，而今更值一壶洪流滔滔者天下皆是，一再沿误。积重难返，将有不可收拾之势"，乃历经十年之努力，稿凡八修，书名几经更改，最终定名为《处方正范》，于1984年3月25日告就。

　　《处方正范》是根据陶氏所言《汤液经法》三卷辑补而成。陶氏言："上品上药为服食补益方，百二十首；中品中药为疗疾祛邪之方，亦百二十首；下品毒药，为杀虫辟邪痈疽之方，亦百二十五首。凡共三百六十五首也。"《辅行诀》检录了其中"常情需用者六十一首"的记载，是为《辅行诀》拾遗补缺，补齐《汤液经法》三分之一方剂数的尝试；所取的方法，是在王冰《至真要大论》七方学说的基础上，修订为单、复、急、缓、大、小、专、通、正加、变加共十方以应天干之数，在徐之才《药对》药有十种的基础上增入寒、热共十二剂以应地支之数，使干支相和共得120首方剂之数；搜取《千金》、《外台》等唐前方书义理相符之方剂以应之，阙如者则拟而补之。此等方剂虽未必确是《汤液经法》中者，但终是去古未远，典旨犹浓，在本书中亦称之为古典经方，可谓顺理成章。

师弟陈志欣先生，广宗邱庄村人，高中毕业后随其祖父习医，承其家学，1977年拜张大昌先生为师攻习《辅行诀》，18年师徒之谊，情同父子，所得甚丰。

师弟性情淳朴仁义，厚德坤载，沉潜力学，博古通今，喜书画，爱弹唱，于师传《辅行诀》经方学术，更是热爱有加，殚精竭虑，勤于实践，关心病人，诊治精细，渐趋学验俱丰、炉火纯青之境，亦正是因于此而疗效卓著，早在悬壶乡里时即已门庭若市。后受聘于县城医院，更是声誉远播，名扬四方，其诊务可谓之夜以继日，席不暇暖。

如此繁重的诊务，确实令他无暇笔耕，以致多年的临床资料散乱无序，难以整理。笔者乃多次建言，催促他着手整理有关《辅行诀》和《处方正范》诸方验案。他也意识到在当前此术尚未普及的时期，把学用经验心得笔之于书的历史价值和学术价值，是继承先师之遗志、发扬其学术思想之举，遂见缝插针，忙里抽闲，历经两个寒暑，终于完成了这部临床纪实的选集著作。

该书分上、下两篇，上篇为《辅行诀》验案，载案97例；下篇为《处方正范》验案，载案174例，涉及临床多科和多种疑难杂证。两书方剂主治文及方药组成原文，均用楷体记于案前，案后有按语、药释、引证诸项。各案均标以西医病名，并记有所做西医检查结果或西医治疗情况，以适应现代西医知识普及的状况，引发读者更多的思考与兴趣。

该书所选案例，时间跨度较大，而《辅行诀》整订稿晚成于2005年，此前传承文本是多层次的文本，《〈辅行诀〉传承集》所收录21个文本，内容即各有异同，故本书所据文本中之内容，难免有舛误之处。

原书中已有"五脏补泻法例"之语，是此书五脏补泻方，本是"法例"，是示人以按法则组成方剂的例方，非是固定不可变的，而且诸"多层次文本"中所用药物之与整订稿不符处，多是味同位异者，即多是五味的味属相同，但五行互含属性有异，或非是所列25种药品所有而是味属相同者。此类方剂虽然不够完美，但大体尚可，这是读者应当注意之处。

其次《处方正范》亦曾多次修改更名，此书所据本，是先师最后亲手修订，凡已刊或未刊本与此书中内容相左处，均应以此本为准。

捧读此书全稿，颇感不愧是践行《辅行诀》学术思想之佳作。其辨证之精细，取方用药之准确，可见其学养功底之深厚；其用药的随症加减，可知其善于知常达变；其朴实无华的按语，可感知其不尚空谈的风采；其采集引论之广博，可证其学识之丰富；其屡治顽恶奇危之大证，可领略其不计名利，敢于排难夺关，救治病人的情怀；其确切的卓著疗效，是其近40年来筚路蓝缕耕耘《辅行诀》学术思想的丰硕成果。整本书是以案载道的宝贵资料。在本书即将付梓之际，谨以上述为序。

衣之镖

乙未年桂月于威县中医院

自　　序

　　《辅行诀》是继《伤寒杂病论》后又一部经方学术的代表作，它不失为伊尹《汤液经》的精华，是陶氏智慧的结晶。卷中既有辨证理论又有施治方药，它以五行体、用、化理念，建立五行互含模式，体现五脏之间生克制化关系，别具一格。

　　《辅行诀》以五脏虚实证候为纲领，五行五味气化机制组方，如小泻肝汤，以枳实、芍药、干姜三味组成，枳实泻肝理气，白芍泻肝活血，两酸助体以泻之，加一辛辣干姜助用以补之，辛酸化甘以缓肝急之苦，应《神农本经》辛散酸收之药理，合《黄帝内经》五脏苦欲之经意。小泻肝汤从整体辨证，虽冠名"泻肝"，但方中有补有泻，仅三味成方，体制完备，标本兼顾，虚实调平，方简效宏。书中小方、大方治病有轻重、缓急之别，其方剂格式体例为后世的中医研究开辟了新的思路。

　　科学是自然现象的揭秘，中医既有实践基础又有科学思想。大泻肝汤即小泻肝汤加子脏小泻心汤两味，并且是小泻肝汤的三分之一量，泻子实母，不以宾夺主，甘草土之用味，体现了"见肝之病当先实脾"的防未病思想。

　　《辅行诀》组方制度严谨，量之大小、味之加减、煎煮方法，无不渗透着先人的智慧。陶氏用药别致，他超越当时药性学理论，倡导药物功能学说，如覆花补心、黄连泻心等，均取得了良好效果。

自 1977 年从师以来，研读《辅行诀》后明白了些中医的道理。陶氏一幅"经方气化图"，不仅彰显了中医天人合一的整体辩证思想，也突出了中医学理法方药各个方面，不失为经方之精髓、该书之理论制高点。

两年来在衣之镖师兄的帮助和鼓励下，依《张大昌注辅行诀》为蓝本，以原文顺序为列，先泻方后补方，将切合其方的临床实际案例予以归纳分类，精简整理，并引用诸论，作为论据，是为引证、药释或方释，最后附以拙见为按。今拼集成册，公布开来，以求同道共勉，错误之处，望讫指正。

本书在编辑的过程中承蒙衣之镖、周连淼师兄审阅，李寿峰做图片设计，谷魁景、唐振收、李瑞玉、刘贵玉、吕航洲、李建华、谷华池关心与支持，在此一并致谢！

陈志欣

2015 年 10 月 26 日于河北省广宗县紫金苑

目　　录

上篇　《辅行诀》录验

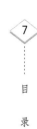

下篇 《处方正范》录验

13

目　录

上　篇
《辅行诀》录验

概　　说

　　陶弘景依照五行五脏演变的格式，承《汤液经》之理论，论五味气化之事，明体、用、化之理，以大、小方为应用，成书《辅行诀五脏用药法要》（下文简称《辅行诀》），包括含此书名的系列书名，简称亦通此例。

　　五脏为病，有内因所伤，有外因所中。陶氏在《辅行诀》中，以脏气之虚实分补泻、辨证设方，按五味的五化、五不化用药；外感天行病则以天地四时正精之品为主药，组成二旦四神方以燮理三阴三阳。其旨趣高远，义理深邃。临床验证，效若影响。现将其验案归类，整理成册。

　　在整理中，为了突出陶氏方，精简了繁杂的辨证过程及变方。

　　选方力求效果明显，接近陶氏原方者。

　　本书所据之方证条文以《张大昌注辅行诀》衣之镖抄本、刘德兴抄本互相参照而来。

五脏泻汤方论

五脏小泻方，皆由本脏之二体味（即本脏泻味），一用味（即本脏补味）组方。三味药正合急方之制度，简便、快捷、效验。

五脏大泻方皆作六味药，是在小泻方的基础上，加入子脏小泻方中两味，及本脏一化味而成方，有"实则泻其子"之意。加入药的用量为本脏小泻方药的三分之一，又有佐使之意。大方者合复方之制，药势大，且君、臣、佐、使俱备，如同治国，体制健全。

其他四脏泻方格式与泻肝汤相同，不再一一重述。

泻肝汤

泻肝汤病证文并方

肝实则怒。

肝病者，必两胁下痛，痛引少腹。

邪在肝，则两胁中痛，中寒，恶血在内，则胻善瘛，节时肿。

陶云：肝德在散，故经云：以辛补之，酸泻之。肝苦急，急食甘以缓之。

小泻肝汤

治肝实病，两胁下痛，痛引少腹迫急者方。

芍药　枳实_熬　生姜各三两

上三味，以清浆水三升，煮取一升，顿服之。不差，重作。

【案一】肾结石

李某某，女，28岁，1980年7月5日下午来诊。

患者午休中，突然右胁下痛，痛引右少腹，痛不可耐，攻腰背，小便不利，尿急，尿频。舌苔黄腻，口苦，不欲食，干呕，按右少腹无抵抗，无反跳痛，脉紧数，符合肝实病证，处小泻肝汤：

枳实_{炒，24g}　白芍_{24g}　生姜_{24g}（《辅行诀》每两约折合现在7.5g）

上三味，以水600ml，煎至150ml，去滓，一次服下。约一个小时后，疼痛减轻。

7月8日复诊：三剂药服完尿出结石。当时B超不普及，结石排出后方知是结石病，嘱多多饮水，病安。

按： 胁下及少腹属足厥阴肝经，本案与小泻肝汤治文相符合，有是证用是方。炒枳实味酸苦，入肝行气，白芍味酸，入肝行血，共成泻肝理气活血之用，加生姜之辛，与枳、芍之酸合化为甘，缓急止痛，故此尿管痉挛可因之得以解除，结石自行排出体外。虽此案似偶然取效，实则寓于必然之中。

【案二】带状疱疹

张某某，男，35岁，1981年5月28日邀诊。

因左胁烧灼样疼痛，不可转侧。于某医院CT检查，诊断为肺癌，不治，回家待毙。

症见：左胸胁痛，只能侧卧，动则赫然大叫，触之愈甚，着凉则安。肤色无改变，双目充血，口苦，舌质红，苔黄而干燥，小便黄，大便秘结，烦躁易怒，脉滑数。证系肝胆有热，拟小泻肝汤：

枳实炒，50g　白芍50g　生姜50g

上三味，以水 600ml，煮取 150ml，分两次服。

5 月 30 日复诊：两副药服完，疼痛缓解，情绪稳定，胁下出簇拥状疱疹。原来带状疱疹作祟，随处以大泻肝汤：

枳实炒，24g　白芍24g　大黄10g　黄芩10g　甘草10g　生姜24g

上六味，以水 1200ml，煎至 600ml，分两次服。

雄黄散：雄黄30g

研极细末，温水擦干净患处，趁湿涂药末于上（《医宗金鉴》方）。

内服，外涂，不几日病愈。

按：隐性带状疱疹，主诉胁下痛，胁下为肝之所络，此例乃肝脏气血郁闭，化毒不出之实证，治当泻肝。大泻肝汤，用小泻肝汤白芍、枳实酸收，生姜辛散，加入大黄、黄芩、甘草泻心火以解毒，使邪由里达表，疹透痛止。小泻肝汤加小泻心汤，即"实则泻子"，标本兼治之法。

《张大昌注辅行诀》云："此书凡小汤皆三味，两正品，一反品。如此汤二正皆酸，一反味辛。而酸为正治者，殆即经云泻肝以酸，酸性收，收可制散，散者肝之功力太过，不与体相协，因而致病，泻之以酸，使其承平而已。然非抑用致绝，故仍存反味之辛以防过枉。况辛酸化甘，存之成甘以缓而成，甘酸益阴，实方外之佐也（与刘抄本不同，'存之反成甘以缓之义。煮药以清浆，浆本谷酸而成，甘酸益阴，借助药力，实方外之良佐也'）。

夫各脏之体用也，承平则无疾，偏倾者成病，所谓治法者，过则减之，欠则增之，调其偏僻，令就承平，此即补泻之定义。

然泻必有余，法当用抑，其数少。补治不足，法当用益，其数多。夫有余而往，不足随之；不足而往，有余随之。虚虚实实，其机甚微，方之制岂易言哉。"

【引证方】日·丹波元简《金匮玉函要略辑义》枳实芍药散条曰："产后腹痛，不烦不满，里虚也；今腹痛，烦满不得卧，里实也。气结血凝而痛，故用枳实破气结，芍药调腹痛。"此二酸味之药，所治有一气一血之别。仲景以二药组方理气活血，治产后腹痛。陶氏加生姜，辛酸相化生甘，甘酸益阴，共平肝气之横逆。

《金匮要略今释》引《雉间焕》云："枳实芍药散治腹痛，宜生姜汁送下之。"与陶氏小泻肝汤药味相同，方义更近。

大泻肝汤

治头痛，目赤，时多恚怒，胁下支满而痛，痛连少腹，迫急无奈者方。

芍药　枳实_熬　干姜_{切,各一两}　黄芩　大黄_{各二两}　甘草_{炙,三两}

上六味，以水五升，煮取二升，温分再服（分量有误，诸抄本不一样，按五脏五泻方之格式，芍药、枳实、生姜各三两，黄芩、大黄、甘草炙各一两为正）。

【案一】胰腺炎

赵某某，男，61岁，2008年6月15日来诊。

因腹痛，呕吐不能食，住某医院检查，尿糖（＋＋），尿淀粉酶 2100U/L，血糖 5.5mmol/L，血钙 1.59mmol/L，血淀粉酶 760U/L，腹部 CT 示：胰腺肿大。诊断为胰腺炎。治疗七天效果不显著，病人执意回家服中药。

症见：左肋下及心下痛，口干，口苦，干呕不能食，心烦懊恼，大便秘结，舌质红，苔黄且粗糙，脉紧数。证属肝气郁结，肝火亢盛。拟大泻肝汤：

枳实炒，24g　白芍 24g　大黄醋炒，10g　甘草 10g　黄芩 10g
生姜 24g

上方六味，以水 1000ml，煎取 400ml，分二次一日服。

6 月 20 日二诊：服上药后，泻泄四五次，腹中轻松，已能进食，心情愉悦。遵上方，共服七副病愈。

按：此案据其主证有左肋下痛，口干、口苦、干呕不能食，当为柴胡证，因有头痛目赤多恚怒、胁下痛引少腹、舌苔黄、心下痞等火热症状，与大泻肝汤相吻合，故于小泻肝汤中加以小泻心汤之半，即小量泻子脏之药，泻火旺金，金气盛以克木，木气受刑，病自愈。生姜与甘草同用，具有辛甘化苦之机，有助于心体而泻心火。生姜用量倍于甘草，辛多甘少，仍偏于助肝之气化，而且还具有缓中止痛、降逆止呕之功能。况且胰腺炎左肋下痛，肝之所络，所以大泻肝汤治愈。

【案二】复发性口腔溃疡

张某某，女，37 岁，2012 年 5 月 6 日来诊。

主诉：口腔溃疡三年多，反复发作，久治不愈。

症见：面红目赤，口舌溃烂，舌质红，苔薄黄，头痛，心烦气躁，无心工作，脉滑数。心肝火盛，投大泻肝汤：

白芍 30g　枳实 30g　大黄 15g　黄芩 15g　甘草 15g　干

姜 20g

上六味，以水 1600ml，煎煮至 400ml，温分再服。

5 月 16 日复诊：病情有所缓解，心率已平，效上方继续服用，辅以小泻心汤外用。

小泻心汤：

川连 10g　黄芩 10g　大黄 10g

捣为粗末，水渍，漱口刷牙。

本案内服大泻肝汤，外加小泻心汤漱口，共服药 40 余副病愈，至今随访未再复发。

按：《灵枢·脉度篇》云："心气通于舌（中略），脾气通于口。"口舌之溃疡，乃心脾火盛之疾，正合《素问·至真要大论篇第七十四》"诸痛痒疮，皆属于心"之事。长期治疗不愈，屡有反复，火虽除而源不竭。而火乃木之子，木气盛火源旺，死灰尚可复燃。治之者，当泻肝之实，况此案本有烦躁，肝火旺盛之象，故取大泻肝汤，枳实、芍药泻肝，釜底抽薪。黄芩、大黄泻心火，以衰其病势，并用小泻心汤漱口，内外并治，顽疾平复。

【引证方】《张大昌注辅行诀》云："此书凡大泻汤皆作六味，是以原小汤加添使品而组成者。盖小汤病轻，但俱反正自成佐使而已，如陶氏后图辛酸化甘是也。至如大汤证增病焉，内脏机能已渐衰疲，小汤之制，自致佐化或不能成，此汤添入甘草，以成品为承调以就其使。黄芩、大黄二味，本泻心汤药，曷以软，然加之（周连淼抄本作'曷以泻子加之'），盖木能生火，火木相滋，不予泻之，则肝木将有灰烬之祸。况头痛、目赤，其兆已露，不先治，则噬脐不及矣。此书大汤之制，皆同其理。"（衣抄本）

泻心汤（一）

泻心汤病证文并方

心实则笑不休。

心病者，必胸内痛，胁下支满，膺背肩胛间痛，两臂内痛。

邪在心，则病心中痛，善悲，时眩仆，视其经有余不足而调之（衣抄本少"经"字）。

陶云：心德在软。故经云：以咸补之，苦泻之；心苦缓，急食酸以收之。

小泻心汤

治心中急痛，胁下支满，气逆攻注膺背肩胛间，不可饮食，饮食则反笃者方。

龙胆草　栀子打，各三两　戎盐烧赤，如杏子大三枚

上三味，以酢三升，煎取一升，顿服之。少顷，得吐则瘥。

【案一】心绞痛

黄某某，女，66 岁，2008 年 7 月 16 日晨起急邀诊。

患者有冠心病病史，现急性发作，急查心电图示：Ⅱ Ⅲ aVF 导联 S-T 段压低，T 波低平，心律规整，心率 80 次/分，血压 100/60mmHg。诊为心绞痛，急服速效救心丸 15 粒，消心痛 10mg，5 分钟后症状有所缓解。

症见：胸痛、胸闷，有窒息感，口唇紫绀，躁动不安，欲开窗牖，舌苔黄，舌质紫红，脉紧数。证属邪热犯心，气

血瘀滞。治之以小泻心汤：

栀子 24g　胆草 24g　戎盐煅, 6 粒

上三味，以水 500ml，醋 10ml，共煎 20 分钟后频服。

服药后，即呕吐不断，两小时后病情稳定，不再躁动，嘱家人效不更方，继续服用。病人拒绝服药，言药难吃至极，闻之则呕。我亲自试饮，其药苦咸酸涩蜇舌，难以下咽。上方减盐，去醋：

栀子 15g　胆草 15g　豆豉盐炒, 15g

上三味，以水 500ml，煎煮至 100ml，一次服完，一日两服。

服药一星期，症状完全消失。

按：陶云："心德在软。故经云：以咸补之，苦泻之；心苦缓，急食酸以收之，闭上焦以抑其气也。"小泻心汤的制方格式，二苦一咸，苦以泻心（体），咸以补心（用）。本案中戎盐六粒，咸味太重，使人耐受不得，故取《辅行诀》刘世忠抄本盐豉三两。豉味咸，盐炒以增其咸味。再者，小泻心汤中酸味本化生而成，所以去醋，亦合乎陶氏两苦一咸组方制度。方中胆草、栀子泻热、祛烦满，盐豉吐烦气、宽胸，咸苦化酸以收心气之过缓。

心绞痛主要病因为气不通生内热，火热生痰，痰阻、气血瘀滞，则绞痛发作。临床实践证明，栀子、胆草泻热除躁，盐豉吐气，治心烦懊忱。邪祛气顺血活，心绞痛自已。

《张大昌注辅行诀》云："此汤三味，龙胆味苦善祛肝阳上逆之热，栀子亦苦能除心包之蕴热，既二药合施，其病必系木火相并上侵横暴可想，佐以戎盐汤，以酢作酸苦涌吐，毒从上越，毒去神宁，痛烦顿减，此项秘诀，非陶氏无由知，急病急治，适当其情机，神哉！"

《本草经集注》谓："大盐，味甘、咸，寒，无毒，主肠胃结热，喘逆，吐胸中病。"

《辅行诀·药释》戒盐："火上烧赤，和汤服，入口可吐宿食、痰水，止心腹急痛。"

戒盐或食盐皆味咸，陶氏善取其味，所以临床常选食盐或大盐，量虽小但咸味不小。

大泻心汤

治暴得心腹疼，痛如刀刺，欲吐不吐，欲下不下，心中懊憹，胁背膺胸支满，腹中迫急不可耐者方。

龙胆草 栀子各三两 戒盐如杏子大三枚 苦参 升麻各二两 豉半升

上六味，以酢六升，先煮前五味，得三升许，去滓。内戒盐，稍煮待消已，取二升，服一升。当大吐，吐已，必自泻下即瘥。

【案一】劳力型心绞痛

张某某，男，53岁，2000年5月15日初诊。

因胸痛于本院检查，血压190/100mmHg。心电图示：不完全性右束支传导阻滞，V_{1-3}导联ST段水平型压低＞0.05mV并见Q波。综合诊断：①劳力型心绞痛；②陈旧性心肌梗死。

主诉：胸闷、胸痛，气短欲窒息，攻膺背肩胛间，及两臂，活动后加重，心烦懊憹。面色暗红，舌体胖大、色紫暗，苔黄腻，下肢轻微浮肿，脉滑。投大泻心汤：

胆草15g 栀子15g 苦参10g 升麻10g 盐豉15g

上五味，以水1600ml，煮至600ml，分三次一日服。

一服后疼痛轻，脉滑数，口唇紫暗。上方加活血祛瘀的丹参30g，大黄5g，服药月余胸闷气短随之消失，最后生活自理，复查心电图较前明显好转。

按：西医认为冠心病、心梗、心绞痛的异常心电图，不能再恢复正常。此患者服中药一段时间后，ST-T恢复到正常水平。

丹参味苦，大黄味咸，适大泻心汤证，虽加味不改陶氏之方制。临床上辨证应用大泻心汤，加丹参、大黄增活血祛瘀之力，使本案心血管得到了修复和改善。

【案二】精神分裂症

季某某，男，26岁，建筑工人，2002年6月6日就诊。

受大惊吓后，抑郁寡欢，不欲见人，甚则轻生，久治不愈，渐至精神分裂，狂走骂人，弃衣高歌，语无伦次，不避亲疏。

症见：面赤油垢，两目充血，满脸怒气，胸满气噫，饮食正常，五日未解大便，舌苔黄腻，质暗红，脉紧数。此患神昏狂躁属痰火瘀滞，投大泻心汤：

胆草15g　栀子15g　苦参10g　盐豉炒，打，15g　升麻10g　大黄后下，30g

上六味，以水1000ml，煎煮至500ml，下大黄，煮取400ml，服200ml，日二服。

6月9日二诊：家人来诉，大便已通，不再乱跑，已能入睡。病情缓解，效不更方。

后依上方辨证出入，调治两月余，其病痊愈，现已恢复正常工作。

按：季某某在外打工，穿越高速公路时险被车撞，过于惊吓，回家不敢出门，不能上班，不被家人所理解。日久抑郁寡欢，病情加重，乃至疯狂。其人先虚后实，先郁后结，进而疯狂。大泻心汤吐烦祛郁，消痰泻热。痰火消瘀滞去，则神自清，疯狂已。

《张大昌注辅行诀》注："此方于葛洪《肘后方》见之，详其病情与前汤颇相近，其区别处，小汤逆上之势甚，故从而上越之，大汤之治挟及腹痛如刀刺，支胀迫急难耐，其病皆内之蕴毒闭塞于上焦，药后上焦得畅通，津液得下，气通则脉舒，脉舒则血活，证自尔脱然，汤之大小，决在病势，小汤味少，大汤味多，亦定例也。"

【药释】

胆草

《张大昌注辅行诀·药释》云："味苦。除胃中伏热，时气温热，热泄下痢。"

栀子

《张大昌注辅行诀·药释》云："味苦涩。主五内邪热，心烦懊恢。"

豉

《张大昌注辅行诀·药释》云："味酸寒。主伤寒头痛，寒热瘴气，恶毒。烦躁满闷，虚劳喘吸。"

上三味苦咸之品祛热吐烦，佐大黄下郁火泻结气，一吐一泻，烦气上越，积热下泻。虽病势暴戾，足可使其邪祛正安，而病愈。

【引证方】

《宋本伤寒论校注》七十六条："发汗、吐下后，虚烦不得眠，若剧者，必反复颠倒，心中懊恢，栀子豉汤主之。"

七十七条：栀子豉汤条："发汗，若下之，而烦热、胸中窒者，栀子豉汤主之。"

七十八条：伤寒五六日，大下之后，身热不去，心中结痛者，未欲解也，栀子豉汤主之。

栀子十四枚，劈　香豉四合，绵裹

上二味，以水四升，先煮栀子得二升半；内豉，煮取一升半，去滓，分为二服，温进一服。得吐者，止后服。

《附广肘后方》：暴得心腹痛如刺方。

苦参　龙胆各二两　升麻　栀子各三两

苦酒五升，煮取二升，分二服。当大吐，乃瘥。

泻心汤（二）

泻心汤病证文并方

经云："诸邪在心者，皆以心包代受之。"证故如是。

陶云："心包气实者，受外邪之动也。则胸胁支满，心中澹澹然大动，面赤目黄，善笑不休。"

《张大昌注辅行诀》云："心包者，心之外围也。经云：心者君主之官，神明出焉，百邪不犯，犯之则死，有邪则心包代之，故如此云。"

《辅行诀校注讲疏》云："心包络为包绕心脏之网络，以脉之网络为体，其功在代心行气，故心之气既包络之气。"

陶氏把五脏中之火脏列分为二，即心与心包络。心包受邪，多以外感所中，治则以火热为论。

小泻心汤

治胸胁支满，心中跳动不安者方。

黄连　黄芩　大黄各三两

上三味，以麻沸汤三升，渍须臾，绞去滓，顿服。

【案一】心动过速

刘某某，男，24 岁，2012 年 8 月 21 日来诊。

在北京打工，一个月前的一天傍晚，突然心悸，汗出，头晕，乏力，急于北京某职工医院住院治疗。查心电图示：心率 138 次/分，律齐。血压 110/70mmHg，体温 36.6℃，血糖、血脂及甲状腺功能五项均未见异常，诊断为窦性阵发性心动过速，处以倍他乐克 25mg/次，2 次/日。服药病情见轻，停药后每天下午发作。

其人素食肥盛，善饮酒。其病发作时憋气、心慌、胸胁支满，过后无不适感。大便秘结，口干苦，舌苔黄燥，脉滑数，证系内热火盛。投小泻心汤：

黄连打，10g　黄芩 10g　大黄 10g

上三味为粗末，滚开水 300ml 渍半小时，分两次，一日服。

8 月 26 日复诊：五副药服完，发作时间明显缩短，仍有口苦咽干，舌上生疮，遂改为大泻心汤。

黄连 15g　黄芩 15g　芍药 15g　干姜炒黑，10g　甘草炒黄，10g　大黄 6g

上六味，以水 1000ml，煮取 100ml，温分三次服。

其病连服二十剂，心悸未再复发。

按：《张大昌注辅行诀》云："此方黄连为泻心之主，黄芩为泻肝之主，木以火为标，火以木为根，故二苦君臣，标本兼施，大黄咸苦为二者之佐，如汤液图咸苦化酸以制原性也。小汤治纯，心用而偏盛，稍加折抑即气机畅调，无须成品为添也。"

小泻心汤佐干姜辛味，防芩、连过苦而伤脾。寒热并用可燮理阴阳，辛苦同用可以除痞。一方多能，标本兼治，心动过速治愈。

【引证】

《伤寒论考注》云："麻沸汤者，言汤沸时泛沫之多，其乱如麻也。"即滚沸的开水。三黄味厚，百药中最苦之品，以麻沸汤渍之取轻扬清淡之气，不用水煎。

【案二】过敏性紫癜

李某某，女，16岁，2012年9月4日来诊。

间歇性发热伴腹痛，治之不愈，近日发现双下肢有点状紫癜。查血常规：白细胞计数 $1.3 \times 10^9/L$，中性粒细胞比例70%，余项正常，二便常规正常，心电图：窦性心率，89次/分，肝肾功能正常，诊为过敏性紫癜。

症见：面赤，心悸，心烦，舌质紫，舌苔黄，脉紧数。血热妄行，血不归经，拟以小泻心汤：

黄连打，20g　黄芩20g　大黄30g

上三味，以水600ml，煎至400ml，分三次一日服完。

9月8日复诊：三剂药服完，大便泻下三四次，体温正常，心率86次，紫癜未减，但热已退，药已对证。照方服药五天，紫癜减少，再饮则愈。

按：此案系外感发热，久治不愈，病邪入里，蕴结成病。服小泻心汤后紫癜虽未减，但是发热退，心悸轻，证明郁热已去，出血点短时间内未被吸收，光、声不同速。故嘱家人勿恐，继续服之病愈。

小泻心汤，二苦一咸。苦在火为体泻心、在水为用补肾，水旺火不肆虐；一咸味，助心泻肺，以防贼邪侵袭；三味咸苦化酸，收耗伤太过之弊。紫癜乃皮衄，所以小泻心汤治愈。

【引证方】

《金匮要略·惊悸吐衄下血胸满瘀血病脉证治第十六》：治心气不足，吐血、衄血，泻心汤主之。

泻心汤方：

大黄二两　黄连　黄芩各一两

上三味，以水三升，煮取一升，顿服之。

（心气不足之"足"字千金作"定"字。心气不足，即心不定。）

《金匮要略》、《伤寒论》泻心汤与小泻心汤相比较，药物分量不同，煮服方法不同，症状有别。

大泻心汤

治心中虚烦，怔忡不安，胸膺痞满，口中苦，舌上生疮，面赤如新妆，或吐血、衄血、下血者方。

黄连　黄芩　大黄各三两　芍药　干姜炮　甘草各一两

上六味，以水五升，煮取二升，温分再服，日二。

【案一】白血病

王某某，男，12岁，1995年3月4日邀诊。

家人哭诉，在省某医院住院两月余，效果不佳。生化检查结果，血常规：红细胞计数 2.0×10^{12}/L，白细胞计数 23.0×10^9/L，中性粒细胞计数 0.5×10^9/L，血红蛋白浓度 54g/L，淋巴细胞比值80%，原幼淋巴细胞11%，血小板计数 15×10^9/L。骨髓细胞学检查：骨髓增生极度活跃，原始及幼稚淋巴细胞占40%，红系细胞占13%，粒系占27%，诊断为急性淋巴细胞白血病，诸医束手，不治出院。

症见：面色苍白如纸，满口生疮，身面浮肿，大便鲜血，恶寒发热，手足冰凉，脉沉细数，病情危重。翻前医病历，皆以为虚证，进大热大补之品，服之愈笃。乃系少阴热化证，拟大泻心汤：

黄连打，10g　黄芩打，10g　大黄 5g　白芍 6g　甘草 6g　干姜 6g

上六味，以水 1200ml，煎煮 400ml，分数次服，小量递进。

3月9日五副药服完家人来诉，便血减轻，已能进少量食物，药已对证，上方增大其量。

黄连打，15g　黄芩 15g　大黄 15g　白芍 5g　甘草 5g　干姜炒黑，10g

上六味，以水 1200ml，煎煮至 400ml，分数次服。

症状明显好转，口疮痊愈，诸衄停止。经一段的精心治疗，病情得到了控制。

按：大泻心汤虽没能治愈血癌，却止住了衄血，改善了症状，减轻了病人痛苦，延缓了生命周期。此案例脉沉细，本属少阴病，因贫血过多，成假寒真热证，又因用热药过多而热化伤阴动血，故见口疮、便血烦躁、脉数等症。大泻心方中以小泻心汤祛热邪，甘草、黄芩协姜以复阳泻阴，与芍药同用收敛阴液以补血，浮阳下归肾元，故而生效。

以《辅行诀》药味合化与否论之，方中芍药、甘草酸甘除逆益阴，补血活血已燥；干姜味辛气温，与甘草同用，辛甘化苦以补肾；大黄味咸可软坚润燥，与味苦气寒黄连、黄芩同用，咸苦泻心火，与甘草同用甘咸，以除躁烦；芩、连苦寒与干姜辛热同用，除痞、调中而进食，三焦脏气得行，危病自缓。

【引证】

《张大昌注辅行诀》谓："小汤加芍药味酸入血者为承使，兼加泻脾汤中姜、草二味，谓是心功太强，逼血外溢，伤及心体，脉破内衄，故加芍药敛固阴气为之使，姜、草辛甘适心化而全脾性，预防累及，辛甘化苦，子反助母，小大之比重情以为之，理之常也。"

《辅行诀校注讲疏》云："本方名为大泻心，实则泻包络，包络代心行气，其中之火不可称君而以相名，此相火乃阴中之火，即所谓之龙雷之火。因包络为心之外围，亦可代心受邪，所受之邪，冲动其相火而发之病。本条诸证由前小泻心证加重而来，而小泻汤证之'心包气实者，受外邪之动也'，故本条诸证亦当为受外邪而至手厥阴经脉之动而成，而'外邪'中相火之气乃'湿热伤阴，阴虚内热之火'（见《中国天文医学概论》第129页，湖北科学技术出版社1990年6月第1版），此热与手厥阴心包络同气相求，同声相应而易于相合为病，故此，本条所泻之火乃湿热之相火，病位在心包络。"

【案二】 扁桃体癌

肖某某，男，53岁，2004年7月20日首诊。

一月前因口疮不愈，在石家庄四院做病理检查，被诊断为扁桃腺癌，住院化疗，不良反应严重，家人决定结合中医治疗。

其人身高1.68米，体重不足50公斤。面黑消瘦，情绪极低落，发热恶寒，心烦躁动，满口溃疡，咽喉充血水肿，疼痛难以下咽，体温38.7℃，口中苦，舌苔白浮如豆腐渣，质红，脉滑数，投大泻心汤：

黄连打　黄芩　大黄各20g　白芍　干姜炒黑　甘草各7g

上六味，以水 600ml，煮取 300ml，温分再服。

7月 26 日复诊：疼痛减轻，体温下降，最高 37.4℃，涎沫减少，食欲有增，诸症缓解。

按：本案病人已耐受不了放化疗的痛苦，也理解不了越放化疗越严重的治疗方案，所以拒绝治疗。但家人不欲放弃治疗，劝说结合中医。服中药后，放化疗副作用减小，症状得到缓解。

《辅行诀》云："心德在软，故经云：以咸补之，苦泻之；心苦缓，急食酸以收之。"

《辅行诀校注讲疏》云："本条诸证，是小泻心汤证加重的症候……其病已涉脾土，其治疗方药由小泻心汤加入其子脏之佐臣和监臣药，再加入其母脏小泻方之监臣……"大方乃复方之制，适合治疗病情比较复杂者。

观古今圣贤，诸家本草皆以四气五味论药性，以单味药的功能论方剂。《辅行诀》依《汤液经法》论方剂，以五味入五脏论补泻（体用关系），将诸不同性味药物加在一起经水煎煮，生成新的性味，谓之化生，如辛甘化生苦味，咸酸化生辛味，甘苦化生咸味，酸辛化生甘味，苦咸化生酸味，化生之味分治五脏所苦。不相化生者也有五个功能，如甘咸不化除燥，酸甘不化除挛，苦酸不化除烦，辛苦不化除痞，咸辛不化除滞，五化五不化已经超越了仅以四气五味治病的范围。组方泻中有补，补中有泻，一方多用，如小泻心汤黄连、黄芩味苦，大黄味咸，两苦一咸，苦泻心，咸补心，一小方中寓以补泻，这样可使泻而不过，其中咸味兼泻心火所克之肺金，以防其反克，调平五脏。苦咸化酸，可收心气过缓。小泻心汤三味药，标本缓急皆在法度之中。此乃《汤液经法》之真谛，可谓最古老的一门化学。

泻脾汤

泻脾汤病证文并方

脾实则腹满飧泄。

脾病者，必腹满、肠鸣、溏泻，食不化。

邪在脾，则肌肉痛。阳气不足则寒中肠鸣，腹痛。

陶云：脾德在缓。故经云：以甘补之，辛泻之。脾苦湿，急食苦以燥之。

小泻脾汤

治脾气实，下利清谷，里寒外热，肢冷脉微方。

附子炮，一枚　干姜　甘草炙，各三两

上三味，以水三升，煮取一升，顿服。

【案一】甲状腺功能减退

杜某某，女，57 岁，1979 年 9 月 15 日初诊。

一年前，在省二院诊断为甲状腺功能减退症，口服甲状腺素片，病情未得到控制。

症见：下利清谷，面黑消瘦，精神萎靡，疲倦乏力，嗜睡，干呕，食不下，眼睑及下肢浮肿，脱发，恶寒，四肢厥逆，皮肤粗糙，脐上悸动，舌质干无苔，六脉皆微细，病属太阴，阳不足，脾气实，给予小泻脾汤：

附子炮，15g　干姜 15g　甘草炙，15g

上三味，以水 600ml，煮取 200ml，分两次，一日服。

9 月 20 日复诊：大便次数减少，手脚转温，食欲有增。

在小泻脾汤的基础上据证加减，结合甲状腺素片，病情日益见轻，调治半年后，症状消失。

按：在20世纪七八十年代，内分泌是一偏科，尤其是基层医生，对甲状腺病的诊治缺乏经验，误诊误治者多，或予以对症处理，治标不治本。甲状腺功能低下，属阳虚寒实范畴，治当用小泻脾汤回阳救逆。

小泻脾汤，附子、干姜味辛，甘草味甘，两辛一甘，辛甘化苦以燥湿，回阳祛寒。

《药征》云"附子逐水也"，"干姜主治结滞水毒也"。水邪结毒去，阳气恢复，衰弱被矫正，甲状腺功能自然恢复。

《辅行诀校注讲疏》云："因为实证即是体不足所致之病证，故此脾实证，为营不足之证。脾胃所藏之营不足，则运转无力，即营气不足（营不动，则无可称为营气，凡气均为物之动），而中焦之升降出入受阻，出、降受阻则中满，精微吸收受阻则完谷不化，既而排出为飧泄。"

【引证方】

《伤寒论考注》卷十，四逆汤条：病发热头痛，脉反沉，若不差，身体疼痛，当救其里，宜四逆汤。

甘草二两，炙　　干姜一两半　　附子一枚，生用，去皮，破八片

上三味，以水三升，煮取一升二合，去滓，分温再服。强人可大附子一枚，干姜三两。

此方与陶氏方治文不同，药量有别，先师前文中已述及。干姜热在中焦，附子热而走四肢。"四肢者诸阳之本也"，四肢温暖则阳回病愈。

【案二】急性胃肠炎

魏某某，男，83岁，本村五保户，1976年8月20日诊。

其邻居告知，老人已 5 日未见开门。我急忙前往探视，敲门呼之无声，随逾墙而入，见满屋粪水。患者自述因饮食不洁，致上吐下泻已五天，且五天水米未进，泻泄不止。

症见：神智清楚，面灰无华如土，皮肤干燥，头晕乏力，不能坐起，干呕，腹中雷鸣，舌光剥无苔，脉微弱，遂拟小泻脾汤回阳救逆：

附子炮，15g　干姜15g　甘草炒，15g

上三味，以水 600ml，煎取 200ml，一盅分两次服，兼饮热粥，至晚间竟能下床，共服两副其病告愈。

按：患者系五保户，无人照顾，连续吐泻五天，滴水未进，大有虚脱之象，欲送医院治疗，被老人拒绝，静脉补救液体也被拒绝。故拟小泻脾汤，亲自为其煎药，药后并煮粥给服，治逆救脱。《握灵本草》云"附子性重，温脾逐寒"，"附子无干姜不热，得甘草则性缓"。小泻脾汤，附子、干姜辛辣，脾之体味，抑阴升阳，甘草甘缓，土之用味，以补气生津。辛甘化苦，补脾以增滋补之源。姜、附、草三味回阳救逆，恢复脾之功能。热粥滋养正气，补充水谷营养。如此之危证愈于一旦。

【案三】伤寒感冒

杨某，男，82 岁，2013 年 10 月 21 日初诊。

感冒发热，服安瑞克、地塞米松，汗出热退，头痛减轻，但自觉乏力、疲倦，无神，四肢酸懒，恶寒，家属邀诊。

症见：沉睡，呼而不醒，体温 35.5℃，头痛恶寒，舌淡湿润、苔白，脉沉细。人老体弱，汗之伤阳。病在少阴，予以温阳救逆，小泻脾汤：

附子 20g　干姜 20g　甘草 炒，30g

上三味，以水 1000ml，先煮附子半小时，入干姜、甘草煮取 300ml，温分三次服。

服一剂，精神好转，连服三剂病愈。

按：三阴经病，忌激素、解热镇痛，发大汗退热，汗出则伤津损阳；忌清热退烧，苦寒伤阳，阳气愈虚。小泻脾汤温阳驱寒，寒散阳复，欲熄之灯复续，身体康复病愈。

《辅行诀校注讲疏》云："方中姜、附同用，皆辛热之品，而附子之性，尤为峻烈，过辛则散气有余而令人洞心，过热则耗津液以至枯萎，故以生甘草之甘缓监之而为方中之监臣，甘草与干姜同用名干姜甘草汤，能复中焦之阳，与附子同用名附子甘草汤，能复下焦之阳，此所谓辛甘发散为阳，正与小泻脾汤证之病机切合。"

【引证方】

《金匮要略今释》通脉四逆汤条治文：下利清谷，里寒外热，汗出而厥者，通脉四逆汤主之。

附子 大者一枚，生用　干姜 三两，强人可四两　甘草 二两，炙

上三味，以水三升，煮取一升二合，去滓，分温再服。

其治文与小泻脾汤相近，"汗出而厥"外邪未尽，里阳已虚，或是阳虚不能固护。小泻脾汤与通脉四逆汤相比，甘草多二两，与四逆汤比干姜多一倍，甘草多二两。少气者加甘草，寒盛者加干姜，其理明矣。

大泻脾汤

治腹中胀满，干呕，不能食，欲利不得，或久利不止者方。

附子　干姜　甘草 炙，各三两　大黄　枳实 熬　黄芩 各

上方六味，以水五升，煮取二升，温分再服，日二。

【案一】肝硬化

李某某，男，56 岁，2005 年 10 月 3 日就诊。

患者慢性乙型肝炎数年，曾因肝硬化、脾大、便血，历经数次住院治疗不愈。肝功能：谷丙转氨酶 134U/L，谷草转氨酶 286U/L，直接胆红素 $10.6\mu mol/L$，总胆红素 $18.8\mu mol/L$，总蛋白 30g/L，球蛋白 43g/L，白蛋白 22g/L，A/G 1.1/2.25；B 超示：①肝硬化；②大量腹水；③脾肿大。诊为肝硬化失代偿期，医院欲行脾脏切除术，患者拒绝，回家保守治疗。

症见：面色黝黑，羸瘦如柴，精神倦怠，腹大如鼓，膜胀饱满，腹痛，干呕不能食，脾左肋下三指，大便黑，齿衄，舌苔黑芒刺，寸口脉浮紧数，跌阳脉浮弱。投大泻脾汤：

附子炮，25g　干姜炒，25g　黄芩10g　大黄10g　枳实10g
甘草炙，20g

上六味，以水 1000ml，煮取 200ml，分三次一日服。

10 月 7 日复诊：主诉病情稳定，大便颜色由黑变黄，食量有所增加。舌苔黑，脉浮虚，腹胀气不下，上方加砂仁 10g。

再次复诊腹水减少，遂辨证更方，服药年余症状消失。

按：此系慢性乙型肝炎，乙肝为外邪所侵，邪毒积结日久而成病，肝失代偿而肝硬化，病证虚实夹杂。附子、干姜辛以补肝，主疏散，温运水湿以泻脾；姜、附、白芍辛酸缓木之急；大黄咸以泻金，防其相克；黄芩与姜、附，辛苦除痞；枳实、芍药、姜泻肝活血破瘀。其方共成咸苦下瘀，辛苦除痞散结法。陶氏的精心组方，实脾不忘驱邪，以五行生克关系，从整体调节，神妙至极。本案在泻脾汤的基础上随症加减，调治一年，腹水完全消失，肝功恢复正常。

【案二】结肠癌

左某某，男，53 岁，1993 年 3 月 11 日首诊。

结肠癌术后，化疗 5 个疗程（用药不详），出院后前来就诊。血常规：白细胞计数 $3.0×10^9$/L，红细胞计数 $3.8×10^{12}$/L，平均红细胞体积 70fL，血红蛋白浓度 87g/L；肝功能：谷丙转氨酶 206U/L，门冬氨酸转移酶 198U/L，碱性磷酸酶 66U/L，口服升白药、地榆升白片，葡醛内酯片保肝治疗。

症见：腹中胀满，攻注性疼痛，呕吐不能食，大便秘结、四日未下，贫血，眉毛脱光，面色苍白，精神萎靡，乏力，四肢冷，舌苔灰，质淡，脉浮微数。阳虚寒实。予大泻脾汤：

附子 15g　干姜 20g　甘草 炒，20g　大黄 7g　枳实 炒，7g　黄芩 7g

上六味，以水 1000ml，煮附子半小时，内诸药，煮至 400ml，分温三次服。

六副药后复诊，已能进少量食物，遵上方十二副药服完，查血常规、肝功能，均已恢复正常。

按：化疗反应，用保肝、升白法可使生化指标改变，但体质得不到真正的恢复，本案服中药一星期，肝功能、血常规正常，精神、体质均恢复到以前状态。

泻脾汤，据《张大昌注辅行诀》载："脾家寒实，非姜、附以温煦，阴何以化，久积之邪，非军、枳无以驱之，如

《伤寒论》桂枝加大黄，《金匮》寒疝附、军、辛汤，《外台》温脾之类是也。"小泻脾汤辛味为体，甘味为用，大泻脾汤即小泻脾汤加小量黄芩、枳实、大黄。黄芩味苦以增其化味，加强燥湿之功能；大黄味咸，金之体味以泻肺之腑（大肠）；枳实味酸，金之用味，木之体味，补金以泻木。金克木，木气平、土自旺，脾生万物，五脏升平，诸虚获救，其证得愈。

《敦煌古遗籍考释·辅行诀脏腑用药法要》本云："脾实则腹满，飧泻；虚则四肢不用，五脏不安。"此脾实指寒邪气实，阴邪太重而出现的腹痛泻下。虚指正气虚弱，脾气不足。《神农本草经贯通》云："附子大辛大热，为纯阳燥烈之品，上能助心阳以通血脉，中能温脾阳以统血脉，下能暖肝阳以施疏泄，且其性善走，通行诸经，令气血运行斯证皆消矣。"故附子热可祛寒，辛可散结，温可行滞；附子与干姜同用，可驱寒邪，补不足，升阳气抑阴邪泻脾土。

【引证方】

《伤寒贯珠集》附子泻心汤：心下痞，而复恶寒汗出者，附子泻心汤主之。

大黄二两　黄连一两　黄芩一两　附子一枚，炮，去皮，破，别煮取汁

上四味，切，三味以麻沸汤二升渍之，须臾，绞去滓，内附子汁，分温三服。

与陶氏大泻脾汤辛苦除痞法度相近。

现在的附子有清水制，有盐制。盐制者，辛味消失，变成咸味；清水制，糟之太过，淡如腐物，均失去了附子功能。古人均以生附子为用，如今生附子不让上市，就现在的败附子与陶弘景五味气化说难以相吻合，故临床当选择

用药。

泻肺汤

泻肺汤病证文并方

实则喘咳，凭胸仰息。

肺病者，必咳喘逆气，肩息背痛，汗出憎风。

邪在肺，则皮肤痛，发寒热，上气喘汗出，咳动肩背。

陶云：肺德在收。故经云：以酸补之，咸泻之。肺苦气上逆，急食辛以泄之，开腠理以通气也。

小泻肺汤

治咳喘上气，胸中迫满，不可卧者方。

葶苈子_{熬黑，打如泥} 大黄 枳实_{熬，各三两}

上三味，以水三升，煮取二升，温分再服，喘定止后服。

【案一】百日咳

王某某，男，6岁，2007年6月5日来诊。

阵发性咳嗽，呕吐涎沫，两个多月，便求医生，经治不效，诸医皆诊断为百日咳。处以小泻肺汤：

葶苈子_{炒黑，打} 大黄 枳实_{炒，各15g}

上三味，以水 600ml，煎取 400ml，温分两天数次服，一副轻，二副愈。

按：《张大昌注辅行诀》小泻肺条下注："葶苈经火变咸，大黄亦咸，二者为正泻，枳实一酸为佐化，《汤法》咸酸化辛，暗寓气苦上逆与辛药以开腠理，达毛孔使郁散气畅，肺量畅然矣。夫小汤皆不设直承而从暗化，期为经方之秘，谛学者当拭目细观。"

干咳呕吐，系痰饮结滞于肺，食热积聚于胃肠所致，"肺为贮痰之器，脾为生痰之源"。葶苈除肺中结滞之痰饮，大黄、枳实下肠胃中之结食，药力峻猛而效捷。

小泻肺汤治百日咳，效果显著，十愈七八。

【案二】胸膜炎

谢某某，男，7岁，1992年5月6日诊。

外感发热不退，省儿童医院诊断为包裹性胸膜炎，住院半月病情不见好转，转北京儿童医院，治疗又半月，仍高烧不退，体温波动于36.9℃～40.0℃。

症见：肌肤甲错，干咳上气，不欲食，舌苔灰黑，腹胀，大便三日未下。投以小泻肺汤：

葶苈子炒黑，打　大黄　枳实炒，各 15g

上三味，以水 600ml，煎取 200ml，温分三次服。

一副后，泻下黑便四次，咳嗽见轻，呕吐止，烧退。

原方连续服用一星期，咳止，大便通畅，症状基本消失。

按：小泻肺汤，酸咸合化，酸敛咸软，消结滞，祛顽痰。积去气通，病愈。经方组织严密，方制科学合理，一方多能，只要方证相对，就会药到病除。

《辅行诀校注讲疏》云："肺藏气，以气为体，此气为天阳之精气和水谷之精气，肺所藏之精气不足则为肺实病，所谓'精气内夺'则邪气居之，其病除喘咳之外，以气上冲逆，胸中迫满为特征，乃肺之精气不足，痰饮结聚于内，肃降无力，转而上逆冲胸，故治之者应以咸软逐痰水为之主辅药，而佐以酸收之药以助其肃降邪气，收藏精气。"

大泻肺汤

治胸中有痰涎，喘息不得卧，大小便闭，身面肿，迫满，欲得气利者。

葶苈子熬黑，打如泥　大黄　枳实熬，各三两　甘草炙　黄芩　干姜各一两（衣之镖、刘德兴抄本均为各二两，《敦煌古医籍考释》作各一两，今取考释本）

上六味，以水五升，煮取二升，温分再服，日二服。

【案一】习惯性便秘

刘某某，女，28 岁，2001 年 4 月 10 日来诊。

上班族，痰饮体型。肥胖，大便秘结十余年，每 3～7 天一次，便时苦不堪言，每天为大便而感恐惧忧愁。通便灵、开塞露等内服外上，皆已用遍，效果不佳。

症见：情绪低落，懒言语，烦躁易怒，近五日未大解，腹痛下坠，欲解不下，口干，舌质暗红，苔黄干燥，脉沉紧。痰癖流饮，结积不去。投大泻肺汤：

葶苈子炒黑，打，40g　枳实炒，40g　大黄40g　甘草15g　黄芩15g　干姜切片，20g

上六味，以水 1000ml，煎煮至 400ml，第一次服 200ml，待便通后，减量，改为日三服。

4 月 15 日二诊：即日大便已通，情绪较前明显好转。

经辨证调方，坚持用药月余，此病最后完全康复。

按：肥胖之人少气多湿，属现在"内分泌"与"代谢紊乱"之范畴。本案虽没有泻肺汤症状，但"肺与大肠相表里"，习惯性便秘长期不愈，非但大肠腑气不畅，其所系之脏，肺亦苦气上逆而不得下，故取治脏安腑之法，泻肺通便，脏效应于腑，故气机复原，病愈。

【案二】肺气肿

梁某某，男，63岁，2012年10月26日来诊。

慢性气管炎、肺气肿伴高血压、冠状动脉供血不足病史。经常住院，治疗一段时间即轻，出院即复发。

症见：颜面浮肿，咳吐痰涎，气短心悸，喘不得卧，动则加重，胸满张口抬肩，双下肢重度浮肿。舌质、口唇紫红，舌苔白滑腻，脉沉细数。饮邪为病，初拟小青龙汤七天，效果不显著，反增呕吐，遂改为大泻肺汤：

葶苈子炒黑，打如泥，40g　枳实炒，40g　大黄40g　甘草15g　黄芩15g　干姜20g

上六味，以水1000ml，煎煮至400ml，温分三次，一日服。

11月2日复诊：病情大减，不再呕吐痰涎，咳喘轻，已能平卧。

按：慢性气管炎、肺气肿，目前还没有很好的根治办法。大泻肺汤，乃小泻肺汤加子脏肾之用味黄芩，体味甘草，与克肝木之用味干姜。葶苈子为君药，大黄为佐臣，枳实为监臣，三味小泻肺，酸咸泻其实，甘草、生姜缓补其气，黄芩为佐使之药，共成大泻肺汤，荡实利饮，安抚五脏，使痰祛气通，肺得安宁。

《张大昌注辅行诀》云："小汤之中加甘草、黄芩治肾气之洄澼，加干姜辛者承之，仍其旧，金水相关必也，如此设制乎。"枳实酸收清肃下行，与咸味葶苈、大黄化生辛味，泻实热利痰癖，泻肺利脾通三焦，收到很好效果。

《辅行诀校注讲疏》云："方中黄芩味苦乃肾之用味，肾水之用在于制火，芩乃水中之木，故虽可制肺火而有生火不伤肺气之意；生甘草为土中火，为肾之体味，原可补脾之用以制水，正应见脾之病当先实肾之法。因生者利用小便而泻火，才与此条病机相符，故不宜用炙者；肺之化味为辛，故加入姜之辛散以助肺气之宣畅，肺气宣畅则如启在上之塞，水始下流，而小便通下；脏畅者腑亦通，则大便亦可得下，然干姜大热而不走，不如生姜之散热而宣畅者切证；甘草与葶苈、大黄同用则可缓葶苈、大黄之急而峻，生姜与黄芩、大黄同用则可监二药过寒生弊。"

【案三】肺脓肿

赫某某，女，48 岁，1999 年 7 月 21 日首诊。

患者高热不退，经抗生素等药物治疗一星期无效，遂住上级某医院，查 CT 示：右肺脓肿，血常规：白细胞计数 $18.0 \times 10^9 / L$，中性粒细胞比列 93%，中性杆状核粒细胞 80%，血沉 49mm/h，尿常规正常，肝功能：谷丙转氨酶 94U/L，余项正常。治疗月余高热持续不下，体温 37℃～40℃，出院回家治疗。

刻诊：面赤，咳吐黄色脓痰，右胸痛，体温 39.8℃，大便秘结，小便黄，舌质暗红，苔黄黑燥裂，脉滑数。热邪蕴结，治当清热利气，宣肺排脓。拟以大泻肺汤：

葶苈子_{炒黑，20g} 枳实_{炒，20g} 大黄_{20g} 甘草_{10g} 黄芩_{10g}
生姜_{切片，20g}

上六味，以水 1000ml，煎取 400ml，分两次一日服。

7 月 26 日再诊：服药后，排痰增多，发热时间缩短。药已对证，原方剂中加甜瓜子（捣烂）50g。

结合蓐收丸

白矾_{为末，一两} 蜂蜡_{一两}

先将蜡火上化开，加少许麻油，乘热将药和入急搅令匀，收抟为丸如豇豆大，每服六克许，同时嚼葱尖二寸，热开水下。若瘰破烂不收加雄黄二分。每服四克，日三次（方出下篇五帝方）。

汤剂、丸药联用，服一星期高热退净，守方不变，继续服用。

8月4日复诊时症状全然消失，至今随访健康无恙。

按：肺脓肿乃肺有湿热蕴结，久而化脓。小泻肺汤，大黄、黄芩、葶苈子泻肺中郁热饮癖，荡涤肠胃结积，气通火消，枳实、生姜降逆止呕。六味药结合，肺气宣达，三焦通利，脏腑通泰，病邪自然消退。只要方证相对，无论细菌或病毒，取效甚捷。

【案四】胸膜炎

唐某某，男，29 岁，2008 年 9 月 5 日就诊。

主因发热不退，住某医院 CT 检查示：左侧胸腔积液，液平面第四肋间，结素试验：（－），血沉：54，血常规：白细胞 17.6×10^9/L，中性粒细胞比列 90%，诊断为结核性胸膜炎。经抽水，结核治疗 2 个月，病情不见好转。

症见：体温 38.7℃，精神不佳，面色灰暗，咳嗽气促不得卧，左胸肋间刺痛，夜间加重，大便秘结，下肢浮肿，舌苔白腻满舌，脉紧数。系饮邪滞留，治以下气利饮，给以大泻肺汤：

葶苈子炒黑，打，20g　枳实炒，20g　大黄20g　甘草10g　黄芩10g　生姜切片，10g

上六味，以水 1000ml，煎取 400ml，温分再服，日二服。

9月9日复诊：服药三剂，大便稀溏，自觉全身轻松，舌苔薄黄，咳嗽痰涎减少，脉滑。

遵上方继续调治，服药两月，诸证消失，随访至今无复发。

按：胸膜炎与肺脓肿，虽有病位深浅及水脓之不同，但中医认为病因相同，皆为湿热蕴结于上焦，病邪滞留成病。《张大昌注辅行诀》陶云："肺德在收。故经云：以酸补之，咸泻之。肺苦气上逆，急食辛以散之，开腠理以通其气也。"治当泻肺，小泻肺汤君以葶苈子，佐、监臣以大黄、枳实，泻其实邪。葶苈子乃祛痰利饮之峻药，《神农本草经疏》葶苈子"为手太阴经正药，故仲景泻肺汤用之"。《药征》葶苈子"主治水病也，旁治肺痈结胸"。大黄乃软坚攻积之猛药，二味咸寒之品，联合破坚逐水，消痰散结，荡涤肠胃，祛积热；枳实，酸咸化辛，助肺之化味，驱邪而扶正；甘草、黄芩，甘苦化咸以调脏腑之平衡；干姜助化味，缓补其肺。上六味共同组成大方攻坚荡寇，大病可瘳。

葶苈子有苦、甜两种，苦者力大，破气下水。生者辛苦，炒黑焦苦，炭者味咸，陶氏用苦葶苈，炒黑以合其味。

泻肾汤

泻肾汤病证文并方

肾气实则腹满，面色正黑，泾溲不利。

肾病者，必腹大胫肿，身重嗜寝。

邪在肾，则骨痛，阴痹。阴痹者，按之不得。腹胀腰痛，大便难，肩背项强痛，时眩仆。

陶云：肾德在坚。故经云：以苦补之，甘泻之。肾苦燥，急食咸以润之，致津液也。

小泻肾汤

治小便赤少，少腹满，时足胫肿者方。

茯苓　甘草　黄芩各三两

上三味，以水三升，煮取一升，顿服。

【案一】前列腺炎

王某某，男，67 岁，2003 年 10 月 23 日初诊。

B 超示：前列腺增生。前列腺液：卵磷脂小体＋/HP，白细胞满视野，红细胞（＋＋＋＋），前列腺炎，反复住院，经治不效。

症见：痛苦面容，心烦懊侬，小便淋漓，尿急，尿痛，四肢冷，双下肢中度浮肿，面色灰无光泽，舌苔黄，质暗，脉沉紧数。气化不利，湿热积滞，投小泻肾汤：

茯苓 30g　甘草 20g　黄芩 20g

上三味，以水 600ml，煎取 200ml，顿服。

10 月 28 日复诊：五剂药服完，尿即不痛，心情有所改善。遵上方加味：

茯苓 50g　甘草 30g　黄芩 30g　琥珀 20g

上四味，以水 1000ml，煮至 400ml，分两次服，兼服桂枝茯苓丸；

桂枝　茯苓　丹皮　桃仁　芍药

等量为末，炼蜜为丸，丸重 12g，每次一丸，日三次。

11 月 2 日再次复诊：病证已去七八，上方服药两周余，症状消失。

按：《内经》云："小大不利治其标。"小泻肾汤利小便，茯苓、甘草味甘淡，水之体味；黄芩味苦，水之用味，土之化味，苦燥湿以补脾土，土旺可以制水。小泻肾汤甘苦化咸，咸润肾燥，致津液。

小泻肾汤藏肾精以摄志，加琥珀，《名医别录》云："主安五脏，定魂魄，杀精魅邪鬼，消瘀血，通五淋。"琥珀味甘淡，能消炎防腐，可用于前列腺、膀胱等炎症。甘淡中和之味于本方中，不悖小泻方甘苦气化之制。

桂枝茯苓丸，桂枝温阳行气，茯苓甘淡利水渗湿，丹皮、桃仁、芍药走血分祛瘀生新。活血祛瘀不仅增加了小泻肾汤利尿作用，也增强了肾功能。本案以汤为主、以丸为辅而收效。

【案二】肺心病

李某某，男，75岁，2009年9月14日来诊。

旧有慢性支气管炎，肺心病，咳逆倚息不得卧，动则喘息，每年冬天严重。

症见：咳吐白色泡沫痰涎，喉中水鸡声，喘息咳唾，双脚重度水肿，精神疲惫，不欲饮食，面色黧黑而无光泽，小便不利，大便不爽，舌苔灰腻，脉浮数。痰饮过盛，湿邪内储，拟以小泻肾：

茯苓 60g　甘草 15g　黄芩 15g

上三味，以水 600ml，煮取至 200ml，顿服。

9月24日复诊：小便增多，浮肿减轻，嘱其继续服用本方。

加服自制强心散：

黄芪　葶苈　桑皮 2：1：1

共为细末，每服 2g，日服 3 次。

9月29日复诊：喘证缓解，已能平卧。

随症出入变方，继续调治，此年冬天，没再住院。

按：此患者系贫困户，无经济来源，又无他人照顾，不能正常就诊，故拟小方以试其效。茯苓色白入肺，收敛浮越之气，安魂定志除惊悸，泻心下之水饮，与甘草同用，强心利尿，饮去喘轻。强心散葶苈、双皮祛顽痰利水饮；黄芪补气强心，助小泻肾汤之力，老年性肺心病、慢性心衰得到控制。

【引证】

《张大昌注辅行诀》云："小泻肾汤苓、草之甘，二甘一气一味，甘淡为泻肾正品，佐以黄芩之苦，为反佐，能使肾用平调，而暗寓化机在内也。"

《辅行诀校注讲疏》云："小泻肾汤证，由肾体不足而致，故其治当以助肾体之甘味药为主辅，而用助肾用之苦味药为监药。"

大泻肾汤

治小便赤少，或时溺血，少腹迫满而痛，腰中沉重如折，耳鸣者方。

茯苓　甘草　黄芩各三两　芍药　枳实　干姜各一两

上方以水五升，煮取二升，日二温服。

【案一】膀胱癌

刘某某，女，73岁，退休干部，于2012年3月26日邀诊。

石家庄市某院住院予CT、生化等综合检查，诊断为膀胱癌，已为晚期，建议保守治疗。查尿常规：红细胞（＋＋＋）、白细胞（＋＋）、蛋白（＋）、尿糖（＋＋＋），血糖空腹9.8mmol/L，血压160/100mmHg，体温37.1℃，心电图示：室性早搏，V_{1-4}、Ⅲ ST段压低呈缺血性改变。

症见：形体消瘦，面色憔悴，大便秘结，小便不利，淋漓涩痛，血尿，少腹痛，腰痛，低热，头晕，心烦懊恼，易急躁，脉沉数、结代。湿热郁积，结滞膀胱，投大泻肾汤：

茯苓 60g　甘草 20g　芍药 10g　黄芩 15g　枳实 10g　干姜 10g

上方六味，以水 1000ml，煮取 400ml，分三次，一日服。

4月1日复诊：家人代诉，大便通，少腹疼痛缓解。

继续守原方十副。加服六一散：

滑石　甘草 6∶1

共为细末，每服 5g，日服 2 次。

十天后本人来诊，神色明显改善。

据证施治，以大泻肾汤为主方，调治数月，膀胱癌得到了控制。

按：本案冠心病、高血压、糖尿病、膀胱癌晚期，病情重而复杂，非大方难能取效。大泻肾汤中茯苓、甘草肾之体味；黄芩味苦，泻我所克者火，以防其反克；枳实、白芍泻肝，实则泻子法，干姜泻土，以防过克。

《辅行诀校注讲疏》云："小泻肾方中加用小泻肝汤之佐臣枳实以除有形之积滞，与大黄同用推荡积滞之力加大，可使积滞去而痛止，与甘草同用可调肝行气缓急。生姜与黄芩同用乃陶氏'辛苦除痞'法，可开痞除满。大黄、黄芩与甘草同用，可泻火热之盛以免动血，大黄与甘草同用乃陶氏'甘咸除燥'之法，于溺血更宜，茯苓与甘草同用，可利小便，与姜同用可调脾祛湿以除肝着而已腰痛。"

【案二】IgA 肾病（原发性肾小球疾病）

张某某，女，58 岁，2009 年 7 月 12 日就诊。

数年前发现血尿，因无不适感，未被重视，不曾治疗。

因外感来诊，查尿常规：红细胞（＋＋＋）、蛋白（＋＋），肾功能：（一）。考虑肾病，要求去上层医院做进一步确诊，经肾穿刺，诊为 IgA 肾病，回家治疗。

症见：低热 T37.6℃，小便赤，尿痛，腰痛。舌苔黄腻，脉滑数。湿热蓄于下焦，治当泻火利湿，拟大泻肾汤加味：

茯苓 30g　甘草 20g　黄芩 20g　枳实 10g　芍药 10g　干姜 10g

上六味，以水 1000ml，煮取 400ml，分二次，一日服。

8月2日二诊：二十副后，尿常规：红细胞（＋），白细胞（＋），症状见轻，上方加茅花 30g。继上方服药半年后查尿常规正常，病愈，随访至今未再复发。

按： 本案 IgA 肾病无自觉症状，初期只有血尿。选择大泻肾汤加大黄，大黄味咸，增补其化味，以润其脏，助其蒸腾。咸是火之用味，火可治水；咸为金之体味，金生子，其关系当子母相论。枳实、干姜酸辛化甘，以调子脏，攻而不伐，泻中寓补；黄芩清热、泻火、止尿血。故大泻肾汤将其 IgA 肾病治愈。

五脏补汤方论

五脏小补方，凡四味，如补肝汤桂枝、干姜二辛，本脏之用味，以为补；五味子味酸，即本脏体味，小泻肝之实，辛酸化甘，甘缓其急。大枣味甘，助暗化之味，以增缓补之力。两补一泻一助，共成四味正方之制，君、臣、佐、使俱备。

大补汤即小补汤加子脏小补汤，其中两补味，旋覆花、代赭石，咸乃心之用。一泻味，竹叶，苦心之体。"子盛无索于母。"

补肝汤

补肝汤病证文并方

肝虚则恐。

肝病者，虚则目眿眿无所见，耳有所闻，心澹澹然，如人将捕之。

邪在肝，则两胁中痛，中寒，恶血在内，则胻善瘛，节时肿。

陶云：肝德在散，故经云：以辛补之，酸泻之。肝苦急，急食甘以缓之。

小补肝汤

治心中恐疑不安，时多噩梦，气上冲心，越汗出，头目眩晕者方。

桂枝　干姜　五味子各三两　大枣去核，十二枚

上四味，以水八升，煮取三升，温服一升，日三服。

心中悸者，加桂两半；冲气盛者，加五味一两半；头苦眩者，加术一两半；干呕者，去大枣，加生姜一两半；中满者，去大枣，心中如饥者，还用枣；咳逆，头苦痛者，加细辛一两半；四肢冷、小便难者，加附子（炮）一枚。

陶氏方唯小补汤条有加减，加减亦有规律可循，大多是同气味相加减，如小补肝汤加附子、细辛，与桂枝、干姜，增药不增味，不乱方制。

【案一】神经紊乱

王某某，女，52 岁，干部，2000 年 9 月 12 日来诊。

两个月前因目睹车祸而受惊吓，遂发不敢独处，不能入睡，闭上眼即是那一幕，常做噩梦而被惊醒。

症见：精神恍惚，战战兢兢，心中悸，头晕目眩，气上冲心，汗出，舌干燥无苔，脉浮数。肝气虚弱，神不守舍。投以小补肝汤：

桂枝15g　五味子15g　干姜15g　大枣擘，12 枚

上四味，以水 1000ml，煮取 600ml，温服 200ml，日三服。

9 月 18 日，五天后复诊病情有所好转，但时有干呕，上方去大枣加生姜（切片）20g，十副。

服上药后症状逐渐减轻，经辨证调方，继续服药月余，其病治愈。

按： 患者神经衰弱系惊吓而成，服小补肝汤补肝治虚。桂枝、五味子降冲平逆，补肝虚已惊恐；干姜、大枣健脾安神定志。初用其量较小，五天后见病情好转，药量加大，随症去枣加生姜服之病愈。陶氏小补肝汤四味药乃正方之制，两辛味一酸味一甘味，即两用味一体味一化味，符合《辅行诀》小补方四味之数。

　　【引证】

　　《张大昌注辅行诀》云："上方三加、二增、一易、一或、七加减。此小补汤凡四味，桂、姜二辛为正治，经谓'补肝用辛'者是也。一酸之五味子为反佐，如陶氏汤液经法图，辛酸化甘以承之者是补法。以益为制，故药多于泻。虚为正气不足，虽云责顾在用，而体恐亦随之虚，故亦不能废去酸品，又加大枣十二枚者，谓五脏各有所常性，肝为将军之官，动每辄甚，枣之甘缓，宁非为顾常而设哉，是以此书虽补汤中亦每存使承者，为原本法度也。"

　　【案二】 产后综合征

　　张某某，女，27 岁，2001 年 2 月 13 日就诊。

　　一年前顺产一男婴，产后情志不遂，郁郁不乐，久而成病，厌世，几次欲了却生命，都被家人发觉，某院诊断为产后抑郁症。

　　症见：身体消瘦，乏力，心中恐疑，噩梦，半夜常被惊醒，气上冲心，胸中满，气噎，越汗出，头目眩晕，月经至今未下，白带，腹痛，腰痛，头痛，面色苍白，舌质淡，无苔，双脉沉细。肝气不足。投小补肝汤：

　　桂枝20g　　干姜20g　　五味子20g　　大枣去核, 12 枚　　白术20g

　　上五味，以水 1000ml，煮至 400ml，温分二次服。

　　2 月 19 日复诊：服上药后头晕好转，神情较前安定，其症状缓解。

小补肝汤服用二十剂，症状消失，改服桃红四物十二副，月经下，按月至，病愈。

按：此案系产后伤损，心肝虚弱，内分泌紊乱，神经衰弱。桂枝、干姜皆气温之药，而升散温阳；桂枝、五味一敛一散，降冲逆；小补肝升降气机，交互金木，斡旋中土，肝之体用得以承平而其虚自愈。

大补肝汤

治肝气虚，其人恐惧不安，气自少腹上冲咽，呃声不止，头目苦眩，不能坐起，汗出心悸，干呕不能食，脉弱而结者方。

桂心　干姜　五味子_{各三两}　旋覆花　代赭石_烧　竹叶_{各一两}　大枣_{十二枚}

上七味，以水一斗，煮取四升，温服一升，日三夜一服。

【案一】更年期综合征

李某某，女，66 岁，2000 年 11 月 11 日来诊。

因睡眠浅容易惊醒，神情呆滞，乏力，四肢酸懒，情绪低落，去医院检查生化指标均正常，诊断为更年期综合征。

症见：气噎，干呕，倒饱嘈杂不能食，自汗出，头目眩晕，心中恐疑，时多噩梦，气上冲，脐上悸，心下抵抗，面色灰，舌质红，苔白，脉浮数。肝气虚，冲气过盛。治以大补肝汤：

桂枝_{15g}　干姜_{15g}　五味子_{15g}　旋覆花_{10g}　牡丹皮_{10g}　竹叶_{10g}　大枣_{擘，12枚}

上七味，以水 1000ml，煮取 600ml，分四次服。

12 月 14 日复诊：诉说当时拿药后未及时服用，现在刚服完，感觉轻松，再次来诊，嘱遵原方继续服用，经调治一段时间，现在已能自理，并且可以做些家务。

按：患者系退休教员，因常年不舒，读过一些医学方面书籍，知道些医学知识，自认为年龄已过六十，诊断更年期综合征有误，未服其药。因舍不得丢掉那些药，现将其尽服，饮后症状见轻，随后守前大补肝汤原方服用多副，其病痊愈。

更年期不应凿分年龄，病同四季气候交替，有来早者亦有来迟者，先师曾言"处时暂决定，失势则转变"。有其证即用其药，中医无"更年期"之病名，但并非无此病。大补肝汤其治证，与更年期症状相符，服之病愈。

【案二】精神分裂症

杜某某，女，24 岁，1996 年 9 月 12 日邀诊。

产后 80 天，精神恍惚，语言错乱，哭笑不已，如鬼神所作，否认自己是病人，不配合检查，由家人代诉。产后恐惧不安，汗出，寻巫医治疗，被恐吓一番，恰午休时分，自梁上掉下一条小蛇，巧合巫医谬言"蛇妖附身"，从此便发为疯狂。

症见：幻视幻觉，胡言乱语，打人骂人，无睡眠，舌质淡，苔灰，脉细数。肝气虚弱，用大补肝汤：

桂枝 15g　干姜 15g　五味子 15g　旋覆花 10g　牡丹皮 10g　竹叶 10g　大枣擘, 12 枚

上七味，以水 1000ml，煮取 300ml，温分两次服。

9 月 16 日四剂后复诊：已能入睡，不再狂躁，察其舌苔白，脉沉弱数，药已中的，在原方的基础上加大其量。

桂枝 40g　干姜 40g　五味子 35g　旋覆花 15g　代赭石 15g
竹叶 15g　大枣擘，12枚

上七味，以水 1500ml，煮取 500ml，温服 120ml，日三夜一服。

9月24日七剂饮毕，家人来诉，病人已完全清楚。

遵原方，继续服用，痊愈，随访至今未再复发。

按： 此患者体质虚弱，素有恐惧、心悸、幻觉等肝虚症状，产后体质更加虚弱，又因恐吓而病情加重，《张大昌注辅行诀》云："上汤是小补汤之变局，加入补心汤内之旋覆、代赭二味，义仍如泻汤。大小之别，在病情轻重而分。肝木虚极必累及所生之心火，先为之筹，以防未萌，子盛无索于母，肝脏庶得安养，此一举两全之谋也。"桂枝、五味子、干姜、大枣补肝以泻脾；竹叶味苦调子脏之心火，实母脏之肾水；旋覆花代赭石泻金而补心，防其过克，从根本上治愈了此病。此案虽非大病，但在临床上亦属棘手，镇静药虽可缓解其疯狂，却改变不了其肝虚之体质，症可以轻，而病难能康复。但大补肝汤调补其虚，顽疾彻底治愈。

【案三】抑郁症

杜某某，男，59岁，1997年9月20日邀诊。

因其儿子外出经商，一去数月杳无音讯，担心害怕，忧郁成病。

症见：不欲见人，闻有声音便急于躲藏，经常躲在床下、桌下等黑暗处。此次就诊，由于我的突然而至，躲藏不及，便将头钻于被窝下，不再出来。神情惶恐，面色青，饮食一般，二便正常，舌苔白，舌质淡红，切脉紧数。心肝气弱血虚，恐疑成积，治当补肝，处大补肝汤：

桂枝 20g　干姜 15g　五味子 15g　旋覆花 20g　牡丹皮 10g

竹叶 20g　大枣擘, 6 枚

上七味，以水 1000ml，煮取 300ml，分两次服。

9 月 26 日后复诊：症状未见改变，脉仍紧数，上方中桂枝加为 30g，大枣 12 枚（擘），加紫石英 30g，服法同前。

10 月 4 日复诊：家人代诉病情好转，恐惧见轻，但依旧无精神，懒言语，在大补肝汤的基础上辨证加减，服药月余，其病缓解。

按： 其人素来心胸狭窄，那年适逢商情不好，有人被骗，有人赔本，担心儿子生意不利，而忧郁成疾，恐惧，恶见人。陶氏《辅行诀》辨肝脏病证文云："虚则目䀮䀮无所见，耳有所闻，心澹澹然，如人将扑之。"肝虚证则以恐惧幻觉为主证，拟大补肝汤治肝气虚弱。桂枝、五味子滋肝补阳，降逆平冲，安神定志；干姜、大枣补脾；旋覆花、竹叶、牡丹皮（代赭石）调子母制生克，五脏得平安。

【案四】恶寒症

张某某，女，68 岁，1984 年 7 月 24 日来诊。

恶寒，六月天身穿棉袄，头裹毛巾，此病已有数十年，医院跑遍，尽服其药，未见寸效，故深感痛苦，言之生不如死。

症见：头晕，心悸，疲倦乏力，恶寒汗出，气噎倒饱，食量低下，面色苍白，灰而无华，舌苔薄白，质淡而瘦，脉浮虚，初服四逆汤，调补阴阳，服十剂未收效，遂改为大补肝汤：

桂枝 20g　五味子 15g　干姜 10g　旋覆花 15g　牡丹皮 10g
竹叶 10g　大枣擘, 6 枚

上七味，以水 1500mL，煎至 250mL，温分两次服。

8 月 7 日复诊：十副后，食欲有所增加，时有干呕，上方加生姜 20g，并以精神疗法，暗示此为祖传秘方，服之必愈。

8月14日再次来诊：干呕止，诸症好转。继服大补肝汤，据证加附子 15g，兼服《洪氏集验方考注》铁瓮申先生交感丹

香附一斤　茯苓四两

为细末，炼蜜为丸，丸重十克，日三服。

共治疗两月余，终于脱掉棉衣。

按：患者系经历过新中国成立前那种艰苦岁月的老人，生二男三女，中年丧夫，生活窘迫，家庭负担过重，精神备受刺激，忧愁悲伤，抑郁寡欢，日久成疾。阳虚寒实，投补肝汤加附子，温补肝脾，回阳救逆；五味子味酸收，泻肝木而补肺金，佐小补心汤安心神，定烦悸，止呕噫，降冲气。另加服交感丹"治一切名利失意，抑郁烦恼，七情所伤，不思饮食，面黄形羸，胸膈诸证"。一汤一丸，二药不悖。经过一段服药调理，多年沉疴治愈。

【引证】

《辅行诀校注讲疏》云："大补肝汤中之旋覆花、代赭石、姜、大枣为《伤寒论》116 条旋覆花代赭石汤中所共用（干姜为生姜），其余药物，在大补肝汤中为桂枝、五味子、竹叶，在旋覆花代赭石汤中为人参、甘草、半夏。旋覆花代赭石汤主治病证病位在于心下，证为痞硬，噫气不除，为中土用虚，气机上逆之证，故用人参、甘草两甘味以助中土之用，又用半夏之辛以助其体而监之，大补肝汤方证则因肝虚致病，故有桂枝、五味、竹叶三味，两方虽然制度有别，但思路相关。"

补心汤（一）

补心汤病证文并方一

心虚则悲不已。

心病者，虚则胸腹胁下与腰相引而痛。

邪在心，则病心中痛，善悲，时眩仆，视其有余不足而调之。

陶云：心德在软。故经云：以咸补之，苦泻之；心苦缓，急食酸以收之。

小补心汤

治胸痹不得卧，心痛彻背，背痛彻心方。

瓜蒌捣，一枚　薤白二两　半夏洗去滑，半升

上三味，以白酨浆一斗，煮取四升，温服一升，日再服。

【案一】胸痹

季某某，女，76 岁，1985 年 4 月 19 日首诊。

其人一手拄拐杖，一手按心，呻吟着来求诊。主诉胸中痛，攻膺背痛，心下痞满，血压 120/70mmHg，心电图示：心率 87 次/分，V₁₋₄ ST 段压低、T 波倒置。其病已有数十年之久，常年看医生，所服药物有硝酸异山梨醇酯 10mg 日 3 次，阿司匹林 100mg 晚 1 次，冠心苏合、脉通、丹参片等，药已服遍，毫无寸效。

症见：胸闷，胸痛，少气，心悸，气噫，舌苔白腻，身体尪羸，脉浮数。心气不宣，胸中烦闷。拟小补心汤以通

其气。

瓜蒌捣，1枚　薤白20g　半夏20g

上三味，以水500ml，加食醋10ml，煮取150ml，分两次一日服完。

4月28日复诊：症状有好转，其脉浮而不数，继续服用上方，最终症去六七，胸痛消失。

按：此老妪一生不济，少年失去父母，中年丧夫，老来儿女不在跟前，又恰逢灾荒连年，家庭矛盾重重，精神备受打击，抑郁成病，导致胸痛，久治不愈，一病就数十年。当时余初出茅庐，见病人以手按心，便予桂枝甘草汤，饮之无效。胸痛日久，已成痹证，最后服小补心汤取效。

《张大昌注辅行诀》云："上方见张机《金匮要略·胸痹门》，薤白味辛而甘，是五辛菜中属于心者，善能排胸中寒涎而下气，半夏除饮止呕，二者皆辛，瓜蒌味甘，大降心胸间气，三者相协，如汤液图辛甘化苦，似属泻方，截浆为承，颇合其法度，盖胸膛之阳，总为奇恒，邪实祛而阳用自复，即泻也谓之补也，故列于此篇内。"

【药释】

瓜蒌实

《张大昌注辅行诀·药释》谓：瓜蒌实"味甘，主胸痹，下心胸痰水"。

薤白

《张大昌注辅行诀·药释》谓：薤白"味甘，止利下肠癖，止脾痹痛，止一切失血、吐衄"。

《辅行诀药性探真》记：薤白"其性温可祛寒，阴精足可上济心火之体而除热，寒热除则气血畅而不抟结，运行流畅而滑疾不着，故《千金·食疗》谓其性滑，从而金创不肿不腐不败而愈"。

瓜蒌、薤白功能明了，半夏辛温，降中下焦之积气，祛顽痰。食醋味酸以助气化，与上三味，共下气祛痰开胸通阳。

【引证方】

《金匮要略·胸痹门》瓜蒌薤白半夏汤：胸痹不得卧，心痛彻背者，瓜蒌薤白半夏汤主之。

瓜蒌实捣，1枚　薤白三两　半夏半升　白酒一斗

上四味，同煮，取三升，温服一升，日三服。

此方与小补心汤只是药量有别。

大补心汤

治胸痹，心中痞满，气结在胸，时从胁下逆抢心，心痛无奈方。

瓜蒌一枚，打　薤白八两　半夏半升，洗　枳实　厚朴各二两　桂枝一两

上六味，以白酨浆一斗，煮取四升，每服二升，日再。

【案一】慢性糜烂性胃炎

李某某，男，43岁，2000年7月21日来诊。

心下痞硬，疼痛治之不愈，某市人民医院胃镜检查示：慢性糜烂性胃炎。

主诉：胸、胁胀痛攻脊背，心下痞满，食之不下，撑胀倒饱，口干口苦，心烦易怒，无端骂人摔东西。切腹心下抵抗，脐周悸动，舌苔白腻，脉浮数稍紧，给以大补心汤：

瓜蒌捣，1枚　薤白20g　半夏20g　枳实15g　厚朴15g　桂

枝 10g

上六味，以水 1500ml，煎至 400ml，去滓，加黄酒 20ml，开锅即止，待温，分两次，一日服。

8月2日复诊：面带笑容，自诉腹已不痛，能进食，情绪稳定，胸胁撑胀、痞满有所缓解，继续调治月余，症状消失。

按：患者心下痞满，气上逆冲胸胁，久而久之，痰火郁结于脏，纠结成病。胸为心之域，心下为脾胃之对应点。《辅行诀五脏法要研究》心的五行属性兼具火土说一篇中谈道："……在心的五行属性上，是既属火，又属土的。依治心的原则组方可治脾胃病证，依治脾的原则组方可治心病，具有火土一家，心脾反作之意。"遵衣说，心脾通治。小补心汤中瓜蒌、薤白乃心之药，以此为君臣，加脾之谷味酸浆为佐，以圆补心汤酸味之缺，助其气化。大补心汤乃是小补心汤加小泻肝之半，枳实、厚朴治肝实，两胁下痛，协调肝脾；芍药易厚朴，温胃下气；小补心汤利水、温阳、下痰。所以大补心汤，平肝降逆，健脾胃，祛胸中烦满，消心中之结热。三焦畅通，痼疾得愈。

【案二】主动脉夹层病变

刘某某，男，63岁，2012年3月4日来诊。

主诉：胸闷，气短，心下痛，左肋下至脐痛，攻胸彻背，不能卧。屡住省医院，行多次检查依然找不到病因。后于北京阜外医院诊断为主动脉夹层病变，病情复杂未予手术，嘱回家保守治疗。病人沉溺于痛苦之中，求服中药。

症见：烦躁易怒，口苦，不欲食，面色无华，唇舌紫暗，舌苔黄燥，六脉皆沉紧有力，心下痞满、悸动，脐右至肋下，有一条索状硬物，按之跳动。乃痰火交结，冲气过盛所至，选大补心汤：

瓜蒌_捣，1 枚　薤白_{20g}　半夏_{20g}　枳实_{20g}　厚朴_{15g}　桂枝_{10g}

上六味，以水 1500ml，加酸米汤 200ml，煎至 500ml，分数次一日服。

3 月 8 日再诊：病人神情愉悦，诉胸痛已减轻，切腹心下跳动减弱。

遂于上方加丹参 30g，增桂枝为 30g，十剂后，其症状明显改善，病情得以缓解。

按：患者系主动脉夹层病变，病情重，并且潜在着卒中的危险，中药虽难以治愈，但能使症状缓解，减少痛苦。大补心汤，枳、朴舒肝下气，减腹压，瓜蒌、薤白宽胸理气治胸痹，加丹参活血祛瘀，心血管负荷降低，诸证减轻。

【引论】

《张大昌注辅行诀》云："胸痹之来，《金匮》谓胸中阳虚，饮邪逆上而然，小汤祛邪之功虽巨，胸胁相连，不加朴、枳，恐不胜任，不加桂枝，阳亦难复，故方组如此，要以比前证进一步看。"

《张大昌注辅行诀》云："薤白味辛而甘，五辛菜中属于心者，善排胸中寒涎而下气，半夏除饮止呕，二者皆辛，瓜蒌味甘，大降心胸间气，三者相协，如汤液图辛甘化苦，似属泻方，戳浆为承，颇合其法度，盖胸膛之阳，总为奇恒，邪实祛而阳用自复，即泻亦谓之补也，故列于此篇内。"

《金匮要略今释》谓："胸痹心痛，以心胸部特异感觉为主，赅括心绞痛及大动脉之炎症、瘤症。"

陶弘景与张仲景学术思想相通，陶氏大补心汤方，与张氏的枳实薤白桂枝汤意相近，病在上则胸背痛，在中即心中痛。

【引证方】

《金匮要略·胸痹心痛短气病脉证治第九》：胸痹心中痞，留气结在胸，胸满，胁下逆抢心，枳实薤白桂枝汤主之。人参汤亦主之。

枳实四枚　厚朴四两　薤白半斤　桂枝一两　瓜蒌捣，一枚

上五味，以水五升，先煮枳实、厚朴，取二升，去滓，内诸药，煮数沸，分温三服。

此汤与大泻心汤相比，少清半夏、戴浆。

补心汤（二）

补心汤病证文并方

经云："诸邪在心者，皆心包代受。"故证如是。

心包"虚则气少，善悲，久不已，发癫仆"。

小补心汤

治血气虚少，心中动悸，时而悲泣，烦躁，汗自出，气噫，不欲食，脉实而结者方。

代赭石烧赤，以醋淬三次，打　旋覆花　竹叶各三两　淡豉一升

上方四味，以水八升，煮取三升，温服一升，日三服。

怔惊不安者，加代赭石两半；咽中介介塞者，加覆花一两半；心中窒痛者，加豉一两半；烦热汗出不止者，去豉，加竹叶至四两半，身热还用豉；气苦少者，

加甘草三两；胸中冷而多唾者，加干姜一两半；心下痞满不欲食者，去豉，加人参一两半。

【案一】阵发性心律不齐

唐某某，女，49 岁，2010 年 7 月 13 日来诊。

患者心中动悸，烦躁自汗，胸闷气噫，时有恐惧多梦，干呕，不欲食，于市某医院 24 小时心动图示：PR 间期 0.08～0.12 秒，频发室性早搏，呈二联律，三联律，ST-T 改变，平均心率 89，最小心率 50，最大心率 169，室早 12658 个，645 二联律，749 三联律。诊断为阵发性心律不齐而住院治疗，效果不显，随寻中医治疗。

症见：面色晦暗无华，胸闷气短，乏力，气噫，心下痞满，不欲食，心悸心烦，心气虚少，处小补心汤：

代赭石_{烧赤，入酢中淬三次，打} 旋覆花 竹叶_{各 40g} 豉_{20g}

上四味，以水 1600ml，煮取 600ml，温服 200ml，日三服。

7 月 18 日复诊：气噫、烦躁见轻，遵上方继续服用。

服药月余，症状日益见轻，最后恢复正常。

按： 本案患者由于家务繁琐，日夜操劳，积久成病。旋覆花味咸，下气祛痰，宽胸利气；代赭石味咸，补心血，镇静、安神、定志；竹叶味苦，祛烦清心；淡豉味咸，吐气除烦开胃。咸以补心用，苦味心之体，水之用，增水克火以泻心体为反佐，两咸一苦合化为酸，以收心气。共成小补心汤，治心气不足之症痊愈。

【案二】神经衰弱

梁某某，男，63 岁，1981 年 10 月 8 日来诊。

患者身体羸瘦，常年病魔缠身，治之不愈。本人自走入社会即任村会计，几十年如一日。禀性细腻工作认真，成为职业病。

症见：全身不适，气噎胸满，食之即饱，放碗即饿，干呕，头痛，身痛，失眠健忘，心烦懊恼，心中悸，时有恐惧，幻觉，舌苔薄白，质淡，脉紧数，拟小补心汤：

代赭石烧赤，入酢中淬三次，打碎　旋覆花　竹叶各40g　豉20g
甘草炙20g

上五味，以水 1600ml，煮取 600ml，温服 200ml，日三服。

10 月 12 日二诊：气噎减少，不再躁动，夜能入睡，病情见轻。仍有心下痞满，胸中满，于上方加干姜10g，人参（切）15g 促成大方，连服 20 天症减大半。

按：本案例平素血气虚少，工作压力过大，劳心过度，造成脏腑、神经等功能紊乱，严重影响了生活。拟大补心汤，补心健脾，调和五脏。大补心汤，即小补心汤加（人参、干姜、甘草）小补脾汤而成方，子令母实，五脏得调平，其病痊愈。

大补心汤

治心中虚烦懊恼，心中不安，怔忡如车马惊，饮食无味，干呕气噎，时或多唾者，其人脉结而微者者。

【**案一**】预激综合征

李某某，女，56 岁，1996 年 11 月 6 日初诊。

患者因心中悸动，胸闷气短，住市某医院治疗，给予诊断"预激综合征"，服消心痛、胺碘酮等治疗效果不显著。

症见：阵发性汗出，心烦气噎，心中跳动不安，时悲泣，胸闷气短，心下痞满，饮食无味，舌淡苔少，脉沉弱而结代。心气虚少，津液不足，处大补心汤：

代赭石_{烧赤，醋淬三次，打碎}　旋覆花　竹叶_{各20g}　甘草_{炒，}
_{25g}　淡豉_{15g}　人参_{10g}　干姜_{10g}

上六味，以水 1500ml，煮取 500ml，分三次，一日服。

11 月 16 日二诊：胸闷气短缓解，情绪较前稳定，药已
中的，遵上方继续服用。

服药一个月后，症状明显改善。

按：此案例，系心气虚少，心血不足。覆花主心烦气
噫；甘草主少气不足以息；人参消痞补气，复脉已弱；代赭
石补心血，安镇心神；竹叶清心利尿，主治心烦；淡豆豉吐
烦气而宽胸，消食以利心下。六味相伍，祛邪扶正，五脏调
平，其病平和。

【案二】心房颤动

张某某，女，68 岁，2012 年 9 月 29 日就诊。

2012 年 8 月 16 日因气短，动则加重，心悸，胸痛，下
肢浮肿，于市某医院检查，心电图示：①心房颤动；②III、
V_{1-3} T 波倒置，住院一个月，症状缓解出院。口服硝酸异山
梨醇酯每次 10mg，日 3 次，盐酸胺碘酮每次 0.4g，日 3
次，氢氯噻嗪每次 12.5mg，日 1 次维持治疗。于 9 月 29 日
再次出现气短，遂来就诊。

查：血压 120/90mmHg，心电图示：心房颤动，T 波
倒置。心悸气短，精神萎靡，懒言语，气噫，面及下肢浮
肿，舌光剥无苔，脉细数而结。为心阳不足，饮邪滞留。旧
病复发，拟大补心汤加味：

代赭石_{烧赤醋淬三次，打，20g}　旋覆花_{20g}　竹叶_{20g}　淡豆豉
_{炒，15g}　人参切_{，10g}　甘草_{15g}　干姜_{10g}　茯苓_{30g}

上八味，以水 2000ml，煮取 500ml，温分四次，日三
夜一服。

10月6日复诊：水肿明显见轻，咳吐痰涎减少，上方加旋覆花为30g，生姜为35g，继续服用。

10月17日再次复诊：诸证得到控制，病情稳定，效不更方。持续服药半年，症状消失，心电图恢复正常。

按：心房颤动是疑难病症，易于复发。此老妪系农家妇女，家务繁重，心情常不愉悦，经济条件差，常年以西药维持治疗，经常犯病，经服大补心汤后未再发作。

《张大昌注辅行诀》云"原小汤加理中补脾之半，子以感母，可以无虞，其力亦笃"，理中汤温阳利水以暖中土，运水谷，化痰涎，生津液，而心阴得以滋养，阳气得以宣畅，机体功能恢复。

温阳利水与西医利尿强心其理相通，但有着标本不同。本方温补心阳，滋补心阴，以恢复本脏功能为基础，其尿自利。利尿强心以利尿减负，治标不治本。中药是一把双刃剑，利中有补，补中寓利，虚实兼顾，利尿而无失钾之忧。所以病愈而不复发。

【案三】神经官能症

孔某某，女，58岁，1986年10月4日就诊。

此人寡居多年，生活窘迫，情志不遂，抑郁成病。全身不适，非痛即痒，非头即脚，痛苦不堪，每天要看医生，但多次做各种检查无异常，被诊断为神经官能症。

症见：嗳气声大如牛吼，连连不断，精神萎靡，喜悲伤，自言自语，头痛汗出，心悸易惊，时或多唾，干呕，食不下，舌质淡苔白，脉细数、结代。痰饮结滞，气血虚弱。宜安神补心定志，予大补心汤加味：

代赭石烧，醋淬三次，打碎，30g　旋覆花20g　竹叶20g　淡豆豉炒，15g　人参切，10g　甘草15g　干姜10g　生姜30g

上八味，以水 1500ml，煮取 500ml，分三次服。

10 月 11 日复诊：自汗止，惊悸消，精神好转。

效原方配合心理疏导，辨证加减，调治两月，症状全然消失，病愈。

按：病人年轻时丧夫，膝下无儿女，几十年未曾改嫁，现已年老，父母迫其改嫁。难违父命，改嫁后又不舒心，抑郁成疾，病情日益加重。大补心汤治心脾虚弱，服之病情见轻。

陶氏用方制度严谨，稍有不慎都能破坏其方制，加一味、去一味足以改变其功效。大补心汤加生姜与干姜同是辛味，增量不增味，变方不改制。本方增生姜醒脾止呕，宽胸降逆。

此大小补心汤，系陶氏治心包虚证之方。《张大昌注辅行诀》载："心包者，心之外围也。经云：心者君主之官，神明出焉，百邪不犯，犯之则死，有邪则心包代受之，故如此云。"小补心汤条下注云："代赭、旋覆二咸以补心用，竹叶微苦为之反佐，淡豉馊酸之品，防本之设也。"

古人治病不论是补是泻均以养护生命为首要。陶氏补方，两补一泻，辅助其机体，恢复正常代谢在先，泻寓其中，补而不过。泻方，两泻一补，祛邪在先，补寓其中，以防伐而太过。构思深邃，制方神巧。

【药解】

代赭石

《名医别录》云："其味甘，养气血，除五脏血脉中热，血痹血瘀。"

旋覆花

《辅行诀校注讲疏》旋覆花其性肃降，"可除结痰瘀血，痰水除则惊悸消，瘀血除则脉不结，脉络通而噫气下，热下潜则汗出烦躁亦解"。

竹叶

《神农本草经》："其味苦，除烦热。"

【引证方】

旋覆花代赭石汤《古本康平伤寒论·辨大阳病结胸》：伤寒发汗，若吐若下，解后，心下痞硬，噫气不除者，旋覆代赭汤主之。

旋覆花三两　　人参二两　　生姜五两　　代赭一两　　甘草炙，三两
半夏洗，半升　　大枣擘，十二枚

右七味，以水一斗，煮取六升，去滓，再煎取三升，温服一升，日三服。

张氏旋覆代赭汤，诸家皆以治胃及噎嗝，然陶氏以旋覆花代赭石汤加减治"血气虚少，心中动悸。时而悲泣，烦躁，汗自出，气噫，不欲食，脉实而结者"，意在补心。

补脾汤

补脾汤病证文并方

脾病者，虚则身重，苦肌肉痛，足萎不收，胻善瘈，脚下痛。

邪在脾，则肌肉痛，阳气不足则寒中肠鸣，腹痛；阴气不足则热中善饥，皆调其三里。

陶云：脾德在缓。故经云：以甘补之，辛泻之。脾苦湿，急食苦以燥之。

小补脾汤

治饮食不消，时自吐利，吐利已，心中善饥，无力，身重，足萎，善转筋者方。

人参　甘草炙　干姜各三两　术一两

上四味，以水八升，煮取三升，分三服，日三。

若脐上筑筑动者，去术，加桂四两；腹中满者，去术，加附子一枚；吐多者去术，加生姜三两；下多者，还用术；心中悸者，加茯苓一份；渴欲饮水者，加术至四两半，腹疼者加人参一份；寒者，加干姜一份。

【案一】慢性结肠炎

段某某，男，58岁，2012年4月18日就诊。

主诉：慢性腹泻十余年，日数次，治之不愈，每天用止泻药维持，肠镜示：慢性结肠炎。

症见：身体消瘦，乏力，面色晦暗无泽，皮肤干皴，嗜饥，时有干呕，腹软，脐上筑动，舌光嫩质瘦色淡，无苔，双脉浮虚而数，脾肾虚寒，消化输布紊乱，拟小补脾汤：

人参切, 25g　甘草炙, 25g　干姜25g　白术10g

上四味，以水1500ml，煮取500ml，温分三次，一日服。

4月24日再诊：大便仍一日数次，干呕停止。

因外出打工，遂将上方改为蜜丸，每丸重12g，每次一丸，一日三次，连服一个月。再次复诊时，判若两人，体重增加，面有光泽，体力恢复，大便正常。

按：段某某系几十年的建筑工人，经常风餐露宿，脾阳受损，导致腹泻，久治不愈。病初期只是大便次数多，饮食与消化无不良反应。由于长期服用抗生素类药物，致使菌群紊乱，出现消化不良。将小补脾汤改为丸药长期服用，慢性结肠炎治愈，未再复发。

【案二】反流性胃炎

张某，女，58岁，2002年3月7日来诊。

经常食不下，腹中胀满，水走肠间噜噜有声，倒饱吞酸，长期服用奥美拉唑维持。某医院胃镜示：反流性胃炎，十二指肠炎。

现症：消瘦乏力，肌肤干皱，津液不足，吞酸气噫。舌质光剥无苔，脉细数。气血虚弱，脾胃虚寒。拟小补脾汤：

人参20g　甘草炒，20g　干姜20g　白术10g

上四味，以水1600ml，煮取600ml，温分三次，一日服。

3月14日复诊：服上方七副后，食欲有增，胀痛减轻，效上方加苏叶15g，继续服用，二十副药服完，病愈。

按：反流性胃炎，吞酸嘈杂，胃肠功能失调，补脾汤补气健脾，增强胃肠功能，暖胃祛寒，气足胃肠功能复常，病随愈。

小补脾汤祛寒邪，补肠胃之虚弱。脾主腐熟水谷，输布津液。

《辅行诀校注讲疏》云："人参力厚气醇，味甘质润，能除痞满以助消磨，补中而止善饥，健脾以运化水谷精微，以濡养肌肉筋脉，故为方中之主药。"炙甘草为臣，脾之用味，佐人参修复元气；干姜辛开温散，伍人参驱寒邪以建脾土，化生营养；白术为使，脾之化味，佐参、姜、草渗湿补气，四味药组成补脾汤，慢性肠胃炎得愈。

【引证方】《古康平本伤寒论》理中丸：霍乱，吐利头痛发热，身疼痛，热多欲饮水者，五苓散主之；寒多不用水者，理中丸主之。

大病瘥后，喜唾，久不了了，胸上有寒，当以丸药温之，宜理中丸。

人参　干姜　甘草炙　白术各三两

上四味，捣筛，密和为丸，如鸡子黄许大。以沸汤数合，和一丸，研碎温服之，日三四，夜两服。

腹中未热，益至三四丸，然不及汤。汤法，以四物依两数切，用水八升，煮取三升，去滓，温服一升，日三服，若脐上筑者，肾气动也，去术，加桂四两，吐多者，去术，加生姜三两，下多者，还用术，悸者，加茯苓二两，渴欲得水者，加术，足前成四两半，腹中痛者，加人参，足前成四两半，寒者加干姜，足前成四两半，腹满者，去术，加附子一枚，服汤后，如食顷，饮热粥一升许，微自温，勿发揭衣被……

大补脾汤

治饮食不消，时自吐利，其人枯瘦如柴，立不可动转，口中苦，干渴汗出，气急，脉微而结者方。

人参　甘草炙　干姜各三两　术一两　麦门冬　五味子旋覆花各一两

上七味，以水一斗，煮取四升，温分四服，日三夜一服。

【案一】萎缩性胃炎

师某某，男，57岁，1989年7月8日诊。

十年前，曾做胃穿孔手术，术后饮食量下降，身体疲弱，消瘦如柴。省二院复查，胃镜提示：术后改变，萎缩性胃炎。

主诉：烧心，纳差，饮食不消，心下痛，干呕，全身乏力，四肢酸懒。体瘦面晦，舟状腹，脐上悸动，舌无苔、质瘦，六脉沉弱。脾胃受损，气阴两虚。拟大补脾汤：

人参切，25g　甘草炒，25g　干姜25g　白术10g　麦门冬10g
五味子10g　旋覆花15g

上七味，以水1500ml，煮取500ml，分两次温服。

7月20日复诊：服两剂后即有所觉，十二剂服完，食量有所增加，守方继续服，每天一副。

8月2日复诊：气色已有光泽，症状渐渐消失。

按：患者医学院毕业，对慢性萎缩性胃炎很了解，心中恐惧，唯恐癌变，以补脾汤为基本方，辨证出入，持续服药十年，从未间断过，最后彻底治愈。现年81岁，随访健康无恙。

【案二】糖尿病

乔某某，女，67岁，2006年9月28日来诊。

糖尿病20年，控制不良，时高时低，现在继发白内障，出现双眼睑及双下肢水肿。查尿常规：尿糖（＋＋＋＋），蛋白（＋＋），空腹血糖16.8mmol/L，早餐后两小时血糖24.7mmol/L，肾功能：肌酐94μmol/L，尿素氮4.4mmol/L。

症见：视物昏花，头晕目眩，口中干，心下痛，时自吐利，纳差，舟状腹，脐上悸动，舌质瘦、嫩红干燥，无苔，脉沉数而结。此乃气血虚弱，阴津久耗，虚火亢盛而扰脏。拟大补脾汤：

人参切，15g　甘草炙，20g　干姜15g　白术10g　麦门冬10g
五味子10g　旋覆花10g　淡竹叶20g

上八味，以水 1500ml，煎取 500ml，分三次一日服。

10 月 6 日复诊：食量增加，口干减轻，查空腹血糖 11.4mmol/L，遂于上方加麦冬为 25g，改人参为党参 30g，继续调治两月余，血糖值接近正常，尿蛋白消失，要求继续服药，巩固疗效。

按： 此患者医盲，对于糖尿病不能正确认识，不能按要求用药，贻误了病情。由于长期血糖失控，使体质极度虚弱，合并他病。小补脾汤温胃补脾，佐以小补肺汤之麦冬、五味子酸甘补脾肺滋阴津，阴生阳长，机体功能恢复，血糖降至正常。在大补脾的基础上出入调方，服之两月，体重增加了 4.5 公斤，血糖控制在正常范围内。调阴阳和脏腑，机体代谢正常，正气盛邪气自消。前医力主控制饮食，机体缺乏营养，合并病则是蜂拥而起，病情非轻即重。

《张大昌注辅行诀》云："此汤即理中加补肺之麦冬、五味、覆花三味。覆花当承使，亦疑讹错为竹叶，谓脾病累肺者。"

【案三】 食管癌

刘某某，男，53 岁，2003 年 4 月 26 日初诊。

其人有慢性胃炎史，但从未认真治疗，去年偶然噎膈，省四院胃镜检查，食管中下段腺体癌，已侵及胃体，失去手术机会。本人放弃化疗，回家服用中药。

症见：身体羸瘦，经常烧心，胃疼，食不下，时而呕吐痰涎，舟状腹，腹直肌抵抗，心下痞硬，舌质淡，无苔，口干，趺阳脉浮虚，寸口脉沉细而弱，用大补脾汤：

人参切，25g　甘草炙，25g　干姜 30g　白术 15g　麦冬 10g
五味子 10g　旋覆花 30g　半夏 30g

上八味，以水 2000ml，煮取 500ml，分数次一日服。

5月4日复诊：八副药服完，病情稳定，呕吐轻，食量增加。

遵方继续服用。在服汤药的基础上加服自制噎膈散：

噎嗝散：

公丁香 10g　珍珠 5g　月石 5g　麝香 0.5g

共为细末，每次 0.2g，口中含化，一日数次。

5月20日三诊：症状见轻，涎沫减少，时有隐痛，原方加五灵脂 15g，继续服用两个月后，噎膈证得到改善。

在上方的基础上，辨证加减，连续服药八个月，症状完全消失，自动停药，至今随访未再复发。

按：病人不善言谈，农民出身，经济不富裕，自认为癌症是不治之症，放弃治疗，不手术不化疗，仅服中药维持。大补脾汤温阳补脾，在此案中重用咸味之旋覆花，祛痰涎，下痞气，开结聚。咸泻肺金以实脾，补心火以生土。邪去土安，则能食，脾胃和五脏皆得其养，体质恢复。服药月余，症状完全被控制。

《辅行诀研究》云："脾为中土，升降之枢，其腑胃，其体肌肉，乃气血生化之源……""脾为谏议之官"，助心以调节机体，提高免疫，抑制基因突变。

大补脾汤，是由小补脾汤与小补肺汤合成的复方，乃脾肺同治之剂。脾土与肺金母子关系，脾藏营输布津液，肺司呼吸主肃降。小补脾健脾以培土，小补肺麦冬、五味、覆花酸咸化辛，小泻其肺气，共成大补脾汤。

补肺汤

补肺汤病证文并方

肺虚则鼻息不利。

肺病者，虚则胸中痛，少气，不能报息，耳聋，咽干。

邪在肺，则皮肤痛，发寒热，上气喘汗出，咳动肩背。

陶云：肺德在收。故经云：以酸补之，咸泻之。肺苦气上逆，急食辛以泄之，开腠理以通气也。

小补肺汤

治汗出，口渴，少气不足息，胸中痛，脉虚者方。

麦门冬　五味子　旋覆花各三两　细辛一两

上四味，以水八升，煮取三升，每服一升，日三服。

若胸中烦热者，去辛，加海蛤一分；若胸中满痛者，还用细辛；咳不利，脉结者，倍旋覆花一分；苦眩冒，去细辛，加泽泻一分；咳而有血者，去细辛，倍门冬一分；苦烦渴者，去细辛，加粳米半升；涎多者，加半夏洗，半升。

【案一】产后综合征

刘某某，女，26岁，2006年3月4日就诊。

主诉：产后一年零六个月，一直疾病缠身，经治不愈，西医诊为产后综合征。

症见：烦热躁动，不得寐，自汗出，口渴，耳聋，半侧脸痛，小便黄，时而咳嗽，心悸眩晕，胸中痛，干呕不欲食，舌苔少而干燥，舌质淡红，脉虚弱而数，投以小补肺汤加味：

麦门冬 20g　五味子 10g　细辛 10g　旋覆花 20g

上四味，以水 700ml，煮取 250ml，分两次服。

3月8日复诊：烦热口渴减轻，胸痛止，但心下痞满不减，于上方加人参 15g，当归 20g，水煎服，六副后症状消失。

按：患者系产后虚弱之疾。麦门冬、五味子两酸味为补，旋覆花味咸以泻之，佐助气化以生辛味，可泄肺气之壅塞。

《张大昌注辅行诀》云："上方麦冬、五味酸收助肺用以正补，旋覆花咸软饮结可开而暗化，佐细辛开肺通窍，又防制节之官收复于甚者。"后于本方中加人参启脾开胃，补气安正。

【案二】慢性咽炎

崔某，女，27岁，教师，2014年4月13日就诊。

慢性咽炎二年半，干咳喉痒，咽中不利，住院输液，遍治不愈，恐其病重，查肺部 CT，胸片及血尿常规，未见异常，喉镜、胃镜，均无异常。

症见：口渴欲饮，咽中异物感，吐而不出，干咳引胸中痛，无充血水肿，日轻夜重，不得眠睡，舌苔薄白，脉数。肺阴不足，虚火上炎。投小补肺汤：

麦门冬 20g　五味子 20g　旋覆花布包，20g　细辛 7g

上四味，以水 1500ml，煮至 600ml，每服 200ml，日三服。

《辅行诀五脏用药法要》临证指南医案

6 天后来诊：喉痒减轻，夜已能眠。

继续遵原方煎服，另加六神丸每次 2～4 粒含化，日 2～3 次。

共服药半月，前症尽失。

按：慢性咽炎，多系无菌性炎症，本案长时间大量使用抗生素，损伤肾津，虚火上扰。麦门冬、五味子增液生津，覆花下气、开胸、利咽，细辛止咳，其病治愈。

大补肺汤

治烦热汗出，少气不足息，口苦干渴，耳聋，脉虚而数者方。

麦门冬　五味子　旋覆花<small>各三两</small>　细辛　地黄　竹叶 甘草<small>各一两</small>

上七味，以水一斗，煮取四升，温分四服，日三夜一服。

【案一】耳鸣

赵某某，男，62 岁，2008 年 9 月 18 日就诊。

自诉：耳聋耳鸣，时好时坏，经多家医院诊治，查无异常，用过各种抗菌素，至今不愈。

症见：头晕耳鸣，汗出，口苦、咽干，虚烦失眠，健忘，舌光剥无苔，脉浮虚而数，证属阴虚邪实，拟大补肺汤：

麦门冬<small>30g</small>　五味子<small>15g</small>　旋覆花<small>30g</small>　细辛<small>10g</small>　生地黄<small>20g</small> 竹叶<small>10g</small>　甘草<small>10g</small>

上七味，以水 1500ml，煎取 500ml，温分两次服。

9 月 26 日复诊：耳鸣减轻，药已中的，遵上方继续煎服，另加服小蓐收丸。

小蓐收丸：

每服 5g，每日 3 次，服后嚼葱尖三个（方出《处方正范》五帝方），服药月余其病痊愈。

按：抗生素反复使用，不仅会造成耐药、菌群紊乱，还会损伤肝肾功能，使病情反复或加重，邪未去正已衰，气阴两损。麦门冬，五味子，生地黄滋阴补五脏；细辛，甘草，甘辛化苦燥湿益气；竹叶祛心火以防相乘；旋覆花味咸，祛痼疾以利肺气。小蓐收丸，祛腐补五脏，葱尖通窍。五脏平，虚火灭，其炎症自愈。

"肾开窍于耳"，耳由肾充养，肾气实耳聪目明。肺为水之上源，肺、肾母子关系。证之口干欲饮，舌光剥无苔，脉虚数，皆为肾水不足之候，大补肺汤补金生水，增津升阳，故耳鸣止，神情安。

【案二】心肌炎

王某某，女，26 岁，已婚，1996 年 8 月 3 日就诊。

患者两年前，曾因心肌炎于市某医院住院治疗两个月，留有后遗症，两年来从未停止过治疗，病不愈。

症见：心悸，少气乏力，胸闷，烦热汗出，耳鸣头晕，干呕不欲食，心烦懊恼，口苦干，舌质瘦无苔，脉数而结。心肺不足，阴阳俱虚，投大补肺汤：

麦门冬 20g　五味子 10g　旋覆花 30g　细辛 10g　生地黄 20g
竹叶 20g　甘草 10g

上七味，以水 1500ml，煮取 500ml，分两次服。

8 月 9 日复诊：症状有所减轻，但效果不明显，上方加五味子为 15g，水煎分数次服。

8 月 20 日再次复诊：诸症缓解，唯咽中不利，继服前方，另加二气散。

山栀炒　干姜炮，各50g

共为细末，每次 5g，每日 2 次（方出《女科百问》方）。

服之月余其病痊愈。

2012 年 10 月 20 日因外感来诊，追访至今未再复发。

按：患者系心肌炎，久治不愈，心中恐惧，饮食乏味，身体日见消瘦，精神几近崩溃，舌淡无苔，脉数而结，少气，心悸，此乃气血虚极。大补肺汤阴阳双补，麦门冬、五味子酸收以滋补津液，并降逆止咳以安心神；旋覆花咸，肺之体，心之用，可软坚下痰，散血脉之结；小补肾汤去化味轻补其脏，"子能令母实"，加大滋阴力度，以水治火，则汗出，心悸，烦热等皆得以解除，使五脏调和而康复。

《张大昌注辅行诀》云："小补汤内加补肾汤之大半，使子富无索于母，肾制火邪，母亦免克，汗渴耳聋随之尽愈。"

【案三】胆囊切除术后综合征

张某某，女，56 岁，2004 年 11 月 3 日就诊。

2004 年 3 月因胆囊结石而行胆囊切除术，术后一直小病不断，医院复查无大异常，治疗不愈。

症见：肚腹胀满，消化不良，心烦干呕，不欲食，其人日见消瘦，面色晦暗，神情沮丧，心悸，失眠，头眩晕，耳聋耳鸣，舌苔灰白，舌体瘦有齿龈，脉促。用小补肺汤加味：

麦门冬20g　五味子16g　旋覆花布包，30g　细辛10g　桂枝20g

上五味，以水 1500ml，煎取 500ml，温分两次服。

2004 年 11 月 10 日复诊：呕吐轻，食欲增加，情绪好转，口干小便黄，脉虚数，改服大补肺汤：

麦门冬 20g　五味子 10g　旋覆花 布包, 30g　细辛 10g　竹叶 20g　生地黄 20g　甘草 10g

以水 1000mL，煮取 400mL，日三夜一服。

上方服至十副时，患者已能前来就诊，诸症见轻。

在大补肺汤的基础上，对证加减调治两月，痊愈。

按：患者系术后五脏不平，导致诸症蜂起，消化不良，内分泌功能紊乱等。体质日见衰弱，病情虚实夹杂。大汤调五脏，服药两月，症状缓解。

麦门冬、五味子味酸，乃肺之用味，旋覆花味咸乃肺之体味，二酸一咸，补大于泻。酸咸暗化一辛，与细辛开腠理以通其气。小补肺汤正合陶氏"酸收之，咸泻之，肺苦气上逆，急食辛以散之，开腠理以通其气也"之治文。大补肺汤是按五行生克规律，由小补肺汤加小补肾汤半量，使子胜无索于母，肾强以制火邪，防母受克，共同组成了一个完美方制。

补肾汤

补肾汤病证文并方

肾气虚则厥逆。

肾病者，虚则腰中痛，大腹小腹痛，尻阴股膝挛，髀腨足皆痛，清厥意不乐。

邪在肾，则骨痛，阴痹。阴痹者，按之不得。腹胀腰痛，大便难，肩背项强痛，时眩仆。

陶云：肾德在坚。故经云：以苦补之，甘泻之。肾苦燥，急食咸以润之，致津液也。

小补肾汤

治精气虚少，骨蒸羸瘦，脉驶者方。

地黄　竹叶　甘草各三两　泽泻一两

上四味，以水八升，煮取三升，日三服。

若小便多血者，去泽泻，加地黄为四两半；若大便下血者，去泽泻，加伏龙肝如鸡子大；若遗精，易生地为熟地黄二两；小便冷，茎中痛，倍泽泻为二两；少腹苦迫急，去泽泻，加牡丹皮一两半；小便不利，仍用泽泻；心烦者，加竹叶一分；若腹中热者，加栀子（打）十四枚。

【案一】梦遗、滑精

张某某，男，29岁，1983年4月15日来诊。

梦遗滑精，五年之久，形容憔悴，精神恍惚，头痛头沉不能抬举，目不可正视，性格怪僻，闭门谢客，不欲见人，经治不愈。

症见：面色苍白无华，身体羸瘦，心烦懊侬，郁郁不乐，盗汗，口干，无食欲，心下与脐周悸动，舌苔灰质淡，脉沉弱而数，气血虚弱，肾不固精，投小补肾汤：

熟地黄30g　竹叶20g　甘草15g　泽泻10g

上四味，以水1500ml，煎至400ml，一日分两次服。

4月25日复诊：服上方后未见明显好转，夜仍不能眠，多梦，盗汗，改为大补肾汤加味：

生地60g　竹叶60g　甘草40g　泽泻15g　桂枝15g　干姜15g　五味子15g　龙骨打，50g

上八味，以水2000ml，煎至500ml，分四次服，昼三夜一，嘱远离房帏，不视淫秽。

二十日后再诊：症状改善。在大补肾汤基础上，辨证加减，继续服药半年后症状基本消失，已能工作。

按：此病源于手淫太过，后即梦遗滑精，身体日渐衰弱，小补肾汤十副效果不明显，病重药轻，遂改为大方，补肾安脏，诸症减轻。

《张大昌注辅行诀》云："地黄、竹叶二苦为补肾之正品，甘草以葆肾体，甘苦化咸致津液而燥自除，甘苦并行，阴气静谧，相火乃伏，精脏完固也。"

肾为先天之本，损伤后非常难恢复。此案例服大补肾汤半年后，待症状消失，改为《千金要方》大薯蓣丸善后，其病彻底治愈。

陶氏以特有的五行、五脏生克制化，五味体用互含之理论，严谨的法度，深邃的义理，制五大补汤，治疗五脏疑难之病，均取得了良好效果。

大补肾汤

治精气虚少，腰痛，骨痿，不可行走，虚热冲逆，头眴目眩，小便不利，腹中急满，脉软而驶者方。

地黄　竹叶　甘草各三两　泽泻　桂枝　干姜　五味子各一两

上七味，以长流水一斗，煮取四升，温分四服，日三夜一服。

【案一】膀胱炎

刘某某，女，67岁，2012年3月12日初诊。

其人体质素弱，一生多病，近日发现肉眼血尿。查尿常规：红细胞（＋＋＋＋）、白细胞（＋＋）、蛋白（＋＋），肾功能正常，血常规：白细胞计数 11.0×10^9/L，中性粒细胞计数（NEUT）7.6×10^9/L。住院治疗，静脉输头孢、左氧氟沙星、甲硝唑等消炎、止血药物，反复治疗不效。

症见：尿道灼痛，尿急，腹痛下坠，腰痛，头晕目眩，面晦而不华，舌尖红，苔薄白，脉细数。气虚不摄，血液外溢，处大补肾汤：

地黄 50g　竹叶 30g　甘草 30g　泽泻 10g　桂枝 15g　干姜 10g　五味子 10g

上六味，以水 2000ml，煎取 600ml，一日分三次服。

3 月 15 日复诊：症状缓解，在上方的基础上加栀子 10g，琥珀 10g。

3 月 19 日三诊：症状完全消失，查尿常规恢复正常。

按：大补肾汤加大生地用量，滋补肾阴，活血止血，竹叶清心火利小肠，琥珀安神定志利尿，水不制火，血热妄行溢于膀胱，加栀子清热泻火止血，其病康复。

《张大昌注辅行诀》云："此即小汤加入补肝汤内之桂、姜、五味者，于《金匮》青龙五案是镇冲之本，降相火之道也，识之。"

【案二】肌萎缩

李某某，男，63 岁，2000 年 8 月 12 日来诊。

主诉：一年前发现右上肢肌肉萎缩，曾用维生素 B 类、激素、抗免疫等药物治疗，但病情未得到控制，故求治于中医。

症见：体形消瘦，肤色黝黑，舌苔薄黄，舌质瘦，齿痕明显，脉沉紧数。用大补肾汤：

生地 50g　竹叶 30g　甘草 30g　泽泻 10g　桂枝 10g　五味子

10g　干姜 10g

上七味，以水 1500ml，煎至 400ml，温分两次服。

8 月 24 日复诊：舌苔薄白，脉紧数，大补肾汤加胡桃五枚，连饮两个月，病情得到控制。服药一年，肌肉有所增多。因其人要外出，故将大补肾汤制成丸药，长期服用，病情渐渐恢复。

按：肌萎缩即中医之肉痿，属于疑难病症，治疗起来时间长而显效慢，大补肾汤对证，坚持用药，其病治愈。

《黄帝内经·痿论》云："脾气热，则胃热而渴，肌肉不仁，发为肉痿。"此脾气热则津液不能正常敷布，而胃中干不能濡养肌肉所致。脾气之所以热，原因在于肾水不足，阴精无以承平而生肉痿。大补肾汤重用干生地 50g 以助肾精、清脾热；竹叶，甘草甘苦化咸以润其胃；泽泻咸以润肾；加入桂枝、干姜、五味子补肝，并助升发宣散之机，以利湿祛邪；取芝麻、胡桃谷果之品，补肝肾，润肌肤，肌痿病取得了良好疗效。

救误五泻汤

陶曰："又有泻方五首，以救诸病误治，致生变乱者也。"

五脏大小补泻方，乃五味互相合化组成之方，或补或泻制度严谨。救诸病误治之方，系五行五味气化图中，五角处不相合化的药物组方。以本脏小泻方之君臣药，与其子脏小补方之君、臣三味药所组成。此救误五泻方中寒热并用，补泻兼俱，以泻本脏补子脏为法，使误伤或过伤者恢复正常。以五味不相合化的独特功能，治特有的病变。如泻肝汤酸苦不化除烦，诸脏如此。

泻肝汤病证文并方

泻肝汤

治误用吐法。其人神气素虚，而有痰澼，呕吐不止，惊烦不宁者方。

芍药　枳实　代赭石　旋覆花　竹叶各三两

上方五味，以水七升，煮取三升，温分再服。呕甚者，加生姜作六味。

【案一】精神错乱

张某，女，21岁，1988年6月20日来诊。

患者因婚姻问题受刺激，精神异常，经常无故与家人吵骂不息，前医给予瓜蒂散催吐治疗，服后吐之太过，伤及脾胃，遂不能进食。

症见：胸满气噫，呕吐痰涎，惊烦不宁，身体羸弱，口唇干燥，舌无苔，脉沉数。吐之太过，伤及脾土。给以救误泻肝汤：

白芍　枳实　代赭石　旋覆花　竹叶各20g

上七味，以水1500ml，煮取500ml，分二次服。

6月24日复诊：呕哕止，情绪稳定。症见口渴，心下痞满，遵上方加党参30g。共服十二副，其症状缓解。

按：患者疯狂，当属实证，药用吐法无可非议，日吐数次，吐之太过，致不能进食，身体日渐消瘦，致使邪未去正已虚，心悸气弱，面色憔悴。

《张大昌注辅行诀》云："此汤之组成是泻肝汤二味，补心汤三味。盖误以吐越引起心中虚阳上逆触动肝风，下扇痰潺，阴邪得随势而作逆，宜为惊烦呕吐焉，此方要妙在于酸苦除烦为口诀也。"枳实、芍药泻肝，旋覆花、代赭石补心，补子实母、赭石、竹叶味苦，枳实、芍药味酸，酸苦不化除烦。

【案二】神经官能症

李某某，女，64岁，1979年11月28日初诊。

多年来，疾病缠身，遍求医生，皆谓之神经官能症，治之不愈。

现症：其人身体消瘦，面无光泽，干呕气噫，心中烦悸，呻吟不已，心下痞，胸中满，目昏花，肋下痛，大便秘结，舌苔白，脉紧数，医院检查无异常。处救误泻肝汤：

白芍　枳实　代赭石　旋覆花　竹叶各15g　生姜切,20g

上六味，以水1500ml，煮取600ml，温分多次服。

二诊：已服药七副，呕吐轻，大便畅快。

此病例用药数年，从未显效，服救误泻肝汤后症状缓解。

按：此患者常年患病，诸医皆谓之"神经官能症"，而治之乏术。此人见医生即诉其病情，唠叨不休，以致诸医皆避而远之，唯我初学，不厌烦病人。那时候虽有为其除疾之心，而亦苦于无术可施。1979年初学《辅行诀》，对证处误泻肝汤，幸得中症，连服数月治愈。

此类案例系情志生变，精神上有过创伤。本方泻肝、补心同用，泻肝可平烦顺气，补心可安神、定志。竹叶味苦补肾交泰水火，泻心而安神清心。最妙之处在于酸苦同用，祛烦除躁，使情绪稳定，症状减去大半。

泻心汤病证文并方

泻心汤

救误用清、下。其人阳气素实，外邪乘虚陷入，致心下痞满，食反不下，利反不止，雷鸣腹痛方。

黄连　黄芩　人参　甘草_炙　干姜_{各三两}

上方五味，以水七升，煮取三升，温分再服。下利甚者加大枣作六味。

【案一】慢性浅表性胃炎

张某某，男，42岁，2006年10月6日就诊。

患者因外感发热，腹痛泄泻，静脉给药治疗三天烧退泻止，然后出现胃脘部胀饱疼痛，痞满，经治不愈。胃镜检查示：慢性浅表性胃炎。

现其人体质消瘦，舌苔薄黄质红，面色灰暗而无光泽，大便溏，水走肠间，心下痞满而痛，脉沉数，显然是邪气下陷，结滞心下。治以救误泻心汤：

黄连打，10g　黄芩10g　人参切，10g　甘草炒，10g　干姜10g
枣擘，6枚

上六味，以水 1000ml，煮取 400ml，去滓再煎，分二次服。

10月 12 日服二副后痞满减轻，六副药服完诸症消失。

按： 此病人舌质红、苔黄是内热之象，面灰暗而不泽是阴邪作祟，热退泻止，邪气下陷，寒热结滞心下而不去。故用救误泻心汤，辛苦除痞法取效。

"辛苦除痞"，陶氏以"除"字，而不用"攻"、"下"二字，是因病邪交结，攻、下愈笃。药用辛开苦降，以调气机，痞塞自散。

【引证方】

《伤寒论》生姜泻心汤条：伤寒汗出，解之后，胃中不和，心下痞硬，干噫食臭，胁下有水气，腹中雷鸣下利者，生姜泻心汤主之。

生姜切，四两　甘草炙，三两　人参三两　干姜一两　黄芩三两
半夏洗，半升　黄连一两　大枣擘，十二枚

上八味，以水一斗，煮取六升，去滓，再煎取三升，温服一升，日三服。

伤寒诸泻心汤皆为辛苦法，与陶氏泻心汤，量上有别，多半夏，但是治疗症状雷同。

【案二】贲门癌

刘某某，女，60 岁，2011 年 3 月 6 日初诊。

半年前患病，在某医院诊为贲门癌，行切除手术，化疗56 天（未见病历具体数字不详），出院后身体极为瘦弱。

患者形体纤弱，吞咽困难，倒饱嘈杂，无食欲，心下痞

满，气噫，呕吐，气虚息微，面色萎黄，舌苔燥黑，舌质绛红，寸口脉浮虚而弱，趺阳脉沉细如丝，腹中雷鸣，大便 4 日未解，予救误泻心汤：

黄连打，7g　黄芩 10g　人参切，10g　甘草炒，10g　干姜 10g
大枣擘，5 枚　半夏 20g

上六味，以水 1500ml，煮取 800ml，去滓煎汤余 400ml 分四次温服，昼三夜一服。

3 月 12 日复诊：食欲增加，呕吐止，大便日二次，症状得到了缓解。

本案经耐心调节治疗，病情日益见轻，半年后体重增加了 3 公斤，最后能下地干活。

按：《张大昌注辅行诀》云："此方几与仲景《伤寒论》泻心三汤相同，虽其主因缘误下中虚，邪气内陷乃而成痞，其证呕甚，利甚，呕吐并作咳呛，主治仍在中虚而为痞，如汤液图法辛苦除痞为诀窍，其间分量如伤寒之灵活转变为心得也。"

此案，手术切除后元气大虚，未待恢复又行化疗，药物反应严重，雪上加霜，致使皮枯肉消，胃气上逆，寒热结滞，心下痞塞。泻心汤服后，热去寒消，结滞散痞塞开，三焦通泰，可进饮食，机体恢复生机，白骨生肉，病情转安。

手术摘除病灶，放化疗，所谓靶向治疗，治在已病，这仅是全病程中表现在外的一半。而在里的病因另一半却未及问津。中医以整体观，辨证辨病，调节阴阳，或补或泻，纠其偏倚，使身体恢复功能，即可修复癌症病人丢失基因，增强免疫，阻止细胞化生，机体恢复健康。

以现代医学高尖手术，与传统医学幽深的整体辩证观相匹配，癌症是能治愈的。

泻脾汤病证文并方

泻脾汤

救误用冷寒。其人阴气素实，而阳气遏阻不行，致腹胀满，反恶寒不已者方。

附子炮　干姜　麦门冬　五味子　旋覆花各三两

上方五味，以水七升，煮取三升，温分再服。一方有细辛作六味。

【案一】肺结核

韩某某，男，58岁，2002年6月3日初诊。

一个月前因外感持续发热不退住院治疗，诊断为肺结核。口服抗结核药，静滴左氧氟沙星、炎琥宁、清开灵，连续用药月余，体温得到控制，出现腹胀不能进食。

症见：恶寒，心下痞满，呕吐不能进食，舌干燥无苔，舌体消瘦，尺肤冷，四肢厥逆，脉沉紧数。阳气受阻，损伤肝脾，予泻脾汤温阳散寒：

附子20g　干姜20g　麦门冬20g　五味子15g　旋覆花布包, 15g　细辛10g

上六味，以水1000ml，煮取400ml，分二次服。

6月20日复诊：一副呕止热退，服完十副后，症状基本消失。

按：此案阳气素虚，新感外邪，本当宣之则愈，见"结核"不加辨证，长时间大量应用成队苦寒药物，阳受遏阻，续发他病。抗结核药损肝伤脾，机体功能受到严重干扰，使病情加重。泻脾汤虽不是治结核之方，但能祛寒邪，扶阳已弱。附子、干姜回阳救逆，五味子、麦门冬、旋覆花共滋阴下气利痰涎。阳生阴长，正气恢复，不抗结核菌，病亦安康。

《张大昌注辅行诀》云："此方系阴寒之人，又兼误用寒冷，至阳气削落，一至不振，非姜、附无以通阳之力。麦冬、五味保肺以供化气之助，覆花驱胸中浊阴以畅气之途径，其手眼在辛咸除积上。一方有细辛者，以其能通心络，可助宣畅气机，故当从之。况前方皆有云六味者乎。"

《辅行诀校正讲疏》云："此方所主之病，起因在于外感之寒，基础在于内素有寒。人以正气为本，故此方以附子温阳助卫而祛阴气为君，姜之功在中。"

【案二】肺心病

卫某某，女，73岁，2014年3月13日来诊。

老年性慢性支气管炎，肺气肿，最后发展成肺心病。近日因外感发热，体温39.8℃，住院治疗。静脉给药头孢曲松、炎琥宁、清开灵等，日进液体2500ml，病情加重，医院下病危通知书。

症见：咳逆喘息，呼吸张口耸肩，语言不续，吐泡沫痰涎，精神萎靡，神智清，心下痞满胀饱，干呕不欲食，全身性浮肿，四肢冷，少尿，日不足600ml，舌苔灰滑，脉沉细而弱。阳虚湿盛。与救误泻脾汤加味：

附子15g　干姜15g　麦门冬15g　五味子15g　旋覆花15g
细辛15g　云苓20g

上七味，以水1000ml，煮取400ml，分三次频服。

3月16日复诊：能自我陈述病情，小便增多，痰涎减少，下肢水肿减轻。服泻脾汤二十副，慢性心衰得到矫正，症状明显好转。

按：此案系老、弱病人，痰饮素盛，体质虚弱，常年用药物来维持度日，西医谓之心肺综合征。炎琥宁、清开灵苦寒之品，长期使用，遏阳伤正。大量液体输注，助水弱火，及成厥证。附、姜、细辛，辛宣肺气，回阳救逆，益阳光以消阴翳；五味、覆花敛津下痰；麦冬、五味酸收，肺之用，心之化。六味药巧妙结合，加云苓利水祛饮，细辛助姜、附回阳，多脏器功能衰竭被纠正，其病转危为安。

《辅行诀校注讲疏》云："阴气素实之人，阳气必虚，中焦阳虚则卫气之源竭乏，复因服寒凉之药，则卫气虚而且寒，运行滞涩而无力，卫气运行滞涩无力致经络病之脉胀和肤胀，也可因卫气壅滞而'排胸廓腑'而有胸胁腹部之胀。因脏腑经络之卫气运行障碍，则阳气难以恢复，则素有之阴寒仍不能排除，甚至有所加重，故寒不已。"

泻肺汤病证文并方

泻肺汤

救误用火法。其人血素燥，致令神识迷妄，近似于痴，吐血、衄血，胸中烦满，气结不畅者方。

葶苈子　大黄　生地黄　竹叶　甘草_{各三两}

上五味，以水七升，煮取三升，温分再服。

【案一】糖尿病肾病

杨某某，男，62岁，农民，2001年10月8日就诊。

患糖尿病10年（有糖尿病家族史），开始口服降糖药，控制不好，近来靠注射胰岛素维持，效果不佳，引发肾病。邢台某医院住院治疗40余天，尿常规：蛋白（＋＋）、红细胞（＋＋＋）、葡萄糖（＋＋）；肾功能：肌酐（Scr）276 μmol/L，尿素氮（BUN）19mmol/L，尿酸562μmol/L，空腹血糖12.4mmol/L。医院主张透析治疗，因经济困难主动出院，寻中医治疗。

症见：低热，体温 37℃ ～ 37.8℃，血压 160/100mmHg，咳嗽气短，胸闷憋气，身面浮肿，心烦懊恼，躁动不安，身痒，大便秘结，小便黄，舌质红，苔黄腻，脉沉数，邪毒瘀积。投救误泻肺汤：

葶苈子_{炒黑，打如泥} 大黄 生地 竹叶 甘草_{各30g}

上五味，以水 1500ml，煮取 500ml，分三次服。

10 月 14 日复诊：服上药后腹泻数次，症状缓解。

在泻肺汤基础上，随症加减，结合口服降糖药物，服药月余，复查空腹血糖控制在 7.0mmol/L 以下，餐后两小时 12.0mmol/L 以下，肾功恢复正常。

按：此案例虽没有误用热药史，但因久郁不宣，邪毒闭涩而生积热，其机理与误火相同。糖尿病，热能高，血液黏稠度大。葶苈子利水毒，大黄泻血毒，二药同用，毒随便出，生地黄通血脉，滋阴补肾水，竹叶、甘草清心降火。湿热从小便排出，三焦得通，有余之火不救自灭。

《张大昌注辅行诀》泻肺汤条下注云："此方是泻肺汤二味加补肾汤三味，依陶氏图法谓是甘咸除燥者为主。火逆动血，同类相引，火能克金，邪必犯肺者亦常情也，夫气为血帅，泻肺母乃宜乎然。然不滋不清，曷以奏功。大黄、生地并用，《千金》称为秘方，允哉！"

【案二】精神分裂症

李某某，男，24 岁，2006 年 4 月 7 日来诊。

半年前因婚姻不利，致使神经错乱，近日来病情加重，弃衣高歌，狂走骂人，烦躁不安，精神病医院谓之精神分裂症。

症见：胸中烦满，咳吐黄痰，双目充血，面带油垢，口唇暗红，衄血，大便四日未解，脉洪，舌苔黄。痰火郁结。治须利气宽胸，通便泻火，拟泻肺汤：

　　葶苈子　大黄　生地　竹叶　甘草各30g

　　上五味，以水2000ml，煮取400ml，先服200ml，若大便通，减量服。

　　4月10日复诊：家人代言，当日大便泻下数次，饭后即卧床。再做调方，服药数日，神自安，其病治愈。

　　按： 抑郁症，五志化火，火热伤津，津血燥化而生痰，痰火扰及心肺，狂躁失志，半属阳明，方中大黄、葶苈，通便下积热，破坚逐瘀，宽胸下气，配生地活血逐瘀，佐甘草咸甘除燥。

　　《辅行诀校注讲疏》云："泻肺汤以上焦肺心有热，而水津不济为主要特点，火热盛而气结，故应泻肺之体，津液阴水不济则应清滋肾水。故取小泻肺汤中之君臣药以泻痰火，加入小补肾汤以补肾水。"

泻肾汤病证文并方

泻肾汤

　　救误用汗法。其阳气素虚，阴气致而逆升，心中动悸不安，冒，汗出不止者方。

　　茯苓　甘草　桂枝　生姜　五味子各三两

　　上方五味，以水七升，煮取三升，温分再服。（按下当有□□□作六味云云，按轶药当是白术。）

　　【案一】误汗证

　　邻村刘某某，男，43岁，1976年6月9日邀诊。

　　患者发热，体温38℃～39.8℃，无汗战栗，肌注解热镇痛药、激素、抗生素，出现大汗淋漓，手足厥冷，面色苍白，神疲倦卧，大汗亡阳。马上住院补充液体，三天后症状缓解。

出院后心中悸动，头晕乏力不解，其人阳气素虚，误汗伤阴，给予救误泻肾汤补救治疗：

茯苓30g　甘草炒，30g　桂枝20g　五味子15g　生姜20g

上五味，以水 1500ml，煮取 500ml，分数次服，四天后病体恢复。

按：其人平素体质虚弱，大量激素、解热药致汗出亡阳，已成脱证。及时补充液体，矫正水电，阴平阳秘，使病平复。遗有病证，给救误泻肾汤，即小泻肾汤加小补肝汤去化味而成，茯苓、甘草甘淡，补虚脱安神明，桂枝、五味子、生姜调阴阳，五脏平安。

《辅行诀校注讲疏》云："阳气素虚之人，误用了汗法，因汗出过多而阳气更虚。汗为心液，过汗伤阳，故以损伤心阳为主。心阳受损则肾水寒之邪上逆冲心，致心中悸动不安……方中苓、桂同用，温阳利水而伐肾邪，桂枝、五味同用降敛冲气以止其上逆，姜、桂与甘草同用可复中上焦之阳。阳气复、冲气降、寒水去而诸证自愈。"

【案二】特发性水肿

冯某某，女，58 岁，2012 年 2 月 4 日来诊。

下肢水肿，已有数年，医院诊断为特发性水肿，经治不愈。曾用方有桂枝加龙骨牡蛎、甘麦大枣、归脾、补中益气、十全大补等汤，皆效不佳。

症见：双下肢重度水肿，按之没指，心中动悸，自汗出，乏力，心烦，健忘，舌苔薄白，脉浮虚而大。阳虚水泛。当利湿扶阳，气血双补。处救误泻肾汤：

茯苓　甘草　桂枝　生姜　五味子各 20g

上五味，以水 1500ml，煮取 400ml，分两次一日服完。

五日后复诊：出汗少，心悸止，冲气缓解。

经辨证调方，服药月余，水肿减轻。

按：《张大昌注辅行诀》云："本方之味是小泻肾汤原药，后三味是补肝汤之半。

"若以陶氏图表释者，乃酸甘除□法，却与《金匮要略》痰饮篇内误与小青龙汤之救法之桂苓味草汤同，其因亦同。盖肾心虚之人，浮火愈多，一经误汗，幸而未致亡阳暴脱，内之水浊必乘虚而逆上来冲心，动冒不安之态于是出焉。《金匮》曰冲气，此曰阴逆，名虽殊而理事同也。观《伤寒》欲作奔豚，心中悸都从苓、桂、草，启示汝意晓半矣。名以泻肾者，肾邪乃水气也。"

特发性水肿，应是经年积累所致的阴阳失调，如上师说"阴乘阳虚而上逆"，救误泻肾汤，甘酸除逆，调平阴阳病减。

【引证方】

《金匮要略译注》桂苓五味甘草汤：治青龙汤下已，多唾口燥，寸脉沉、尺脉微，手足厥逆，气从小腹上冲胸咽，手足痹，其面翕热如醉状，因复下流阴股，小便难，时复冒者，与茯苓桂枝五味子甘草汤，治其气冲。

桂枝四两，去皮　茯苓四两　甘草三两，炙　五味子半斤

右四味，以水八升，煮取三升，去滓。分温三服。

本方较救误用汗法泻肾汤，少生姜一味。

救诸劳损病方五首

陶弘景在五脏补泻汤后有救诸病误治泻方五首，随之又有救诸劳损病方五首。陶云："经方有救诸劳损病方五首，然综观其意趣，盖亦不外虚候诸方加增而已。录出以备修真之辅，拯人之危也。然其方意源妙，非俗浅所识。缘损候，脏气互乘，每挟滞实，药味寒热并行，补泻相参，先圣遗奥，出人意表。汉晋已还，诸名医辈，张机、卫汜、华佗、吴普、皇甫玄晏、支法师、葛稚川、范将军等，皆当代名贤，师式此《汤液经法》，愍救疾苦，造福含灵。其间增减，虽各擅新异，似乱旧经，而其旨趣，仍方圆之规矩也。"

五劳六极其病皆虚劳太过，损及全身，时日久旷则成为劳损。然其病多是体能消耗殆尽，恰若欲息之灯，徒补徒泻均不适宜。《辅行诀》诸劳损病方中，每方皆以谷、菜、果、畜养命保真，治病之真谛。五药祛邪，生克乘侮互参，祛邪扶正兼顾，补无峻补，泻无峻泻，无虚虚实实之弊。

虚劳补方，论其病机深奥，方之义理玄妙。

《中华大字典》谓：药"为治病之草的总名"。"药"不是食物，不可论补养，是以矫正偏差为目的论补泻。"是药三分毒"，"毒药攻邪"。"毒"是影响人体正常功能的外在物质，服毒药的目的，在于矫正阴阳、气血之偏倚以祛邪。凡医言补泻者，均是指不同药性在不同人体矫正偏倚过程中的功能而言。唯有五谷可言营养之养，补养之养。药"补"之补，与食"补"之补，是两个不同的概念。

据考证，陶氏的"五菜为充，五果为助，五谷为养，五畜为益"的具体内容，与《内经》等医籍记载者不尽相同。救诸劳损病方在诸传承抄本中出入较大，现以《辅行诀校注讲疏》本和《张大昌注辅行诀》本互校，将五方应用于临床经验，总结如下。

养生补肝汤病证文并方

养生补肝汤

治肝虚，筋极，腹中坚澼，大便闷塞方。

蜀椒汗，一升　桂心三两　韭菜切，一把　芍药三两　芒硝半斤　胡麻油一升（一本无芍药有桃奴十四枚）

上六味，以水五升，先煮椒、桂、韭叶、芍药四味，取得二升讫，去滓。内芒硝于内，待消已，即停火。将麻油倾入，乘热，急以桑枝三枚，各长尺许，不住手搅，令与前药相和合为度。共得三升，温分三服，一日尽之。

【案一】食管癌

刘某某，男，68岁，2006年6月2日来诊。

患者系食管癌术后一年半，体质未恢复，羸瘦如柴，面色憔悴，言语无力，不能进食，卧床面壁，不与人语，体质极为虚弱，病情危笃。

症见：舟状、板样腹直肌，心下痞，大便已22天未解，家人以为食量小而无便。下肢浮肿，筋挛不得伸，舌光剥无苔、干如瓦，四肢厥逆，脉细如丝，符合养生补肝汤证，肝虚筋极，拟养生补肝汤加味：

蜀椒 10g　桂枝 10g　芍药 20g　干姜 10g　葱叶切, 30g　桃仁打, 15g　胡麻仁 30g　芒硝 10g　鸡肝 20g

上九味，以水 1000ml，先煮椒、桂、姜、葱叶、桃仁、胡麻仁，煎取 400ml，去滓，内芒硝，待消化，温分三次服。

二副药后大便通，稍能进食，继服上方六副。

三诊：进食量渐增，病情有转机。

边服药，同时家人精心护理，数日后，病人奇迹般度过了危险期。

按：本患者，手术后元气没有得到恢复，体质日见衰弱，以致肉消、筋极、精夺，几近脱亡。便秘不下，津虚无水行舟，干呕不能进食，气上逆塞而不通，成虚实夹杂证。养生补肝汤蜀椒辛以补肝，胡麻为谷滋润脏腑，以通便，葱姜为充，桃仁为助，鸡肝为益，芒硝咸软，芍药酸收为佐，共滋补五脏，润六腑，濡筋脉，肝虚之病转危为安。

《辅行诀校注讲疏》云："肝藏血，血由水谷之精微与天阳之气结合而成，肝之病主要表现在血液代谢方面的症状。血液与水液同源异体，代谢之力微则血结为瘀，水聚为澼，病久则瘀血，水澼固结于内而为干血、坚澼，坚澼于内不能润泽，糟粕排降受阻，则大便闭结不通。肝病虚劳筋极，病情复杂，固然非'腹中坚澼，大便闭结不通'八字所能包容，但其主要病理机制已经明确。"

又云："以葱叶十四茎"代"韭叶一把切"，方符合"金木交互"取本脏"用味"之菜以"充之"的法则，故本方取葱叶。

【案二】老年性痴呆

张某某，女，74 岁，2011 年 11 月 5 日就诊。

家人代诉，本案系老年性痴呆，大便秘结，数日不通，下坠，少腹胀痛。

其人消瘦，羸弱至极，肢体佝偻，步履艰难，精神恍惚，意识不清，语无伦次。查腹触及硬结数块，舌苔薄白，脉细弱无力，病久肝虚筋极，拟养生补肝汤润肝软结：

蜀椒 10g　干姜 10g　葱叶切，20g　桃仁打，15g　白芍 30g
葶苈子 15g　胡麻仁 20g　芒硝烊，10g

上八味，以水 1000ml，煎取 400ml，温分三次服。

两服后下结屎数块，大便得通。

按：人老体弱，病旷日久，体能消耗严重。筋极《千金要方·卷十一·筋极第四》论曰："凡筋极者主肝也，肝应筋，筋与肝合，肝有病从筋生……"本案中，四肢不得伸屈，是肝不布津液濡润其筋；腹中燥屎结块，系津少无水行舟，气虚无力传输糟粕。养生补肝汤麻仁、桃仁补肝养筋润肠，芍药泻肝养筋，芒硝软坚通便，葶苈下气通便，姜葱辛以补肝软筋，服之便通，筋舒，病情好转。

调神补心汤病证文并方

调神补心汤

治心劳，脉极，心中烦，神识荒忽方。

旋覆花一升（一方作牡丹皮四两）　栗子打，去壳，十二枚　葱叶十二茎　豉半升（一作食茱萸）　栀子十四枚　人参三两（一方无）

上六味，以清酒四升，水六升，煮取三升，温分三服，日三。葱一本作苣。

【案一】老年性多功能衰竭

刘某某，女，83岁，2003年6月15日来诊。

老年性衰弱，体弱乏力，住院两月，病情不见好转，出现全身性浮肿。西医给予慢性胃炎、心衰、肺炎等诊断，治疗未果出院。

症见：喘息咳唾，干呕气噎，神志恍惚，恶寒背冷，心下痞满，食量微少，猪腰舌，无苔质淡，脉细数而结。心气不足，多脏器衰弱。投调神补心汤：

旋覆花30g　栗子打、去壳，30g　霍30g　豉炒，20g　栀子打，10g　人参切，10g　黄酒50ml

上七味，以水700ml，煮取300ml，兑黄酒再煎开锅，一剂分数次，一日服。

6月22日家人来诉：干呕气噎见轻，食量有增，病情好转。

遵原方加云苓30g，调治数日，病情好转渐愈。

按：人老体弱，家人意在住院疗养，结果病情加重，出现多功能衰竭，一发不可收拾。拟调神补心汤，人参与栗子、豉、霍养脏补心，覆花利气祛邪，栀子去烦热，加云苓利水强心，黄酒通经络诸药之先锋，邪去正复病情恢复。

【案二】肺心病

王某某，女，78岁，2001年11月2日来诊。

患者肺源性心脏病，气短、咳嗽伴喘息，动则加重，住市某医院治疗。查胸片示：肺气肿、气管炎。心电图示：Ⅱ Ⅲ aVF 导联肺型 P 波，右心房肥大，血压 100/70mmHg，心率 105 次/分，血尿常规正常。输液治疗 7 天效果不明显，寻中医治疗。

现症：心中烦悸，喘息，咳逆不得卧，动则加重，吐涎沫，下肢重度浮肿，按之没指，舌苔白，脉促沉细。心劳脉极，拟调神补心汤治之：

旋覆花_{布包，30g}　栗子_{打，15g}　豉_{15g}　栀子_{打，10g}　人参_{切，15g}　清酒_{50ml}　藿_{一把}　猪心_{30g}

上七味，以水 1000ml，煮猪心待熟，下诸药，取 500ml 加清酒 50ml，开锅即可，一日分三次服。

11 月 10 日复诊：小便利，食量增加，咳喘缓解。

经过一段调神补心汤治疗，证情缓解。

按：老年性肺心病，心肺功能不全，病久体衰。旋覆花复脉、利气、豁痰；豉为五谷之一，味咸入肾，与栀子除烦热，止气噎干呕；佐人参开胃，补气生津，输布营养；清酒五谷之精华，补五脏，养性命，《辅行诀校注讲疏》云：藿，即鹿藿，又名野绿豆，其叶即藿菜，《宜食》列为味咸之肾菜……可充实肾气；《别录》谓栗子"主益气，厚肠胃，补肾气，令人耐饥"；猪心肾之畜，以脏补脏，养心肺，调神补心汤治心劳脉极。

《千金要方·卷十三·脉极第四》云："脉极者主心也，心应脉，脉与心合，心有病从脉起。"此两案例均符合心劳脉极之证。脉属心，心者君主之官，心安五脏平和，血生肉长脉充，诸证平息。

建中补脾汤病证文并方

建中补脾汤

治脾虚，肉极，羸瘦如柴，腹中拘急，四肢无力方。

桂枝_{二两}　甘草_{炙，二两}　生姜_{切，三两}　芍药_{六两}　大枣_{十二枚}　黄饴_{一升}

上六味，以水七升，煮取三升，去滓。内饴，更火上，令消已，温服一升，一日尽之。

【案一】再生障碍性贫血

张某某，男，65岁，1991年6月26日邀诊。

因极度贫血，去上层医院检查，被诊断为再生障碍性贫血。白细胞计数 $4.0×10^9/L$，红细胞计数 $1.3×10^{12}$，血红蛋白浓度 50g/L，中性粒细胞计数 $1.3×10^9/L$，血小板计数 $40×10^9/L$，网织红细胞绝对值 $20×10^9/L$。骨髓象显示：多部位增生减低，粒系、红系及巨细胞均减少，淋巴细胞相对增多，浆细胞及嗜碱细胞增多。诊断为：再生障碍性贫血。

其人面色苍白如纸，神疲力竭，口舌生疮，全身浮肿，动则头晕心悸，无食欲，舌苔花剥，脉弱而数，气血虚极，拟建中补脾汤：

桂枝 30g　甘草炒，20g　白芍 60g　生姜切，20g　枣擘，去核，12枚　胶饴 100g

上六味，以水 1000ml，煮至 500ml，去滓加胶饴 100g，待胶饴化开，每次温服 125ml，做昼三夜一饮。

7月4日二诊：家人来诉，病情有所好转，食欲增加，遂于上方加人参（切），15g，当归 30g，继续服用，经数月调治，病情转危为安。复查血常规：白细胞计数 $4.1×10^9/L$，血红蛋白浓度 74g/L，血小板计数 $102×10^9/L$。

按：其人系退休干部，年过花甲，得再障后，初期没有症状，未实施治疗，最终酿成大患，先后去邢台、石家庄某院住院皆告之不治。后事备齐，其家人约诊时并未告诉我实情，当时看到病情之危重，甚感窘迫，熟思后处以建中补脾汤，给病人以安慰。出乎意料的是服药后病情好转，继续调治最后脱离险情。

本方加人参即《伤寒论》人参建中汤，健脾补中，脾健统血，土生万物，血当自生。加当归即《千金翼方》当归建中汤，温中补虚，补血缓急。两方相合，气血双补，气生血长。

【案二】子宫癌

宋某某，女，63岁，1996年7月3日邀诊。

此患者一年前因子宫癌于市某医院行子宫切除手术，近又见恶露淋漓，腹股沟淋巴结肿大，右下肢术后淋巴管回流受阻，重度水肿。最痛苦的是少腹疼痛下坠，痛时上树爬墙，哭泣，向人求助，吗啡、杜冷丁一天两盒勉强维持。

症见：面色苍白，干呕不能食，腹疼下坠，痛苦不堪。用麻醉药后只能睡十分钟，醒来又是哭闹，二便少，舌苔灰，舌质淡红，脉沉细虚弱，拟建中补脾汤：

甘草炒，20g　桂心30g　白芍60g　胶饴100g　生姜15g　枣擘，去核，12枚　牛脾100g

上七味，以水1500ml，先煮牛脾待熟，下甘草、桂心、白芍、生姜、大枣，煎至500ml，去渣加胶饴100ml，待饴融化，分数次一日服。

六日后家人来报，疼痛减轻，不再呕吐，能少量进食。上方加蜀椒15g，服药二十天后，疼痛大减。

按：《辅行诀校注讲疏》云："脾藏营，主肌肉，主四肢，其德缓，为后天之本。脾虚日久则为劳损，劳损至极表现在肌肉失营而消瘦，故名肉极。"

患者病情危笃，痛苦极大，虽然癌症难以治愈，减轻了病人痛苦。建中补脾汤，缓急止虚劳腹痛，加五畜之牛脾，补脾益精。脾虚则不能生血，故贫血。脾不输送营养，则肉极，羸瘦如柴，腹中拘挛，四肢乏力。在此汤中，生姜属菜，大枣属果，饴糖属谷，牛脾属畜。佐桂枝、白芍滋阴生阳，解痉止痛，气虚则加人参、黄芪，血虚则加当归，即黄芪建中汤、人参建中汤、当归建中汤之意，临床取得了好效果。

【引证方】

张仲景小建中汤，宋本《伤寒论》100 条云：伤寒，阳脉涩，阴脉弦，法当腹中急痛，先与小建中汤……

桂枝_{去皮，三两} 甘草_{炙，二两} 大枣_{擘，十二枚} 芍药_{六两}
生姜_{切，三两} 胶饴_{一升}

上六味，以水七升，煮取三升，去滓内饴，更上微火消解，温服一升，日三服。

宁气补肺汤病证文并方

宁气补肺汤

治肺虚，气极，烦热，汗出，口舌渴燥方。

麦门冬_{二升} 五味子_{一升} 芥子_{半升（一本无芥子有李子半升）}
竹叶_{三把} 旋覆花_{一两} 白酨_{五升（一本竹叶作䕺，当从）}

上六味，但以白酨浆共煮，取得三升，分温三服，日尽之。

【案一】肺癌

李某某，女，68 岁，2004 年 10 月 21 日来诊。

患者肺癌，化疗已数个疗程，出现重度贫血，血常规显示：白细胞计数 2.0×10^9/L，血红蛋白浓度 5.5g/L，血压 100/60mmHg，体质虚弱，本人自觉体力不支，遂放弃化疗，寻服中药。

目前症状：头发脱光，面色苍白，汗出，乏力，咳嗽吐

菜，大枣属果，饴糖属谷，牛脾属畜。佐桂枝、白芍滋阴生阳，解痉止痛，气虚则加人参、黄芪，血虚则加当归，即黄芪建中汤、人参建中汤、当归建中汤之意，临床取得了好效果。

【引证方】

张仲景小建中汤，宋本《伤寒论》100 条云：伤寒，阳脉涩，阴脉弦，法当腹中急痛，先与小建中汤……

桂枝 去皮，三两　甘草 炙，二两　大枣 擘，十二枚　芍药 六两
生姜 切，三两　胶饴 一升

上六味，以水七升，煮取三升，去滓内饴，更上微火消解，温服一升，日三服。

宁气补肺汤病证文并方

宁气补肺汤

治肺虚，气极，烦热，汗出，口舌渴燥方。

麦门冬 二升　五味子 一升　芥子 半升（一本无芥子有李子半升）
竹叶 三把　旋覆花 一两　白酨 五升（一本竹叶作䕺，当从）

上六味，但以白酨浆共煮，取得三升，分温三服，日尽之。

【案一】肺癌

李某某，女，68 岁，2004 年 10 月 21 日来诊。

患者肺癌，化疗已数个疗程，出现重度贫血，血常规显示：白细胞计数 2.0×10^9/L，血红蛋白浓度 5.5g/L，血压 100/60mmHg，体质虚弱，本人自觉体力不支，遂放弃化疗，寻服中药。

目前症状：头发脱光，面色苍白，汗出，乏力，咳嗽吐

痰，五心烦热，舌干口渴，干呕不能食，大便秘结，舌苔黑燥，舌质淡，脉沉细数。气血虚弱，痰涎壅盛。予以宁气补肺汤：

麦门冬 30g　五味子 10g　李子 20g　旋覆花 布包，20g　韭三把　白蔹浆 100ml

上六味，以水 600ml，煮取 300ml，入白蔹浆待开锅，一日分数次服。

10 月 26 日复诊：口渴减轻，痰吐亦少，上方加五味子为 20g，旋覆花 30g，继续服用。

11 月 8 日十二剂服完再次来诊，咳吐减少，黑苔变为白苔，呕吐止，精神好转，其症状完全改变。

按：此案系小细胞肺癌，病情发展快，痛苦大。无手术机会，只能化疗。因化疗反应特别大，使她放弃放化疗。初诊见其伤阴甚重，拟宁气补肺汤，李子助麦门冬、五味子滋肺助阴，白蔹浆增补五脏之精津，旋覆花下气利痰调肺，韭菜《辅行诀药性探真》云："而此辛味又为肺之化味，虚劳证化机衰微，故凝息补肺汤中用之以充实其气化，而用其补肝用而防患传肝（中略）。"服之取效，阴升邪去，阳复正安。

【案二】肺结核

刘某某，女，46 岁，1984 年 9 月 5 日诊。

结核病史数十年，久治不愈，形成空洞，咳吐血痰，病情加重。

症见：气短不得卧，消瘦凝肩，汗出，口干渴，烦躁不安，夜不得眠，舌光剥无苔，脉沉数，低热（体温 36.7℃～37.4℃）。气极。治当祛痰、滋阴补肺，处宁气补肺汤加味：

麦门冬 30g　五味子 10g　白蔹浆 300ml　李子 50g　旋覆花

20g　韭叶 20g　犬肺 100g　葱白四茎

上八味，以水 2000ml，煮犬肺待熟下余药，煎至 500ml，分三次一日服。

9 月 15 日复诊：吐痰、心烦见轻，夜已能眠。

遵上方加柏叶炭 30g，胶珠 10g，渐渐烧退病安。

按："气极"六极之一，气虚重证，《诸病源候论》云："气极，令人内虚，五脏不足，邪气多，正气少，不欲言。"

20 世纪 80 年代的农村医疗环境及生活条件很差，营养不足，治疗不当，病情日益加重。患者出现口舌干燥、烦热等阴虚生燥之症状。宁气补肺汤，滋阴补肺。白蔽浆属五谷，可以养精补气；李子五果之一，《本经疏证》云李子实"味苦，除痼热，调中"；韭乃五菜，活血补血；犬为五畜，以肺养肺；麦门冬、五味子、旋覆花，滋阴下痰止咳逆，葱白通阳去痹邪。共成宁气补肺汤，安正祛邪，病情得到缓解。

固元补肾汤病证文并方

固元补肾汤

治肾虚，精极，遗精，失溺，气乏无力，不可动转、唾血、咯血方。

地黄切　薯蓣切，各三两　薤白四两　甘草炙，三两　干姜二两　苦酒酢也，一升（一本无薯蓣、甘草、干姜，有附子炮，三枚，竹叶三两，苦杏仁去核，十枚）

上方以井泉水五升，合苦酒内诸药，煮取三升，每服一升，日尽之。

【案一】梦遗、滑精

曾某某，男，29 岁，1993 年 7 月 3 日来诊。

梦遗滑精六年，遍求医药治疗无效，曾于石家庄、邢台检查各项指标无异常，治疗无效果。

症见：羸瘦，乏力腿酸，头晕、头沉，双目昏花，健忘，昏昏欲睡，魂不守舍，晚上梦遗，白天尿浊，小便淋漓、涩痛。舌苔黑燥，双脉沉细而数。肾虚精极，处以固元补肾汤：

熟地 30g　薯蓣 30g　薤白 25g　甘草炙，20g　干姜 10g　杏仁 10g　羊肾切片，一对

上七味，以水 2000ml，煮羊肾熟，下诸药，煎至 300ml，兑苦酒 30ml，沸少顷，一日分数次服。

7 月 23 日再次来诊：患者已能入睡，滑泄减少，精神较前充沛，药已中的。

以固元补肾汤为基础方，加减出入，耐心调治，服药三月，其病治愈。

按：此患者精气消耗殆尽，肾虚精极。陶氏固元补肾汤，以地黄为君药，加以谷（苦酒）、菜（姜、薤）、果（杏仁）、畜（羊肾）养五脏，补不足；熟地开始用 30g，临床上逐渐增至 150g，重用其填精补髓；加羊肾以脏补脏，补精生髓，生肌长肉。

"肾为先天之本"，后天损伤后难以补给，有效药物甚少。固本补肾汤以谷、菜、果、畜养脏腑，治"精极"，气血全面进补，以补脏养精，改变了涩精补肾的一贯治疗方法，取得好效果。

【案二】前列腺炎

赫某某，男，76 岁，2004 年 10 月 21 日来诊。

市某医院住院检查，B 超示：前列腺肥大（尿潴留），双肾增大、积水。肾功能：肌酐 220μmol/L，尿素氮

18.6mmol/L，尿酸 6.52mmol/L，心电图：V_{1-5} T 波异常，S-T 段改变，血压 150～190/90～120mmHg，广泛前壁陈旧性心梗。遂转入北京 301 医院，被拒绝前列腺手术，治疗七天后，要求出院保守治疗。

症见：小便淋漓不尽，时有血尿、乏力、心悸、胸痛，咳喘，动则加重，无食欲，身体佝偻，消瘦不堪，面色灰黑不泽，神态疲惫，舌苔灰滑，脉沉弱紧数。肾虚精尽，遂给大固元补肾汤：

熟地 30g　薯蓣 30g　苦酒 50g　甘草 炙，20g　薤白 35g　干姜 20g　羊肾 一对

上七味，以水 1500ml，先煮羊肾，待熟后再入余药，煎至 500ml 时，去渣加苦酒 50ml 待沸，温分三次一日服。

调方数月，肾功恢复正常，肾 B 超已无积水，诸症状基本消失，至今健在。

按："精极"为六极之一，精乃人身养神之物，"极"最高限度，精不足已到了最高限度。

案例二前列腺肥大，导致肾积水，由于时间过长，双肾畸形，肾功能异常，最后并发心梗，病情危重。去北京 301 医院，因心脏病、前列腺不予手术，遂回家服中药。首先行导尿术，排毒减负，"急则治标"。后拟大固元补肾汤以补肾固元，加补肾之上品羊肾，血肉有情之物，以脏补脏。饮药月余，肌酐、尿素氮即降为正常，肾功能恢复。

《本经疏证》干地黄"味甘、苦，寒，无毒……逐血痹，填骨髓，长肌肉，作汤除寒热、积聚、除痹"。卢芷园曰："夫痹者，闭而不通也，随其血之不通而为病。"

地黄分生地、熟地。熟地者，用生地黄以黄酒同煮，缓其生地之凉，陡增温补肾精之功。地黄的真正功能在于以汁

补精填髓，活血除痹，其味甘微苦，可化咸入肾，长肌肉，已虚羸。

陶曰，经云："毒药攻邪，五菜为充，五果为助，五谷为养，五畜为益，尔大方为设。今所录者，皆小汤耳。"五畜乃血肉有情之物，虚弱至极者，加五畜，皆以大方取效。

【引论】

《辅行诀药性探真》载：各脏之病极者，"所用之畜，除脾用其畜牛之外，却非是病脏配属之畜。乃据万物生命之运动，以金木交互，水火既济，升降阴阳为契机，而肺金与肝木，肾水与心火交互使用，脾土为金木水火升降出入之中枢而仍用本脏之畜，增强病脏运动气化，达到振奋生机，使虚劳康复的目的"。又云："具体而言，即肝劳用鸡肝，心劳用猪心，脾劳用牛脾，肺劳用犬肺，肾劳用羊肾。"

外感天行病方

综观陶弘景治"外感天行之病，经方之治，有二旦、六神大小等汤。昔南阳张机，依此诸方，撰为《伤寒论》一部，疗治明悉，后学咸皆奉之。山林僻居，仓卒难防，外感之疾，日数传变，生死往往在三五日间，岂可疏忽！若能深明此数方者，则庶无蹈险之虞也。今特录而识之"。

旦者，《说文解字》云："从日见'一'上，'一'地也。"太阳初升之象。阳旦，在天、生阳，化阴生津，和谐阴阳；阴旦，在地属阴，扶阴泻火主收藏，使之阴平阳秘。

阴、阳旦汤、变理阴阳之综方，分大小两方，大方是在小方基础上加味而成。

阳旦汤

阳旦汤，其位在东北方，木之主。《辅行诀校注讲疏》云："一年之中，春夏两季属阳，秋冬两季属阴，由于四时与四方的配属关系，立春点在东北方向，由立春到立秋属阳，是阳方的起点。同时，立春之时，太阳出土于东北，故阳旦在时间应立春，在方向应东北，此时此位，为阴阳分界，阴尽阳出之时位，故称之为阳土剂。"

小阳旦汤，桂枝三两，味辛性温，温阳散风。桂枝配芍药辛酸化甘，燮理阴阳；白芍配甘草酸甘除挛，缓急止痛；

生姜、大枣一菜一果辅助桂枝、炙甘草健脾升阳，协芍药、炙甘草扶阴健脾，生精津，共成和解营卫、调节阴阳、安补脏腑、平冲降逆、通经活络诸阳方之宗。桂枝汤之组方，药物之精，配伍之深邃，方治之博大，难以尽述。如今注解伤寒者，已有数千家，仍难以尽言其意。

小阳旦汤病证文并方

小阳旦汤

治天行病发热，汗自出而恶风，鼻鸣干呕脉弱者。

桂枝三两　芍药三两　生姜切，三两　甘草炙，二两　大枣十二枚

上方以水七升，煮取三升，温服一升。服已，随啜热粥一器，以助药力。稍稍令汗，不可令汗流漓，则病除也。若不汗出，可随服之，取瘥止。若加饴一升，为正阳旦汤，治虚劳良。

【案一】流行性感冒

刘某某，女，36岁，2006年10月12日初诊。

产后流感，发热（体温38.9℃），头痛，鼻流清涕，住院输液治疗6天（用药不详），用药后大汗出热退，第二天又寒热复作，病情反复。

刻诊：体温39℃。血常规：白细胞计数16×10^9/L，血红蛋白浓度107g/L，余项正常，血压100/65mmHg。乏力，嗜睡，干呕不欲食，头痛，身痛，发热汗出。舌苔白，脉浮数，处以小阳旦汤：

桂枝30g　白芍30g　甘草炒，20g　生姜20g　大枣擘，12枚

上五味，以水1400ml，煎煮至600ml，每温服200ml，

分三次服，并嘱其每次饭前服药，且覆被休息。

即日烧退汗止，嘱其近日要注意休息，避免劳累，以防复发，两副药病愈。

按：产后气血本虚，适感发热，解热镇痛，汗之俞虚，汗出而寒热不解，病邪未尽。小阳旦生津固卫，驱邪外出，服之安康。

《辅行诀校注讲疏》云："方中以桂枝温升助阳为君，生姜辛散和营助其宣通为佐臣，君臣共勉，郁阳得以宣伸，则郁热可自毛窍而出；芍药酸敛阴液为之监臣，阴液不得外泄而自汗可止；大枣味甘多汁，可助芍药增液养营以备汗源，与姜桂同用则可缓姜桂之辛烈，故为之佐药；甘草可调和诸药，和胃调中为方中之使药。姜桂两辛可助脾土之用，甘草、大枣两甘可助脾土之体，体用调和则脾土所藏之营气亦和，而鼻鸣、干呕等证自愈。"

【案二】产后发热

李某某，女 27 岁，2008 年 8 月 24 日初诊。

顺产 36 天，汗出，发热（体温 38.4℃），妇科检查无异常，血常规：白细胞计数 14.1×10^9/L，余项正常。

症见：满月脸，大汗淋漓，蒸蒸热出，口干，舌苔薄白，质淡，二便正常，脉浮大而数。过汗伤阳，营卫虚弱，小阳旦汤证。处方：

桂枝 30g　白芍 30g　甘草炒，20g　生姜 20g　大枣擘，12 枚

上五味，以水 1200ml，煮至 600ml，每服 200ml，饭前服，一日三服。

8 月 26 日，家人来报，服药一剂，热退汗止，继服两剂，一切恢复正常。

按：农村旧接生法，"捂月子"使之大汗淋漓，至营卫

虚弱，遂漏汗不止。桂枝汤营卫双补，服之立愈。

《辅行诀校注讲疏》云："《伤寒论》以此方治中风，而遍见三阴三阳各篇，所宗乃风无定位，遍行六经之义，此以阳土剂而论，乃宗土居中央以灌四旁之义。……"

【引证方】

《伤寒论》桂枝汤条：太阳中风，阳浮而阴弱。阳浮者，热自发；阴弱者，汗自出；啬啬恶寒，淅淅恶风，翕翕发热，鼻鸣干呕者，桂枝汤主之。

桂枝去皮，三两　芍药三两　甘草炙，二两　生姜切，三两　大枣擘，十二枚

上五味，㕮咀三味，以水七升，微火煮取三升，去滓，适寒温，服一升。服已须臾，啜热稀粥一升余，以助药力。温覆令一时许，遍身漐漐微似有汗者益佳，不可令如水流漓，病必不除。若一服汗出病瘥，停后服，不必尽剂；若不汗，更服依前法；又不汗，后服小促其间，半日许令三服尽。若病重者，一日一夜服，周时观之。服一剂尽，病证犹在者，更作服。若汗不出，乃服至二三剂。禁生冷、粘滑、肉面、五辛、酒酪、臭恶等物。

大阳旦汤病证文并方

大阳旦汤

治凡病自汗出不止，气息惙惙，身劳无力，每恶风凉，腹中拘急，不欲饮食，皆宜此方。若脉虚者，更为切症（后八字疑系注）。

黄芪五两　人参　桂枝　生姜　甘草炙，各三两　芍药六两　大枣十二枚　饴一升

上七味，以水一斗，煮取四升，去滓。内饴，更上火，令烊化已。每服一升，日三夜一服。

【案一】腹痛案

高某某，女，11 岁，学生，2004 年 7 月 3 日初诊。

患者自 8 岁始，经常有脐周痛，日数次发作，近三年来经常往返医院，经检查未见异常，治疗不愈。患者痛苦十分，且因此辍学，影响正常生活。

症见：痛苦面容，精神萎靡，无言语，舌苔白，腹软，无按压痛反跳痛，脉浮虚。拟大阳旦去黄芪人参汤：

桂枝 30g　　白芍 60g　　甘草炒, 20g　　生姜 15g　　大枣擘, 12 枚

上五味，以水 1000ml，煎取 500ml，内饴糖 100ml，煎至 300ml，温分三次一日服。

7 月 9 日二诊：疼痛有所缓解，但仍不欲食，脉浮弱，效上方加人参。

六副药其病痊愈，随访至今未再复发。

按：患者经常出现的脐周痉挛性疼痛，查无病因，治之不愈，因此而辍学，不但影响学习，而且其精神备受打击，鲜有言语，郁郁不乐，小儿每天沉浸在痛苦当中，其家人也甚感无奈。大阳旦汤，桂枝、芍药酸辛甘化，佐以五谷之精，饴糖、甘草、大枣，健脾补虚，缓急止痛；人参开胃下气，三焦通泰，一方病愈。

【案二】阑尾炎术后肠粘连

张某某，男，26 岁，农民，2011 年 10 月 20 日邀诊。

2011 年 8 月行阑尾切除术，术后出现肠粘连，腹痛不能进食，遂行二次手术，术后其病情不但未减轻反而更加严重，呕吐，腹痛，不能食，体质日益消瘦。给予静脉输注白蛋白、18AA 氨基酸等营养液，支持治疗，不见寸效。

患者卧床数月，身体羸瘦如柴，语声纤细，头晕不能坐起，干呕，腹痛，不能食，汗出，低热（体温 37.5℃），八日未有大解，舌苔黑燥，脉细如丝，双目内陷，涩滞难以转动。病人以祈求的目光要求治疗。精极肉脱之危兆，投大阳旦汤：

黄芪 60g　人参切，15g　桂枝 30g　白芍 60g　甘草炒，30g
生姜 20g　大枣擘，10 枚　饴糖 100g

上八味，以水 2000ml，煎取 300ml，去滓，内饴 100g 再煎令其烊化，温分数次频服。

10 月 26 日复诊：六副药服完，能进少量食物。腹痛减轻，在大阳旦汤的基础上，据证加减，调治数月其病痊愈，随访现在外地打工。

按：患者第一次术后肠粘连，致使腹痛，低热，大便不通，食之不下，又二次手术病情非但不轻，反更加严重，汤水不入，身体日渐衰弱，虽给予蛋白、氨基酸等营养药物亦不能改变其衰惫。其父系村医，邀上层教授专家会诊，皆感棘手，认为已没有再次手术可能，遂推托中医治疗。邀余会诊，见病情如此危笃，也不敢处方，其家父与我至交，言病已至此，放胆治疗则是。拟大阳旦汤缓图零饮，服之见轻，便循证出入，沉疴治愈，真可谓死而后生。

《辅行诀校注讲疏》云："本方与前治虚劳肉极之建中补脾汤，多黄芪五两，人参三两，而饴糖则少用一升，大枣少用三枚。本方与《金贵要略》黄芪建中汤多用黄芪三两半，并加用人参。《金匮要略》亦用于虚劳气虚证，与此主治略同，因此条所治已标明'凡病'二字，故包括内伤虚证；是内外兼治者……"

阴旦汤

阴旦位在西南，属阴向下，黄芩主。《神农本经》记载：黄芩，"味苦性平，主诸热黄疸，肠澼泄利，逐水，下血闭……"《别录》云：黄芩"大寒，无毒。主治痰热，胃中热，小腹绞痛，消谷，利小肠，女子血闭、淋露、下血……"

阳旦汤与阴旦汤乃阴阳两类方。阳旦者，升阳，桂枝为主，阴旦者，扶阴，黄芩为主，芍药、甘草、生姜、大枣滋生营养，顾护卫气。二旦虽其主治不同，但祛邪扶正的法则相同。升阳、扶阴，都是复正气，正复则邪祛，体现了陶氏天人合一养生观。

《张大昌注辅行诀》云："小阳旦汤即《伤寒论》之桂枝汤也。读《外台》卷二伤寒中风方九首，条内引《古今录验》阳旦汤即桂枝汤，其内黄芩系误入者，其后文曰：虚劳里急者正阳旦汤主之，云内胶饴半升。此盖指建中而言，二汤权制虽异，药性无殊，桂枝饮粥，建中服饴。饴，黍之精也。旧本仍一途也。小阴旦即《伤寒论》之黄芩汤，桂枝为阳主，黄芩为阴宗，它药尽同，桂啜粥，阴旦啜戬浆，旨意亦通也。"

小阴旦汤病证文并方

小阴旦汤

治天行病身热，汗出，头目痛，腹中痛，干呕下利者。

黄芩三两　芍药三两　生姜切，二两　甘草炙，二两　大枣

十二枚

上方以水七升，煮取三升，温服一升，日三服。服汤已，如人行三四里时，令病者啜白酨浆一器，以助药力，身热呕利自止也。

【案一】痢疾

陶某某，男，48岁，1989年9月15日首诊。

患者因腹痛下坠，下白痢十余日，在家静脉输注抗生素（用药不详）七天不效，欲服中药。

症见：发热（体温37.4℃），头痛，干呕，不欲食，腹痛下坠，便脓血。舌苔黄，舌质红，脉洪数。湿热积滞，投小阴旦汤：

黄芩 15g　白芍 15g　甘草 10g　生姜 10g　大枣擘, 10枚

上五味，以水1400ml，煎取600ml，温分三次服，药后服白酨浆50ml，一副轻二副愈。

按：伤寒下痢，乃湿热积滞于肠。黄芩去热，白芍活血止痛，甘草、生姜、大枣缓补肠胃损伤之气；白酨浆味酸，助白芍活血、治下痢。本方清除热邪，消尽积滞，姜、枣、甘草善后补不足，修复损伤之气。一方多治，虚实兼治。

【案二】痢疾

张某某，男，44岁，1984年9月15日首诊。

因便脓血，发热（体温39℃）恶寒，住院输液治疗，静脉给头孢曲松2.0g，日二次静滴，病毒唑注射液0.6g、甲硝唑液250ml，日一次静滴，治疗三天热退痢止，仍腹痛重坠，改服中药。

症见：口苦，咽干，干呕，不欲食，头痛，腹痛下坠，舌苔黄，脉滑数。病邪未尽，处以阴旦汤：

黄芩 20g　甘草炒, 20g　白芍 15g　生姜 20g　大枣 6枚

上五味，以水 2000ml，煮取 600ml，煎取 400ml，温服 150ml，饭前服，药后少时许服白截浆 100ml，日三次。

两副疼痛消失，病愈。

按：肠炎、痢疾，抗炎治疗病减。腹痛不已，因邪澼未去。阴旦汤，芍药、甘草酸甘除挛，活血祛瘀，缓急止痛；黄芩、芍药清热祛澼。积滞去，腹痛自愈。

【引证方】

《伤寒论》第 172 条云：太阳与少阳合病，自下利者，与黄芩汤；若呕者，黄芩加半夏生姜汤主之。

黄芩汤方

黄芩三两　芍药二两　甘草炙，二两　大枣擘，十二枚

上四味，以水一斗，煮取三升，去滓，温服一升，日再夜一服。

较阴旦汤少一味生姜。

大阴旦汤病证文并方

大阴旦汤

治凡病头目眩运，咽中干，每喜干呕，食不下，心中烦满，胸胁支痛，往来寒热者方。

柴胡八两　人参　黄芩　生姜各三两　甘草炙，三两　芍药四两　大枣十二枚　半夏洗，一升

上八味，以水一斗二升，煮取六升，去滓。重上火，缓缓煮之，取得三升，温服一升，日三服。

【案一】流行性感冒

钟某某，男，50 岁，农民，2011 年 11 月 28 日来诊。

既往体格健壮，感冒从不治疗，本次感冒在家肌注、输液（用药不详）九天，治疗不愈。

症见：发热恶寒，心下痞满，口苦，干呕，不欲食，心烦懊憹，头晕目眩，鼻息不利，咳嗽吐痰。查体温 37.3℃，血压 160/90mmHg，心率 96 次/分。舌苔白，脉紧数，病在少阳，投大阴旦汤：

柴胡 60g　人参　黄芩　生姜各 15g　甘草炙，15g　芍药 20g
大枣擘，12 枚　半夏 20g

上八味，以水 6000ml，煮取 800ml，去滓重上火，煮取 400ml，温服 100ml，日三次。

二诊：一剂热退呕止，能进饮食，身感轻松，病好大半。三剂服完病愈。

按：大阴旦汤，柯韵伯云："少阳机枢之剂，和解表里之总方。"大阴旦汤即仲景柴胡剂，历代诸家对本方阐述者甚多，可谓理尽词穷，治案亦不胜枚举，皆誉少阳之宗方。

《辅行诀校注讲疏》云："本方在小阴旦汤方中加入柴胡苦平升阴者以代黄芩之君位，黄芩因禅让君位而屈降为佐臣，加入人参养阴补脾为之佐臣，芍药酸收破营结而为佐监臣之职，余药甘草、半夏、大枣和降胃气均为方中之佐使。"

【案二】月经综合征

刘某某，女，24 岁，已婚，2011 年 3 月 22 日初诊。

两月前因夫妻口角，月经闭而不下来诊。

症见：口苦，咽干，胸胁撑胀，气噎食不下，心烦懊憹，月经两月未至，日晡发热，体温 37.2℃。其病在少阳，治当和解舒理，处大阴旦汤：

柴胡 60g　人参切，15g　黄芩 15g　生姜 15g　甘草炙，15g

白芍 20g　　大枣擘, 12枚　　半夏 20g

上八味，以水 2000ml，煮取 1200ml，去滓，重煎取 600ml，温服 200ml，日三服。

3 月 28 日复诊：服两副后低热即退，六副药未尽剂月经以时下，诸症缓解，病愈。

按：《张大昌注辅行诀》云：柴胡"味苦平气芳。主伤寒邪在少阳经，寒热往来，胁下支满而痛"。柴胡、黄芩、芍药泻郁热和解少阳，人参、半夏下结气，治心下痞满，生姜、大枣、甘草缓补善后扶正气，方中白芍味酸与黄芩苦味同用，寓有陶氏酸苦除烦止呕之功能。大阴旦汤和解营卫，疏肝理气，气通血活，月经即下。

青龙汤

《辅行诀校注讲疏》云："青龙为二十八宿星中角、亢、氐、房、心、尾、箕七宿，以诸宿合看，其形象像龙而取名龙。古人观天象于春分昏时，其时此七宿初见于东方，东方属木，为春，春天草木皆青，故青为春木之象征，而于'龙'字前冠以'青'字而名之曰青龙。"

《淮南子》云："东方木也，其帝太皞，其佐句芒，执规而治春，其神为岁星，其兽苍龙，其音角，其日甲乙。"

小青龙汤病证文并方

小青龙汤

治天行病发热，恶寒，汗不出而喘，身疼痛，脉紧者方。

麻黄三两　杏仁熬，打，半升　桂枝二两　甘草炙，两半

上方四味，以水七升，煮麻黄，减二升，掠去上沫，次内诸药，煮取三升，去滓，温服八合。必令汗出彻身，不然恐邪滞不尽散也。

【案一】外感风寒

刘某某，女，58岁，2003年9月4日就诊。

因外感风寒（体温37℃～39℃），无汗，头痛，身痛，咳吐痰涎，舌苔薄白，脉浮紧。天行病发热，寒邪束表，治当发表散寒，投小青龙汤：

麻黄20g　杏仁炒，打，15g　桂枝15g　甘草15g

上四味，以水1000ml，先煮麻黄，去上沫，次内诸药，煮取500ml，一剂分三次服，微微汗出为度。

9月6日复诊：一剂汗出病愈。

按：此案为太阳伤寒证。无汗、头痛、身痛，脉紧，小青龙汤二副微微发汗，邪随汗出，病愈。

《张大昌注辅行诀》云："此书之小青龙即《伤寒论》麻黄汤，此无他征。如《伤寒论》之白虎汤名义相对，观之充然。继观两大汤，药品数对同，则抑再似者，大小之变，通于始，必不异于终也。"

【案二】流行性感冒

王某某，男，36岁，1982年12月3日首诊。

骑车外出做买卖，中途发高烧（体温39.7℃）半路就医，服药热退则回家，一路上饥渴劳顿，即日复发。

症见：恶寒无汗，寒战，欲得厚被，头痛身痛，咳嗽气喘。舌尖红，脉紧数。证系外感风寒，寒邪束表，治当发汗解表，给予小青龙汤：

麻黄 30g　杏仁炒，打，20g　桂枝 20g　甘草炒，打，10g

上四味，以水 2000ml，先煎麻黄去沫，再下诸药，煎至 500ml，初服 200ml，待微微汗出，减后服，一剂热退，咳喘减轻，两剂病愈。

按：此案为天行病（流感）。患者经常骑自行车外出做小买卖，早出晚归，风里来雨里去。病初只感觉口干口渴，身上不舒，没有在意而继续外出，路途中开始高热，就地以病毒感冒治疗烧退热解。回家后高热复作，寒战，气喘，头痛身痛，高热，其脉紧数。邪在太阳，闭而未出，遂予麻黄汤一副，汗出邪散，寒战止咳嗽愈。

青龙者麻黄主，《名医别录》言"麻黄微温，无毒，主治五脏邪气缓急，风胁痛……通腠理，疏伤寒头痛解肌，泄邪恶气"；桂枝为臣，性温，助麻黄温卫散寒；佐杏仁心之果，苦泻火以防克金，抑咳逆上气；甘草为使，生津液，缓麻黄之辛烈。小青龙汤为发汗首方，主治太阳中风、伤寒，外邪束表，卫气闭塞，不能发越表实证者。

【引证方】

《伤寒论》第 35 条：太阳病，头痛发热，身痛腰痛，骨节疼痛，恶风无汗而喘者，麻黄汤主之。

麻黄三两，去节　桂枝二两，去皮　甘草一两，炙　杏仁七十个，去皮尖

上四味，以水九升，先煮麻黄，减二升，去上沫，内诸药，煮取二升半，去滓，温服八合。覆取微似汗，不须啜粥。余如桂枝法将息。

大青龙汤病证文并方

大青龙汤

治天行病，表不解，心下有水气，干呕，发热而喘咳不已者。

麻黄_{去节} 细辛 芍药 甘草_炙 桂枝_{各三两} 五味子_{洗，半升} 干姜_{三两} 半夏_{半升}

上方八味，以水一斗，先煮麻黄，减二升，掠去沫。内诸药，煮取三升，去滓，温服一升。一方无细辛，作七味，当从。

【案一】结核性胸膜炎

李某某，男，28岁，2005年6月21日来诊。

发热不退（体温37.1℃～39.5℃）。住院检查血常规示：白细胞计数17.56×10^9/L，中性粒细胞比91.01％，红细胞计数3.87×10^{12}/L，血红蛋白浓度83.00g/L，血小板计数310×10^9/L，C-反应蛋白210.00mg/L，结核杆菌阳性；肺部CT平扫示：右侧大量胸腔积液部分包裹，伴右下肺部分肺不张。诊为结核性胸膜炎，胸腔积液。现已住院治疗月余不愈，结合服中药治疗。

症见：咳吐痰涎，喘满不得卧，右胁痛，口干口苦，食不下，其人消瘦，皮肤甲错，精神恍惚，舌苔白，脉紧数。饮邪过盛，结滞成积。治当温阳解表利饮，处大青龙加石膏汤：

麻黄_{15g} 桂心_{15g} 白芍_{15g} 细辛_{15g} 五味子_{10g} 干姜_{20g} 半夏_{15g} 甘草_{炒，15g} 石膏_{30g}

上八味，以水 2000ml，先煮麻黄，去上沫，次内诸药，煎至 500ml，每服 100ml，一日数次服。

6 月 28 日二诊：体温退至 37℃，症状缓解，面色开始滋润，遂嘱原方照饮，结合小蓣收丸（出《处方正范》五帝方），服药月余，病愈。

按：渗出性胸膜炎，饮在胸间，陶氏大青龙汤温肺化饮，麻黄、桂枝发汗宣肺消水邪，干姜、细辛、半夏温中散寒利饮，甘草、大枣醒脾，芍药平肝和营，五味子止咳降逆气，佐石膏以泻热，饮去热消，病愈。

青龙者，位在东方，东方属木，阴气将尽阳气初升之时，四时应春，万物萌动，宣散在外之风寒。行内结滞之饮邪。

【案二】肺气肿

殷某某，男，72 岁，2012 年 10 月 8 日初诊。

患者因咳喘而多次住院治疗，被诊断为气管炎、肺气肿、肺心功能不全等病。每年冬天加重，大部分时间在医院度过。今又出现咳喘，未去住院，而试服中药。

症见：体形消瘦，颜面及双下肢浮肿，喘息，动则加重，张口抬肩，咳吐泡沫样痰涎，脉浮虚而数，舌苔黑腻，舌质绛红，口唇紫绀。饮邪过盛，阳气不足，气血瘀滞，用大青龙汤化饮扶正：

麻黄　细辛　芍药　甘草　桂枝各20g　五味子10g　干姜20g　半夏20g

上八味，以水 2000ml，先煮麻黄减 400ml，去上沫，内诸药，煮取 600ml，温服 150ml，日 4 次服

11 月 15 日二诊：痰涎减少，气短有所缓解，自感病情见轻。遵上方加杏仁 15g，继续煎服。

按：此案例，患者共服大青龙汤二十四剂，病情得到了控制，纠正了多脏器功能衰竭。病情轻时西药维持，发作时加服大青龙汤，一冬天没有再入住医院。

大青龙汤温肺散寒，强心化饮，回阳固表，调和营卫。《辅行诀校注讲疏》云："本条大青龙汤证又为平素中阳虚弱之人，水饮不化而结于心下，外感之寒邪在表而未除，其内积之痰饮亦动而应之，寒邪与痰饮同气相合，则气机壅阻，胃气上逆则干呕，肺气上逆则喘咳，寒束阳气而不伸则郁而发热……"

麻黄、桂枝、细辛外散寒邪，内利水湿消饮；干姜、半夏、甘草温中补脾以助其势，下气止呕祛咳逆；白芍、五味酸收益阴，制辛辣过散之弊。本案例寒邪束表，饮邪滞留，大青龙汤温阳利饮抗衰竭一举取效。

【引证方】

宋本《伤寒论》小青龙汤条谓：伤寒表不解，心下有水气，干呕，发热而咳，或渴，或利，或噎，或小便不利、少腹满，或喘者，小青龙汤主之。

麻黄去节　芍药　细辛　干姜　甘草炙　桂枝去皮，各三两五味子半升　半夏洗，半升

上八味，以水一斗，先煮麻黄，减二升，去上沫，内诸药，取三升，去滓，温服一升。若渴，去半夏，加瓜蒌根三两；若微利者，去麻黄，加荛花，如一鸡子，熬令赤色；若噎者，去麻黄加附子一枚炮，若小便不利，少腹满者，去麻黄，加茯苓四两；若喘，去麻黄，加杏仁半升，去皮尖……

白虎汤

《辅行诀校注讲疏》云:"白虎位二十八宿星中奎、娄、胃、昴、毕、觜、参七宿,以此七宿合看其形象像虎而得名;春分之日黄昏,此七宿位于正西,而西方在季节应于秋,其色曰白,故名曰白虎。"

《张大昌注辅行诀》陶云:"白虎者,收重之方,以石膏为主。"

石膏,《名医别录》云:"味甘,大寒,无毒,主除时气,头痛,身热,三焦大热,皮肤热,肠胃中鬲热,解肌,发汗,止消渴,烦逆,腹胀,暴气喘息,咽热。"石膏与知母相伍,清滋祛热,益津止渴。金在西方主秋,主燥。石膏,甘寒清大热,臣以知母,补不足除热中,佐粳米、甘草,益津生液以养补正气,共成白虎汤,主治燥热。

小白虎汤病证文并方

小白虎汤
治天行热病,大汗出不止,口舌干燥,饮水数升不已,脉洪大者方。

石膏_{如鸡子大,打,绵裹}　知母_{六两}　甘草_{炙,二两}　粳米_{六合}

上四味,先以水一斗,煮粳米,熟讫去米。内诸药,煮取六升,温服二升,日三服。

【案一】 温病

唐某某，男，42 岁，2001 年 10 月 20 日邀诊。

因发高热（体温 39.8℃），住院治疗七天，查血常规示：白细胞计数 $14.7 \times 10^9/L$，淋巴细胞比 70%，嗜酸性粒细胞 1.2%。给予赖氨匹林 0.9g 肌肉注射，病毒唑注射液 0.6、喜炎平注射液 4ml、维生素 C 等静点治疗，高热不退。

面色赤暗油垢，口唇干裂，眼眵，咽中痛，口渴欲饮，咳嗽，小便黄涩痛，大便秘结，身热汗出，腹满胀气，舌苔黄腻而燥，脉洪大，昏昏欲睡。内火燔盛，热烁津液，予小白虎汤：

石膏 100g　知母 30g　甘草炒，15g　粳米 60g，布包

上四味，以水 1500ml，煮至 500ml，去滓分两次服。

10 月 22 日再诊：一剂饮后，体温退至 37.3℃，口渴见轻，随症加减，未出三日病愈。

按： 李梴在《伤寒要旨药方》序中说："伤寒病有定证，治有定法，如应声，毫发无错……"其人平时身体强壮，一些小病不治自愈。今因病瘟，高热不退，热邪蕴结，内火燔灼。形成大热、大渴、大汗、脉洪大之白虎证。治白虎病不仅是抗病毒，关键是病毒入里形成的机体障碍（炎症）。

《张大昌注辅行诀·药释》云："石膏：味甘涩，除营卫中大热，解燥毒，止消渴及中风痿痹，收耗汗。"知母："味苦寒。止渴热，生津液，保肺气。"石膏、知母除有退热功能外，协甘草、粳米保脏补营卫，修复机体功能，所以壮热治愈。

【引证方】

《伤寒论》176 条：伤寒，脉浮滑，此表有热，里有寒，白虎汤主之。

《伤寒论》219 条：三阳合病，腹满身重，难以转侧，口不仁而面垢，谵语遗尿。发汗则谵语，下之则额上生汗，手足逆冷。若自汗出者，白虎汤主之。

知母六两　石膏一斤，碎　甘草二两，炙　粳米六合

上四味，以水一斗，煮米熟，汤成，去滓，温服一升，日三服。

大白虎汤病证文并方

大白虎汤

治天行热病，心中烦热，时自汗出，口舌干燥，渴欲饮水，时呷嗽不已，久久不解者方。

石膏如鸡子大一枚，打　麦门冬半升　甘草炙，二两　粳米六合　半夏半升　生姜二两，切　竹叶三大握

上方七味，以水一斗二升，先煮粳米，米熟讫去米。内诸药，煮至六升，去滓，温服二升，日三服。

【案一】心肌炎

刘某某，女，27 岁，2006 年 4 月 21 日来诊。

因流感发热不退，体温 37℃ ～ 38℃，血压 120/70mmHg，心率 104 次/分，心电图示：ST 段压低，T 波低平，血常规：白细胞计数 11.3×10⁹/L，余项正常，尿常规正常，查心肌酶谱：乳酸脱氢酶 302U/L，磷酸肌酸激酶 240U/L，磷酸肌酸激酶同工酶 421U/L，谷草转氨酶 74U/L，血沉 32ml/h，B 超：心包积液，诊断为心肌炎，住院治疗。

症见：胸闷，心悸，气短，心中烦热，懊恼不已，时自

汗出，口舌干燥，渴而欲饮，干呕不欲食，舌苔白，脉沉数。热邪入里，投大白虎汤：

石膏打, 50g　麦门冬 20g　甘草炒, 20g　粳米 50g　半夏 20g
生姜 20g　竹叶 20g

上七味，以水 2000ml，煮米熟，去滓，取 1500ml 下诸药，煮取 500ml，分二次服。

4 月 26 日复诊：心烦口渴缓解，体温 36.4℃，热势已去，据证改为栀子豉汤，不几副病愈。

按：本例病毒性心肌炎，系天行热病所致，大白虎汤即小白虎汤去知母之苦寒，加麦门冬生津益阴；竹叶清降心火，味苦补肾，助肾水以制阳光；生姜同半夏降逆止呕，启脾增食，与石膏共成大白虎汤，以清除心中之结热，邪去正安。

【案二】中暑

郝某某，男 57 岁，2009 年 8 月 13 日来诊。

烈日下作业，晕倒在地，急急来院就诊。查血常规示：白细胞计数 12×10^9/L，血小板计数 400×10^9/L，电解质：钠 120mmol/L，钾 6.0mmol/L，氯 100mmol/L，钙 2.88mmol/L，肾功能：尿素氮 7.0mmol/L，血肌酐 140μmol/L，血压 112/60mmHg，心电图：大致正常，空腹血糖：4.7mmol/L，二便正常。

症见：口渴欲饮，烦热躁动，小便涩痛，欲眠睡，头沉，面色赤暗，舌苔黄燥，舌质口唇暗红，脉滑数。热入阳明，投大白虎汤：

石膏 50g　麦门冬 20g　甘草 20g　粳米 50g　半夏 20g　生姜 20g　竹叶 20g　葛花 20g

上八味，以水 2000ml，先煮粳米减 300ml，去滓下诸药，煮取 500ml，分二次服。

6月17日复诊：三副药服完，自感病轻，不再饮水，嘱多饮大米汤，调节数天，病愈。

按：本村民，每日农活繁重，汤水不匀，并有嗜酒癖，素有热邪蕴结，加上暑热烧灼津液，故口渴。大白虎清热于里，加葛花解醒，三剂药病去六七，遂改为大米汤滋养阴液，病愈。

《辅行诀校注讲疏》云："在《伤寒论》中，此方名之曰竹叶石膏汤，该方以人参代本方中之生姜，又增加麦门冬之用量，其主治为伤寒解后，虚羸少气、气逆欲吐者，服此大白虎汤后外感余热已清，仍有烦热口干等津液未复证，用之最宜，可为大白虎汤之善后剂。"

朱鸟汤

《辅行诀校注讲疏》中云："朱鸟为二十八宿星中井、鬼、柳、张、星、翼、轸七宿，此七宿组合成形，颇似鸟，春分日黄昏，此七宿位于正南方向，南方属火，火色赤，故名曰朱鸟。"

《尚书全译》洪范篇："火曰炎上…炎上作苦。"

《辅行诀》朱鸟汤，合星宿之义，治天行热病，热邪在里下痢下血。其中芩、连苦寒泻火归于下元，鸡子黄、阿胶与白芍，滋育真阴上承以济心气之不足，即所谓既济水火之方。

小朱鸟汤

治天行热病，心气不足，内生烦热，坐卧不安，时时下痢，纯血如鸡鸭肝者方。

鸡子黄二枚　阿胶三锭　黄连四两　黄芩　芍药各二两

上五味，以水六升，先煮芩、连、芍三味，取得三升，去滓内胶，更上火令烊。尽取下，待小冷，下鸡子黄，搅令相得。温服七合，日三服。

【案一】急性细菌性痢疾

赵某某，男，32岁，1977年8月5日初诊。

患者下痢脓血，腹痛下坠20余天，输抗生素七天不效，改服中药。

症见：腹痛，里急后重，频频登厕，日几十次，左腹压痛，无反跳痛，腹软，饮食可，发热，体温37℃～38℃，痛苦面容，舌苔白腻，脉滑数。证系湿热下痢，拟以小朱鸟汤：

阿胶珠20g　黄连30g　黄芩15g　白芍15g

上四味，以水1500ml，先煮黄连、黄芩、白芍，取800ml去滓，加阿胶珠，待化开，加熟鸡子黄二枚与药相溶，昼三夜一服。

8月8日复诊：一副药后大便次数减少，腹痛见轻，三副药服完痊愈。

按：当年痢疾流行，患此病者非常多，常见重症患者把床置于厕所门口，日大便数十次，十天半月不恢复者屡见不鲜。由于我们地处偏远，医疗条件差，不能做细菌培养，那个时候仅有的几种抗菌素：氯霉素、链霉素、庆大霉素、地霉素、诺氟沙星等西药皆已用遍，无效。中药遍调其方，白头翁汤、乌梅丸、千金内托等，虚亦治，实亦治，效果都不显著。偶然发现小朱鸟汤有效，推广使用，治愈很多人。究其理，当是心与小肠相表里，黄连、黄芩清心利肠，解毒治痢。

《辅行诀校注讲疏》云："方中阿胶、鸡子黄为血肉有情之品，诸本草谓之味甘，与芩、连两苦同用可谓肾之体于用，肾气化增强，则水液上承以济心火，则热可除，燥得润，芍药得此两甘味之药则益阴血之力增，得芩、连两苦药，则有利于除烦。"

【药释】

阿胶

《名医别录》谓"虚劳羸瘦，阴气不足，脚酸不能久立，养肝气"。

鸡子黄

《辅行诀校注讲疏》云："其形圆，为鸡脏腑之胚胎，尤具化育之基，滋益阴精之功。恋阳可引心火下潜，益精可使阴水上承以济心火……"五畜中唯鸡有鸟型。

【案二】顽固性失眠

连某某，女，59岁，农民，2008年10月10日就诊。

主诉：25岁那年产后神经衰弱，失眠，现在已有34年的病史。遍服其药，没有寸效，每到晚上精神充沛，睁着眼睛无一丝困意，一天睡的时间不足两小时，白天照常工作，精神不衰。

症见：舌苔薄黄，质红，脉滑数。阴虚火盛之证，投小朱雀汤：

鸡子黄2枚　阿胶珠10g　黄连打，20g　黄芩10g　白芍10g

上五味，以水 1200ml，先煮芩、连、芍三味，取得三升，去滓内胶，更上火令烊。尽取下，待小冷，下鸡子黄搅令相得，温服七合，日三服。

10月18日再次来诊：主诉三剂后似有困意。

在原方基础上加入竹茹 30g，服药半月后开始生效，每晚能睡五个小时。

按： 本案见脉滑数，舌质红，夜则神清，阴亏热胜之象，心火亢于上，肾阴虚于下，水火不交，神不守舍，而不得眠。小朱鸟汤，黄芩、黄连清热泻心火，鸡子、阿胶、白芍益阴补肾，加竹茹清虚热以安神，共使水升火降，上下交济，神自归舍，而得寐。

大朱鸟汤病证文并方

大朱鸟汤

治天行热病，重下，恶毒痢，痢下纯血，日数十行，弱瘦如柴，心中不安，腹中绞急，痛如刀刺者方。

鸡子黄二枚　阿胶三锭　黄连四两　黄芩　芍药各二两
人参二两　干姜二两

上药七味，以水一斗，先煮连、参、姜等五味，得四升，讫内醇苦酒一升，再煮取四升，讫去滓。次内胶于内，更火上令烊。取下，待小冷，内鸡子黄，搅令相得即成。每服一升，日三夜一服。

【案一】 直肠癌

刘某某，男，67 岁，1989 年 3 月 20 日初诊。

其人虽年过花甲，但精神尚可，身体以往健康，从未服过药。突患腹痛下坠，大便带血，治之不愈。去北京某医院检查，确诊为直肠癌晚期，伴有多发转移，已失手术机会，只能保守治疗。

症见：羸瘦如柴，少腹阵发性疼痛，里急后重，低热（体温 36.9℃～37.8℃），时有干呕，不欲食，舌苔黑黄，厚腻芒刺，脉滑数。此乃热毒蕴结，当以养阴清热，给大朱鸟汤加味：

阿胶珠 20g　黄连打, 25g　黄芩 15g　白芍 15g　干姜炒黑, 10g　人参切, 10g　鸡子黄 2 枚

上七味，以水 2000ml，先煮黄连、黄芩、白芍、人参至 700ml 去滓，烊化阿胶与鸡子黄煮取 500ml，分三次服。

3 月 28 日二诊：服上方之后腹痛下坠减轻。

辨证调方，连续服药 3 年零 8 个月，基本没有明显痛苦出现，但服药也从没间断过一天，只要停一天中药，则言不适。

按： 此案例，初期没有引起重视，当发现后已为晚期，直肠癌多处转移不能手术，而回家保守治疗。其儿子适逢出国援外二年，望祈治疗，希望回来后还能见到父亲。几经查书问典，外涂内服综合治疗，维持了三年多。三年里，辨证用方，大朱雀汤为内服主方。大朱鸟汤即小朱鸟汤加人参、干姜而成。人参开脾补气；干姜炒黑为炭，温阳以治阴疮，与芩、连相伍，辛苦除痞塞。人参、鸡子黄补元气以增机体抗力。并将红升丹与《金匮要略》妇人杂病脉证并治第二十二条中之矾石丸结合，制为栓剂，每天先用洗剂清洗，然后

上栓剂一枚。内外兼用，多方施治，加上家人精心护理，控制了三年零八个月。

【引证方】

《伤寒论·少阴病篇》黄连阿胶汤：少阴病，得之二三日以上，心中烦，不得卧，黄连阿胶汤主之。

黄连四两　黄芩二两　芍药二两　鸡子黄二两　阿胶三两（一云三挺）

上五味，以水六升，先煮三物，取二升，去滓，内胶烊尽，小冷，内鸡子黄，搅令相得。温服七合，日三服。

于大朱鸟汤少人参，治文有别。

玄武汤

《辅行诀校注讲疏》载："玄武为二十八宿星中斗、牛、女、虚、危、室、壁七宿，此七宿合看像龟之形。

"龟为水中动物，其甲色黑，故称之玄，龟壳坚硬，如武士所披之甲，故名玄武。玄武为四象之一，春分日黄昏在正北方位，正合北方冬寒之水象。"

《今古文尚书全译》洪范篇载："水曰润下……润下作咸。"玄武汤可渗湿温阳利水。

小玄武汤病证文并方

小玄武汤

治天行病，肾气不足，内生虚寒，小便不利，腹中痛，四肢冷者方。

茯苓三两　芍药三两　术二两　干姜三两　附子一枚，炮去皮

上五味，以水八升，煮取三升，去滓，温服七合，日三服。

【案一】膀胱炎

徐某某，女，64 岁，1983 年 10 月 3 日来诊。

体形肥胖，身高 1.72 米，体重 102 公斤，腰腿不利，行动不便，患小便淋漓，着凉或劳累后加重。查尿常规：可见脓细胞（＋＋），潜血（＋＋＋），B 超：膀胱腔缩小，膀胱壁普遍增厚，双肾无异常，被诊断为膀胱炎。

近日寒战发热，四肢厥冷，头晕，身瞤动，双下肢水肿，舌苔白滑，脉沉细。证系寒湿过盛，蕴结下焦，饮溢四肢，拟小玄武汤：

附子炮，15g　干姜15g　白术12g　茯苓30g　白芍15g

上五味，以水 1600ml，煮取 600ml，分四次服。

10 月 10 日二诊：小便畅通，发热已退。

遵上方继续服用，直至四肢温暖病愈。

按：其人体形肥胖，阳虚不能化水而痰湿素盛；因深秋寒凉季节，席地收花生，湿寒侵入，郁而化热，寒湿交结而成病。附子、干姜辛热，扶阳消阴翳，温阳以化水湿；茯苓、白术健脾固土，渗利水湿；白芍活血止痛，固护阴津，使湿去阳宣，共回阳利湿救逆，机体功能恢复，诸证消除。

此方所主之病，在于内素有寒，又感之外湿，两邪相抟，结于膀胱，则成炎症。人以正气为本，阴气素实之人，阳气必虚，中焦阳虚则卫气随之也虚。小玄武汤，附子、干姜温阳散寒，云苓、白术补气利水，芍药活血以行水。此案例即真武汤证。

<h2>大玄武汤病证文并方</h2>

<h3>大玄武汤</h3>

治肾气虚疲，少腹冷，腰背沉重，四肢清冷，小便不利，大便鸭溏，日十余行，气慑力弱者方。

茯苓_{三两}　术_{二两}　附子_{炮，一枚}　芍药_{二两}　干姜_{二两}
人参_{二两}　甘草_{炙，二两}

上七味，以水一斗，煮取四升，温服一升，日三夜一服。

【案一】肝硬化合并肾功能衰竭

梁某某，男，57岁，2012年4月1日邀诊。

患者既往有乙型肝炎病史，现已肝功能失代偿，肝硬化腹水，伴肾功能不全，糖尿病。检查报告示：肾功能：血肌酐 257μmol/L，尿素氮 28.8mmol/L，尿酸 674.2μmol/L；乙肝表面抗原（HBsAg）、e抗原（HBeAg）、核心抗体（抗HBcAb），均阳性；肝功能：谷草转氨酶 154U/L，谷丙转氨酶 74U/L，总蛋白 59g/L，白蛋白 30g/L，前白蛋白 75mg/L，淀粉酶 159U/L；尿常规：潜血（＋＋）、蛋白（＋＋）、尿糖（＋＋）；血常规：血红蛋白浓度 63g/L，糖化血红蛋白：8.32mmol/L。

症见：全身性浮肿，双下肢按之没指，面色黧黑，腹大如鼓，青筋暴露，舌苔灰滑而腻，舌体胖大，寸口脉细数，跌阳脉浮大而数。证属肝肾阳虚，水邪为害，投大玄武汤：

附子_{炮，25g}　干姜_{20g}　茯苓_{30g}　白术_{20g}　白芍_{20g}　人参_{20g}　甘草_{炒，20g}

上七味，以水 2000ml，煮取 800ml，温服一升，昼三夜一服。

4月5日复诊：前证有所缓解，食欲增加，继续服前方，加服自制黄龙丸：

鲮鲤甲土炒，一两　禹余粮煅，二两

共为细末，枣泥为丸。每丸 6g，每服一丸，日三次。（方出《处方正范·五帝方》）

服药月余，复查肾功能：肌酐 107μmol/L，尿素氮 18.8mmol/L，尿酸 374.2μmol/L；肝功能：谷草转氨酶 44U/L，谷丙转氨酶 52U/L，总蛋白 59g/L，白蛋白 45g/L，前白蛋白 123mg/L，淀粉酶 159U/L；血尿常规、血糖正常。

按：此案例病情反复发作，三番五次住院，家产荡尽，家人对病失去信心，放弃治疗，已备后事。在他人劝说下，服中药治疗，以观后效。

大玄武汤是小玄武汤增人参、甘草。人参、甘草健脾运湿，益气生津，佐姜、附回阳救逆，佐苓术温阳利湿，寒水去而阳气恢复。白芍敛阴和阳，活血祛瘀，与人参、甘草同用则阳平阴秘。《张大昌注辅行诀》一书中记载："玄武小汤与《伤寒论》同，大汤《伤寒论》不载，要似前五补汤大汤义理相通，谓病笃正虚，当各有药品增益也。"

【引证方】

《伤寒论》太阳病第82条：太阳病发汗，汗出不解，其人仍发热，心下悸，头眩，身𥆧动，振振欲擗地者，真武汤主之。

少阴病第316条：少阴病，二三日不已，至四五日，腹痛，小便不利，四肢沉重疼痛，自下利者，此为有水气。其人或咳，或小便利，或下利，或呕者，真武汤主之。

茯苓　芍药　生姜_{切，各三两}　白术_{二两}　附子_{一枚，炮，去皮，破八片}

上五味，以水八升，煮取三升，去滓，温服七合，日三服。若咳者，加五味子半升，细辛一两，干姜一两。若小便利者，去茯苓。若下利者，去芍药，加干姜二两。若呕者，去附子，加生姜，足前为半斤。

救卒死中恶之法五首

陶隐居云：治中恶卒死者，皆脏气被壅，致令内外隔绝所致也。仙人有开五窍救卒死中恶之法五首，录如后。

点眼以通肝气病证文并方

点眼以通肝气

治跌仆，癓腰挫闪，着滞作痛，一处不可欠伸动转方。

矾石烧赤，取冷，研为细粉。每用少许，以酢蘸目大眦，痛在左则点右眦，在右则点左眦，当大痒，泪出则愈。

【案一】腰痛

刘某某，男，56岁，1979年3月16日邀诊。

正在耙地，劳作时突然腰痛，跌扑在地，不能动转。为马上取效，即以白矾少许，醋一酒盅，温化，滴于病人内眦，病人立时号啕，大叫眼痛。因我首次用此方，疏忽了醋酸对眼的刺激，后急以清水洗眼，片刻之后，不觉中腰已不痛，能动转。

按：白矾，在过去的年代里，是家中常备的食品添加剂，如炸油条、澄清水（那个年代，十年九旱，食用坑中的浑水，加矾澄清再饮），夏天避暑，绿豆汤、大米汤加白矾，澄白如同雪水。《本草经集注》谓矾石："味酸，寒，无毒，主治寒热，泄痢，白沃，阴蚀，恶疮，目痛，坚骨齿，除癥热在骨髓，去鼻中息肉……"陶弘景的点眼以通肝气法，寓意深邃，肝开窍于目，刺激眼角膜，使经络血脉运行畅通，闪腰叉气愈于一笑之中。

闪腰叉气多属于今之椎体病，治疗起来比较困难，疗效不佳，但初发病者点眼即愈。

此方临床上还常用于肋间神经痛、牙痛、头痛、落枕等。食醋蛰眼太重，点鼻子也有效。也可以用蜜溶矾，副作用较小。备以应急，便、验、捷、廉。

【引证方】

《本草纲目》姚和众延龄至宝方，治"目生白膜，矾石一升，水四合，铜器中煎半合，入少蜜调之，以绵滤过，每日点三四度"。

吹鼻以通肺气病证文并方

吹鼻以通肺气

治诸凡卒死，息闭者，皆可用此法活之。

皂角刮去皮弦，用净肉，火上炙焦，如指大一枚，次加细辛等量，共为极细粉。每用苇管吹鼻中少许，得嚏则愈。

【案一】晕厥

王某某，女，53岁，1984年3月21日。

骑自行车行驶时突然晕厥，摔倒在地，面黄如土，不省人事，四肢弛缓，无呼吸，血压70/50mmHg，无脉搏。急予备置好的吹鼻散，吹鼻，顷刻喷嚏，苏醒。

按：本案系现在的晕厥症，发作突然，愈后无后遗症，容易复发。嘱病人常随身携带，必要时吸入鼻中则愈。

【药释】

皂角

《神农本经集注》谓："皂角，味辛，咸，温，有小毒。主治风痹，死肌，邪气，风头泪出，下水，利九窍，杀鬼精物。"

细辛

《本草经集注》谓："味辛，温，无毒。主治咳逆、头痛、脑动……"与皂角合研吹鼻开窍。

《张大昌注辅行诀·药释》，细辛："味辛，气芳烈。主温中开胸，咳逆头痛，行络血，百节拘急。"

20世纪70年代"文革"期间，余在老家当赤脚医生，办合作医疗，那个时候，缺医少药，没有急救措施，要求土法上马，在那种环境下，常搜集些偏方验方，应急治病。细辛、皂角炒等量，共为细末，储于瓶中。皂角烧灼鼻黏膜，每用前，口中含冷水然后再吹鼻，可减少此副作用。治头痛、晕厥、呃逆、歇斯底里、卒死、急闭等，方简效佳。

【引证方】

《余居士选奇方》："治头风头痛，暴发欲死，皂角去皮弦，切碎，蜜水拌微炒，研为极细末，每用一二厘吹于鼻内，取喷。"

着舌可通心气病证文并方

着舌可通心气

治中恶，急心痛，手足逆冷者，顷刻可杀人，看其人指爪青者是。

硝石五钱匕　　雄黄一钱匕

上二味，共为细末。启病者舌，着散一匕于舌下。若有涎出，令病者随涎咽下，必愈。

【案一】胸痛

李某某，男，58岁，1979年11月1日就诊。

患者下午时分突然胸闷、急心痛，心痛彻背，痛不可奈，手足逆冷，口唇紫绀。余急于火龙丹少许于舌下，片刻后，其症状缓解。

按：雄黄《本草经集注》云："味苦、甘，平，寒、大温，有毒"。

硝石《本草经集注》云："味苦、辛、寒……推陈致新，除邪气，治五脏十二经脉中百二十疾，暴伤寒，腹中大热，止烦满消渴，利小便及瘘蚀疮。"

《中药大词典》："雄黄主含硫化砷（AsS）"、"消石：主要成分硝酸钾（KNO_3）"二药均为烈性药物，旧时配火药主要原料。互相结合点眼治腹痛、腰腿痛、头痛，舌下含化治疗心绞痛。如今硝酸甘油、消心痛药理相通，在临床上以硝酸甘油或消心痛研末，以代之，点治各种痛疼。

【引证方】

《集玄方》龙火丹治"诸心腹痛"：

烟硝　雄黄各一钱

研细末，每点少许入眦内，名火龙丹（引《本草纲目·卷十一》）。

启喉以通脾气病证文并方

启喉以通脾气

治过食难化之物，有异品有毒，宿积不消，毒势攻注，心腹痛如刀搅方。

赤小豆　瓜蒂各等分

上为散，讫加盐豉少许，共捣为丸。以竹箸拗病者齿，温水送入喉中，稍时得大吐愈。

【案一】精神分裂症

刘某某，男，26岁，1978年4月12日邀诊。

患者精神分裂症，每日以冬眠灵等镇静药物维持治疗。

刻诊：其全身震颤，四肢拘急，口吐痰涎，神志错乱，脉急数。证属痰火壅盛，痰迷心窍，投瓜蒂散：

赤小豆1g　瓜蒂1g　豆豉炒，5g

上三味，研为细末，灌入口中，服药后即刻呕吐痰涎，吐后症轻。

按：苦瓜蒂极苦，服之蛰咽喉使人呕吐，在制药过程中，仅闻其苦味即能喷嚏呕吐。赤小豆、豆豉性温平，利水，保胃气，豆豉轻清宣泄，助瓜蒂以涌吐。临床救急多备有其药末，除上越催吐外，更多的是治疗黄疸，吹鼻则黄水出。其作为肝炎等黄疸病的辅助治疗。

【药释】

瓜蒂

《本草经集注》谓："味苦，寒，有毒。主治大水……病在胸腹中，皆吐下之。去鼻中息肉，黄疸。"

赤小豆

《本草经集注》谓："味甘、酸，平、温，无毒。主寒热……吐逆，卒澼，下胀满。"

《证治准绳·杂病》云："其病在上，因而越之可也"，精神分裂痰迷心窍，病在上，宜用吐法。"

【引证方】

《伤寒论》太阳病第 166 条：病如桂枝证，头不痛，项不强，寸脉微浮，胸中痞硬，气上冲咽喉，不得息者，此为胸有寒也。当吐之，宜瓜蒂散。

瓜蒂熬黄，一分　　赤小豆一分

上二味，各别捣筛，为散已，合治之，取一钱匕；以香豉一合，用热汤七合，煮作稀糜，去滓；取汁和散，温顿服之。不吐者，少少加，得快吐，乃止。诸亡血虚家，不可与瓜蒂散。

<h2 style="text-align:center">熨耳以通肾气病证文并方</h2>

熨耳以通肾气

熨耳以通肾气，治梦魇不寤。

烧热汤二升，入戎盐七合，令烊化，切葱白十五茎纳汤内。视汤再沸，即将葱取出，捣如泥，以麻布包之，熨病者之耳，令葱气入耳，病者即寤也。

【药释】

葱

《本草经集注》谓："葱白，平，可作汤，主治伤寒，寒热，出汗，中风，面目肿，伤寒骨肉痛……"

戎盐

《本草经集注》谓："味咸，寒，无毒，治心腹痛，溺血……"

按：余临床上未曾用过此方，没有医案，但知肾开窍于耳，咸为肾之化味，补火泻金，与葱相伍通气调三焦，使上下交泰，窍通梦魇苏醒。

陶氏救卒死方，在过去缺医少药情况下，尤其是居住在边远、偏僻的人们，曾立下过大功，救过不少人命。如今经济富裕，医学发达，医疗条件改变了，但还有它的科学性存在。

下　篇

《处方正范》录验

方例前言

讲解经方，宋代成无己首创之。论药之分剂，引唐代陈藏器《本草拾遗》云："诸药有收、宣、补、泻、轻、重、滑、涩、燥、湿，此十种者，是药之大体。"寇宗奭《本草衍义》云："此十种今详之，寒热二种何独见遗？如寒可去热，大黄、朴硝之属是也。热可去寒，附子、桂是也。今特补此两种，以尽厥旨。"自尔以往，医家皆依此，谓之十剂或十二剂。及乎组织制度，以君、臣、佐、使为准则，其引《神农本草经说》云："方宜一君二臣三使五佐，又可一君三臣九佐使也。"然依此说核考经方，不能得其意旨。成氏又引王冰《补经至要大论》文，拟定大、小、奇、偶、缓、急、复七者，以为方之种类，历来医家亦颇见允纳。而据补经理论之谓"远近汗下多少"，则又与经方凿枘不入。盖王冰补经每发挥敷演，理论不免夸空，识者不以微瑕弃玉可也，故今仍式其目而又有所斧正。夫经方者，传统实效者也，万古不易之准则，医药学术之结晶也。其盛誉、其价值，非世流之时方可同日而语也。今欲以模为式，引就正统。故但例方若干首，其他则不遑及焉。间或于传缺轶者，盖师经义，拟此而补之。抑治庄之作，非敢僭妄尔。

张大昌

五帝方

勾芒散

治贫血，又名百劳丸。

赤小豆芽二十分　当归十分

共为细末，枣泥为丸，每服六克，忌茶，若加铁精五分，阿胶七分更良。

芒神，春神也，肝藏血，故方治如此。

【方释】

《淮南子·天文训》云："东方木也，其帝太皞，其佐勾芒，执规而治春，其神为岁星，其兽为苍龙，其音角，其日甲乙。"

【案一】再生障碍性贫血

张某某，男，21岁，1988年5月20日初诊。

因贫血于省某院检查血常规：白细胞计数 3.0×10^9/L，红细胞计数 2.5×10^{12}/L，血红蛋白浓度 52g/L，中性粒细胞计数 1.1×10^9/L，淋巴细胞计数 1.7×10^9/L，血小板计数 30×10^9/L，网织红细胞绝对值 19×10^9/L；骨髓象显示：多部位增生减低，粒系、红系及巨细胞均减少，淋巴细胞相对增多，浆细胞及嗜碱细胞增多。诊断为：再生障碍性贫血。住院治疗50余天，出院后寻中医治疗。

患者眼睑及面色苍白无华，全身性浮肿，双目视物昏花，头沉嗜睡，神倦乏力，衄血，口舌疮，舌体胖大色淡，无苔，尚能食，大便黑溏，切腹，软无抵抗，脉浮虚而数。

中医辨证为虚寒，营血不足，治宜温补气血，拟勾芒散兼服当归建中汤。

1. 勾芒散

赤小豆芽待芽长两公分时晾干，微炒备用　　当归　阿胶面炒珠
败骨 4：1：1：4

共为细末，枣泥为丸如豆大，每服 30～60 丸，日 3 服。

2. 当归建中汤

当归 60g　白芍 90g　桂枝 45g　生姜 45g　枣 20 枚，擘开　甘草炒，30g　饴糖 90g

上七味，以水 2000ml，煮取 800ml，内饴糖，煮取 600ml，每服 200ml，日三次。

6 月 6 日服药半月后复诊：衄衁止，口腔溃疡愈合，诸症减轻，效不更方。

8 月 26 日复查血常规：白细胞计数 6.5×10^9/L，血红蛋白浓度 96g/L，中性粒细胞计数 3.18×10^9/L，淋巴细胞计数 1.7×10^9/L，血小板计数 110×10^9/L，网织红细胞绝对值 36×10^9/L，较前明显好转，经医患共同努力，服药半年，得以康复，随访至今未再复发。

按：本案患者系农民，在 20 世纪 80 年代生活困难时期，去城里检查一次病，都不容易，住院是非常困难的事，所以放弃西医治疗而寻中医。初服不显效，服过半月后其人精神好转，一直坚持服药，直到痊愈。

勾芒散能生血养髓，有除血液生化障碍之能。赤小豆：肾之谷，色赤入心，养脏补血，发芽后生发功能增强，补血生血；当归、胶珠止血补血；败骨补髓，与胶珠五畜之精华，具以脏补脏之功能，勾芒散四味成方，有生有补各司其职，大病即瘳。

【案二】缺铁性贫血

唐某某，女，47岁，教师，2007年3月4日来诊。

十七岁时发现贫血，三十年来病无大碍，未加治疗。现在查血常规：白细胞计数 $5.7×10^9$/L，红细胞计数 $4.0×10^{12}$/L，血红蛋白浓度 71g/L，血小板计数 $184×10^9$/L，红细胞分布宽度10%，平均红细胞体积75fl，平均红细胞血红蛋白含量 21pg，平均红细胞血红蛋白浓度 255g/L，余项大致正常，诊断为缺铁性贫血，要求用中药治疗。

刻诊：面色苍白无华，头晕眼昏，一过性眼蒙，舌质淡苔薄白，双脉浮涩，拟当归赤小豆散。

当归40g　赤小豆芽40g　硫酸亚铁片10片

共研为细末，枣泥和为丸，每服 10～12g，每日服3次。

3月28日复诊：服药二十四天，面色见红润。查血常规：血红蛋白浓度 101g/L，平均红细胞体积78fl，平均红细胞血红蛋白含量 26pg，红细胞平均血红蛋白浓度 300g/L。此丸连服三个月，血红蛋白正常，病愈。

按：本患者对缺铁性贫血毫不在意，没有进行治疗，致病情加重，不能正常生活时才来就诊，随与百劳丸中加硫酸亚铁。百劳丸：赤小豆芽治肝调脏，当归补血养血，加硫酸亚铁补铁生血。急方治急病，效速验捷。

【药释】

赤小豆

《本草经集注》云："主下水，排痈肿脓血。"

《名医别录》云："味甘，酸，平，温，无毒。主治寒热、热中、消渴、止泄，利小便，吐逆，卒澼，下胀满。"

《本草乘雅半偈》云："豆为肾水之主谷，赤小者，又为肾之心物，水之用药矣。"

赤小豆性平，五谷之数，主养五脏。豆为肾之谷，入足少阴经以补肾，色赤入手少阴经以补心。赤小豆芽又具生发之功用，与当归为药对，补血活血，逐瘀生新。加枣泥之甘滋补脾土，脾主统血、生血。三味百劳丸，五脏共调，补血生血。

铁精

《本草经集注》云："平，微温。主明目，化铜。治惊悸，定心气，小儿风痫，除颓，脱肛。"

《辅行诀药性探真》铁落"主含四氧化三铁，或名磁性氧化铁"。又云："且治诸火证，有克火之水性，又名木中水。"

《本草害利》云：铁落"辛平，镇心平肝，定惊疗狂，消痈解毒"。

铁精主镇心安神，平肝祛惊，硫酸亚铁有补血之作用。

阿胶

《本草经集注》云："主治心腹内崩，劳极洒洒如疟状，腰腹痛，四肢酸痛，女子下血，安胎。"

《本经疏证》云："予则谓阿胶能浚水之源，洁水之流。"

《名医别录》云："微温，无毒。主丈夫少腹痛，虚劳羸瘦，阴气不足，脚酸不能久立，养肝气。"

阿胶利血脉，有止血生血，养阴补脏之功。

《本草纲目》载："阿胶为阿水煎驴皮成胶。"而《本经疏证》载："山东东阿阿井之水煮牛皮而成胶，"即为阿胶。《本草纲目》牛皮"主治水气浮肿，小便涩少"，驴皮"煎胶食之，治一切风毒，骨节痛，呻吟不止……"治疗作用各异。"大抵古方所用多是牛皮，后世乃类驴皮。若伪者皆杂以马皮、旧革、鞍、靴之类，其气浊臭，不堪入药"。牛，五畜之一，为脾畜，脾为后天之本，气血生化之源。阿胶内含有胶原蛋白，有凝血作用，对生化血液障碍之病自然有所裨益，治再障者当以牛皮胶最好。

现代医学发现血液病多与化学因素有关，若服今之"杂胶"怕是要误事的。因为杂皮及皮革下脚料，在制作过程中加入了一些化学辅料。为了减少这些化学物质，使用时火炒为珠，可分解掉一部分有毒物质。再者，全国地下水位下降，阿井何处去寻？不用阿井水熬成之胶就不叫阿胶。现在之阿胶究系何胶，其中成分已大大改变，其功效另当是说。所以临床上用胶一定要量小，并且一定用珠，避免假药中毒。

先师制本方，阿胶在加味例，意为辅佐。

【引证方】

《金匮要略·百合狐惑阴阳毒》赤小豆当归散方：病者脉数，无热微烦，默默但欲卧，汗出。初得之三四日，目赤入鸠眼；七八日，目四眦黑，若能食者，脓已成也，赤小豆当归散主之。

赤小豆三升，浸令芽出，曝干　当归十两

上二味，杵为散，浆水服方寸匕，日三服（引《金匮方论衍义》）。

赤小豆当归散较勾芒散，仅浆水与大枣一味之别，方义却产生了很大变化，浆水味酸，酸味木之体，金之用，火之化味，治在血分，血中之湿热，下注阴股，溃烂即疮。大枣味甘，甘味水之体，土之用，木之化味，培土补脾，深契土水合德之旨，治在生血之源。所以赤小豆当归散治狐惑，勾芒散治血劳。

朱明散

治脑栓神痴，半身不遂方。

雄黄 1.5g　硝石 1.5g　丹砂 1.5g　铁精 1.5g　蝉蜕 3g　冰片 1.5g

共为细末，每服六克，秫米毛汤下。

朱明，火神也，一名"祝融"也。南方火方如是，药凡七味，火成数也。

【方释】

《淮南子·天文训》云："南方火也，其帝炎帝，其佐朱明，执衡而治夏，其神为荧惑，其兽朱鸟，其音征，其日丙丁。"

朱明，星神名。金石药组方，醒脑益智，镇静安神。

【案】脑梗死

刘某某，男性，63岁。2001年4月22日突发脑梗死，神志不清，言语不利，右侧肢体偏瘫，入住某医院，急查头颅CT示：左侧额顶颞叶脑梗死，住院治疗12天，出院后邀诊。

症见：言语不清，舌伸缩不利，头痛目昏，心烦易怒，舌苔黄粗，口苦咽干，脉浮大，右下肢肌力0级，右上肢肌力1级。血压160/100mmHg。此乃肝风妄动，宜镇肝熄风，平冲降逆。朱明散合镇肝熄风汤加减。

1. 朱明散

雄黄　硝石　丹砂　铁精各3g　冰片1g

共为极细末，秫米毛煎汤送服0.5g，日三次。

2. 镇肝熄风汤

牛膝30g　代赭石打,30g　川楝子6g　龙骨打,15g　牡蛎打,15g　白芍15g　龟板炙,15g　元参15g　麦冬15g　麦芽6g　茵陈6g　甘草4.5g

以上十二味，以水 1000ml，煎至 600ml，分四次，一日服。

经先后辨证调治，汤散结合，服药五天，血压稳定了下来，症状很快得到缓解，最后恢复到生活基本自理。

按： 朱明散，丹砂、铁精镇肝熄风，醒脑开窍，雄黄、硝石、冰片扩血管改变微循环，故治疗脑瘤、脑梗死及其后遗症有奇效。

如今中医被上了十字架，配制膏丹丸散的管理过度死板。药物用量，必依药典为据。然而药典所载，不少药物规定的用量脱离了临床，比如附子，药典上规定 3～9g 量，20 世纪 70 年代余曾用附子，一日 100g 量，连服两个月，治愈一例重症尿毒症，丝毫没有中毒现象，古人用大量附子案例更是不胜枚举。试验室里计算出来的 3～9g 量，太不符合临床使用量，已脱离实际，有悖中医的科学性。药的剂量，是临床上灵活掌握的，首先看体质，看耐受力，按病情，根据实际情况辨证决定。再加上药物的配伍，先煎后煮，炮制加工，药物的质量、产地、掺假情况等这都是关键。生附子用量要小，熟附子量要大，川附子要少用，安国附子效果就另类。古人云："若药弗瞑眩，厥疾弗瘳，"药用不到量如何有好效果？如果按经验用药，即是违章用药，现在医患关系如此恶劣，看起病来战战兢兢多有顾忌，一位中医如何去权衡利弊？又有谁能把中医从十字架上解救下来呢？朱明散中雄黄、朱砂、冰片、火硝每一味都有毒，药市上又没有这样的成药，这么个好方子可谁敢去使用？痛哉！

【药释】

雄黄

《名医别录》云："味甘，大温，有毒。"又云："饵服之，皆飞入人脑中，胜鬼神，延年益寿，饱中不饥。"

《辅行诀药性探真》："《本经》谓其味苦性寒，主'破骨'及'饵服之，皆飞入人脑'，又会使陶氏联想到肾水之性寒，主苦味、主骨髓，脑为髓海等联系类比，认为其当有肾水之性。从而称其为木中水药。"

雄黄味辛而温，辛以散结开窍，温以行气通经，故能醒脑开结，通过血脑屏障治脑病。

丹砂（又名朱砂）

《本经》云："丹砂，味甘，微寒。主身体五脏百病，养精神，安魂魄，益气明目……"

《名医别录》云："主通血脉，止烦满，消渴，益精神……"

丹砂主五脏百病、养精神、镇惊悸、醒头目，入肾益阴精，补心以通血脉。

硝石

《名医别录》云："味辛，大寒，无毒。主治五脏十二经脉中百二十疾，暴伤寒、腹中大热，止烦满消渴，利小便及瘘蚀疮。"

《辅行诀药性探真》："硝石即火硝（中略）。此消《别录》谓其味辛，亦表达了其升提、扩散的性能，陶氏称之为火中木药……"

方中以硝石、冰片，味辛走窜，雄黄之辛可散结，醒脑开窍。铁精佐雄黄、朱砂，镇心安神，平肝熄风，合蝉蜕熄风解痉，于秫米毛七味药合和，质轻者上行，质重者下潜，终使气顺血畅诸风息灭，其病自愈。

【引论】

《张氏医通》载："点眼砂又名人马平安散。冰片、麝香、雄黄、朱砂各半钱，火硝一钱。为细末，每用少许，点目大眦。

"功能开窍、辟秽、解毒。治时疫毒气，痧胀腹痛，并治六畜瘟。"（见《中药大辞典》）

在医疗条件落后时期，民间多备此药为救急用，尤其外出赶马车商贩，路上人马皆可应用，故曰"人马平安散"。20世纪80年代，余尊师意制朱明散，每遇牙痛、头痛、腰痛、霍乱、腹痛，及脑血管病，用此药每获奇效。

1972年我在卫生院，偶遇一位旧社会过来的老商人，仍然随身带有朱明散，用一鼻烟壶装着，他说鼻子不透气、头脑不清、牙痛、腹痛、腰痛、头痛等病，随时拿出来一闻就好，可治百病，不用服药。人马平安散与朱明散药理相同。

又朱雀丸

治肝硬化。

灵脂　蒲黄各等份　饴糖为丸。

【案一】肝硬化腹水

刘某，女，56岁，2000年5月3日初诊。

市某院曾以肝硬化腹水收住院26天，给予输液治疗（用药不明）。查血常规：白细胞计数 3.5×10^9/L，血红蛋白浓度 60g/L，血小板计数 60×10^9/L；肝功能：谷丙转氨酶 358U/L，谷草转氨酶 162U/L，白蛋白 33g/L，球蛋白 40g/L，直接胆红素 $12.4\mu mol$/L，间接胆红素 $24.6\mu mol$/L，总胆红素 $37\mu mol$/L。B超示：肝硬化，门静脉增宽，脾大，腹水（大量）。

刻诊：食欲不佳，腹大如鼓，胀痛，青筋暴露，大便溏，舌淡少苔，双脉弦紧。证属脾阳不足，饮邪停滞于内，治宜温中化饮，活血祛瘀，拟朱雀丸，辅以人参汤。

1. 朱雀丸

灵脂　蒲黄各等分

共为细末，饴糖为丸，每服6～10g，日三次。

2. 人参汤

人参15g,切　白术40g　干姜10g,炒　甘草20g,炒　谷芽炒,30g　麦芽15g　砂仁10g,打

上七味，以水1000ml，煮取300ml，温分两次服，日一剂。

5月25日二诊：症状见轻。以朱雀丸为主，汤剂先后辨证加减，症状日益见轻，两月后腹水消失，复查肝功能正常，其症状完全缓解。

按：案一肝硬化，五灵脂厥阴肝经药，活血止痛；蒲黄活血行水，共活血祛瘀消症结。辅人参汤补虚已弱，启脾胃，增生升之源，亦仲景"治未病"之法，癥瘕消散，体质恢复，病瘥，其病追访至今未再复发。

【案二】乙肝、肝硬化

刘某，男性，37岁，1999年10月12日邀诊。

突然呕吐咖啡样物伴食物残渣约1000ml，考虑肝硬化，消化道出血，病因不明，嘱病人住院检查。但患者平时无痛苦和自觉症状，拒绝住院检查，20天后由于病情加重于市某医院做系统检查。乙肝五项：表面抗原（HbsAg）、e抗原（HbeAg）、核心抗体（HbcAb）均呈阳性，HBV-DNA 2.0×10^8 IU/ml；肝功能：谷丙转氨酶280U/L，谷草转氨酶152U/L，胆红素均增高，腹部B超示：①肝硬化；②脾肿大；③胆囊壁毛糙；血常规：血红蛋白浓度80g/L，

红细胞计数 $3.2\times10^{12}/L$，白细胞计数 $3.0\times10^9/L$，血小板计数 $200\times10^9/L$，被诊断为乙型肝炎，肝硬化。

症见：面色黧黑，腹胀，但无疼痛，肝未触及，脾肿大，小便色黄，大便黑溏，舌苔灰滑，舌质淡，脉紧数。证属湿热蕴结，气血郁积。投以朱雀丸合大柴胡汤。

1. 朱雀丸

五灵脂　蒲黄1:1

共为细末，饴糖为丸，丸重 12g，每服 1 丸，日三次。

2. 大柴胡汤

柴胡30g　黄芩20g　半夏20g　甘草15g　茵陈50g，先煎

川朴15g　枳实20g，炒黑　川军5g　生姜15g　大枣10枚

上十味，以水 1500ml，煎至 1000ml，重煎余 500ml，分三次一日服。

10 月 23 日 10 剂服完后，呕吐止，大便颜色正常。

在上方基础上，辨证加减，服药半年，症状消失后，便将汤、丸合一，共为细末，炼蜜为丸，每丸重 12g，每次一丸，每日三次。持续服用二年，病情被控制，每年复查 3～4 次，肝功能正常、肝脾 B 超未见明显改变，HBV-DNA $<1.0\times10^2$IU/ml。

按： 案二肝硬化消化道出血，早期没有症状，由于发觉太晚，肝脾不和，湿热蕴结过久，气血瘀积，而成肝硬化。朱雀丸活血祛瘀，理气祛胀，止肠胃血。佐大柴胡汤疏肝理气，健脾。协助朱雀丸治疗肝硬化很快见轻，服药半年临床检查生化指标即完全正常，其病得到了控制。

【案三】原发性痛经

王某，女，18 岁，学生，2013 年 2 月初诊。

原发性痛经，每月临经前，必须服止痛药维持。

症见：面色晦黑而少华，少腹抵抗，舌苔薄白，舌质瘀斑，脉沉涩，尺肤涩，四肢冷。气滞血瘀症状明显，投予朱雀丸。

五灵脂 100g, 炒　　蒲黄 100g

研为细末，饴糖为丸，每次 12g，日 3 次。

服药后，次月疼痛见轻，继服三个月彻底治愈，至今未再复发。

按：本案原发性痛经。五灵脂、蒲黄活血祛瘀，饴糖补中止痛，共活血行瘀，散结止痛。

《太平惠民和剂局方》失笑散，"治产后心腹痛欲死，百药不效，服此顿愈"，方意相近。

【案四】十二指肠球部溃疡

高某，男，46 岁，商人，2000 年 9 月 23 日初诊。

某市人民医院胃镜示：十二指肠球部溃疡，浅表性胃炎。常年服西药维持，效果不显著，今求服中药治疗。

主诉：吞酸，胃灼痛，心下痞满，舌苔薄白，舌质瘦有齿痕、瘀血斑，面色晦暗不泽，脉沉涩，证属脾胃不和，气滞血瘀型。拟以朱雀丸，兼服生姜泻心汤。

1. 朱雀丸（制法同上）

每服 1 丸，日 3 次。

2. 生姜泻心汤

人参切, 15g　　清夏 20g　　甘草 15g　　黄连打, 5g　　黄芩 15g
干姜炒, 15g　　生姜 15g　　大枣擘, 12 枚

上八味，以水 1500ml，煎至 600ml，去滓，再煎取 300ml，日一剂，温分两次服。

10 月 8 日复诊：痛轻，饮食恢复正常，停服汤药，朱雀丸继服两个月，随访至今未再复发。

按： 案四朱雀丸，理气活血，祛瘀止痛，收敛溃疡，配合泻心汤止呕去痞，取得了好的效果。

灵脂、马通等屎类，都具有消食通便作用，因为它们的种类不同，功能有异，治各有别，但是灵脂除古人活血止痛治例外，还可通便排气，增加肠蠕动，防腐收敛愈合溃疡之功能。朱雀丸价格低廉，效果不同一般。

【药释】

五灵脂

《握灵本草》云："足厥阴肝经药也，气味俱厚，阴中之阴，故入血分。肝主血，诸痛皆属木，诸虫皆生于风，故此药能散血和血而止诸痛，治惊痫疟疾，疗疟杀虫，诸证皆属肝经也。"

《本草纲目》云："凡男女老幼，一切心腹、胁肋、少腹痛，疝气，并胎前产后，血气作痛，及血崩经溢，百药不效者，俱能奏功。"

五灵脂，生用活血止痛，治诸种心腹血气痛，闭经痛经，瘀血结滞。通肠胃，去胀气，止腹痛。炒炭，可活血止血，主收敛，故又可疗一些内脏溃疡、炎症。

五灵脂为寒号鸟矢，寒号鸟以柏子及柏叶为食，《中药大辞典》载其成分：含维生素 A 类物质，如按维生素 A 计算，其含量为 0.0399％。尚含多量的树脂，有不腐和防腐作用。

蒲黄

《本经疏证》云："味甘，平，无毒。主心腹、膀胱寒热，利小便，止血、消瘀血。"

《本草集要》云："主心腹寒热，利小便，止血，消瘀血。"

蒲黄有活血止痛、凉血止血、开窍等作用。

灵脂、蒲黄，走上焦，祛瘀滞，疗血栓、溢血，瘀结之脑病。入下焦活血破瘀、消症痛，可治肝脾肿大、硬化，及妇科闭经、痛经、崩漏等证。

饴糖

《食疗本草》云："补虚，止渴，健脾胃气，去留血，补中。"又云："主吐血，健脾。凝强者为良。主打损瘀血，熬令焦，和酒服之，能下恶血。"

《食物本草》云："味甘，大温，无毒。补虚乏，止渴去血。益气力，止肠鸣咽痛，治吐血，消痰，润肺止嗽。健脾胃，补中，治吐血。"

饴糖，五谷之精，由黍米加工而成，归脾土。健脾增食，补中，于本方中祛灵脂腥臊之气，助补血活血之功能。

黄龙丸

治肝硬化，气臌大腹水肿。

鲮鲤甲_{土炒，一两}　禹粮石_{煅，二两}

共为细末，枣泥为丸。

【方释】

《淮南子·天文训》云："中央土也，其帝黄帝，其佐后土，执绳而制四方，其神为镇星，其兽黄龙，其音宫，其日戊己。"

【案】肝硬化

胡某，男，52岁，销售经理，1999年1月13日初诊。

体检时发现乙肝大三阳，HBV-DNA 8.0×10^7 IU/ml，肝功能：各项正常，B超：肝弥漫性损伤，脾肿大，胆囊胰腺未见异常。肝硬化早期。

症见：面色晦黑，右胁下时有隐痛，腹胀，食欲不佳，大便溏，舌淡少苔，脉沉弱。乃脾肾阳虚所致，拟黄龙丸与勾陈汤同用。

1. 黄龙丸

鲮鲤甲_{土炒，100g}　禹粮石_{煅，200g}

共为细末，枣泥为丸，黄豆大，每次服 10g，日 3 次。

2. 勾陈汤加味

人参_{切，20g}　甘草_{20g}　干姜_{炒，15g}　白术_{20g}　谷芽_{炒，30g}　当归_{30g}　川芎_{15g}

上七味，以水 1500ml，煎至 300ml，分 2 次服，日进一剂。

2 月 21 日复诊：症状缓解，腹胀减轻，食欲增加。

服药两月，症状消失。邢台市传染病医院复查，B 超示：肝胆脾无异常，肝功能正常，HBV-DNA 降至 2.20×10^5 IU/ml。治疗一年，病毒量降至正常。至今追访，病情稳定。

按：黄龙丸，行气活血、软坚散结，治肝硬化。鲮鲤甲腥窜，通经活络，活血祛瘀，为君药；辅以禹粮石，下滞邪，祛癥瘕；佐以大枣，补不足消有余。三味相辅，共奏活血通络、消积软坚之功。

【药释】

鲮鲤（又名穿山甲）

《本经疏证》云："微寒，主五邪，惊啼，悲伤。"

《本草汇》云："味咸，微寒，有毒。入足厥阴经，兼入手足阳明经。除痰疟，通经窍，消痈肿，排脓血，疗蚁瘘，敷疮癫。治痘疮变黑，散疔毒乳岩。"

鲮鲤甲用蛤蜊粉炒珠后腥香走窜，理气疏肝，疏通经络，活血散瘀，攻坚消癥。入厥阴、阳明，治脏腑硬化。通经祛痹，疗诸风湿痹痛，关节不利。通乳愈痈，治乳岩。

鲮鲤以蚂蚁为食。蚁，善行走窜，含有多种氨基酸，且《现代中药药理手册》载：蚂蚁"含丰富的蚁酸，多种氨基酸、脂肪酸、柠檬醛，还含有维生素 A、D、B_1、B_2，高能磷化物 ATP，各种激素，以及 20 多种人体必需的微量元素"。有提高免疫、增强体力功能，故穿山甲当富含其功能。

禹粮石

《本经疏证》云："味甘，寒，主咳逆，寒热，烦满，下赤白，血闭，癥瘕，大热。"

《张大昌医论医案集》禹粮石性非固涩一文论："缘此品大有除湿热积滞之功，其性与大黄、秦艽相似。与石脂之涩渗相佐济，故主滞下、癥瘕及小腹结痛也。"

《辅行诀药性探真》云："其色又为黄色，为脾土之色，故当有土性而属之，而称之为火中土药。

"它与草木药火中土大黄，均色黄和五脏，主癥瘕结积，血闭寒热，小腹痛，通利肠胃等作用。这与当代只以收敛涩肠止血论禹余粮者有所不同，学者当识之。"

《现代中药药理手册》载其主要含有碱式氧化铁、钙、镁等有机元素，是酶启动剂，可提高免疫力，抗衰老。

禹粮石可治赤白痢疾、血闭、癥瘕，与甲珠为伍，行气散结，破血攻坚，故对于肝硬化、肝癌，黄龙丸效果显著。

大枣

《本经疏证》云："味甘，平，无毒。主心腹邪气，安中养脾，助十二经，平胃气，通九窍，补少气，少津液，身中不足，大惊，四肢重，和百药……"

《辅行诀药性探真》云："大枣禀湿土之气而多津以补津，禀火热之气以腐熟水谷。"又云"而大枣具火土之德，即能助心脾之气，心火为十二官之主，脾土可统其他脏腑，故可有助于十二经脉"。

黄龙丸补脾健胃以治肝。促免疫增抗体，恢复机体功能。

它与朱雀丸不同处，朱雀丸善于活血祛瘀，而黄龙丸善于走窜，通经活络，增强体质，两丸联用效果更好。

蓐收丸

治结核，肺痨也，又治吹乳、乳痈初起、淋巴炎有效。

白矾为末，一两　　蜂蜡一两

先将蜡火上化了，加少许麻油，乘热将药和入急搅令匀，手抟为丸如豇豆大，每次六克许，同时嚼葱尖二寸，热开水下。若瘰破烂不收，加雄黄二分。

金神蓐收者，秋神也，故治如此。

【方释】

《淮南子·天文训》："西方金也，其帝少昊，其佐蓐收，执矩而治秋，其神为太白，其兽白虎，其音商，其日庚辛。"

蓐收，星神名。蓐收丸的功能顾名可知，秋天万物皆当收藏，用药亦当顺其天势。

【案一】脑胶质瘤

刘某某，男，32岁，2014年4月28日就诊。

主诉：半年前因头痛，神志不清，抽搐，在省某医院住院诊断为脑胶质瘤，予开颅手术。出院后，本人要求服用中药善后。

症见：头痛，头晕，嗜睡多忘，神志阵发性不清，反应迟钝，注意力不集中，答非所问，时有异常小动作，舌苔白，脉紧数，血压 130～160/80～110mmHg，每天以甘露醇维持。给以蓐收丸、桂枝茯苓汤。

1. 小蓐收丸（详见上页原文）

每次 3g，日 3 次。

2. 桂枝茯苓丸加味

桂枝 30g　牛蒡子 炒，20g　川芎 20g　粉葛根 30g　桃仁 捣，15g　茯苓 20g　牡丹皮 20g　白芍 20g

上八味，以水 1000ml，煎至 400ml，分两次一日服。

5 月 6 日二诊：症状有所减轻，血压稳定，将蓐收丸增至 5g，日 3 次。

再次来诊：病情稳定，症状减轻，停输甘露醇未再复发。

按：脑胶质瘤，脑，奇恒之腑，治当在任督。桂枝茯苓丸降逆平冲，活血解痉，牛子、抚芎、葛根解痉止痛去痰饮，冲气既低，风熄脉平，诸症自愈。蓐收丸固封病灶，维护术后创伤愈合，补正祛邪。汤剂与丸剂缓急并用，标本兼治，疑难病随愈。

【案二】子宫内膜癌

王某某，女，62 岁，2000 年 3 月 13 日来诊。

子宫内膜癌术后半年，少腹疼痛，下坠腰痛，阴道排泄物增多。医院复查未发现转移灶，但有肿大淋巴结，嘱保守治疗，遂寻求中医。

症见：消瘦，懒言语，怕冷，面色灰暗，舟状腹，脐周悸，少腹疼，肤冷恶寒，红黄带下，舌质淡，苔薄白湿润，脉沉细。此系阳气不足，阴邪至重，拟蒡收丸兼服汤剂。

1. 小蒡收丸（制法同上）

每次 4g，日 3 次。

2. 自拟方剂

当归 30g　附子 15g　干姜炒黑，20g　川芎 15g　白芍 15g
熟地 30g　甘草炒，20g　人参 15g　白术 15g

上九味，以水 1000ml，煮至 400ml，分两次一日服。

服至半月，诸症减轻，以后每七天一诊，汤剂辨证加减，蒡收丸常服，用药半年余，症状完全消失。患者服药一年半，病情控制良好。

按： 子宫内膜癌术后，病情复杂，八珍汤加附子、干姜，气血双补，阴阳共调。蒡收丸固敛恶疮，收口生肌，愈合溃腐，托里止疼，护脏腑补正气，体质得到恢复，病情得到控制。

【案三】淋巴肉瘤

张某某，男，72 岁，2012 年 6 月 3 日前来就诊。

淋巴肉瘤，于省某院住院两月，因治疗无效，乃弃西从中。

症见：颈项肿大如柱，触之无痛，每天有发热，体温 38.4℃，腹中痛，皮肤瘙痒，口苦咽干，情绪低落，面色紫黑无泽，身体瘦弱，舌苔白腻，双脉沉紧，拟蒡收丸兼大柴胡汤。

1. 小蒡收丸（制法同上）

每次 10g，日 3 次。

2. 大柴胡汤

柴胡 60g　黄芩 20g　白芍 20g　半夏 20g　生姜 30g　枳实

炒，15g　　大枣擘，8 枚　　大黄 10g

上八味，以水 1500ml，煎至 1000ml，去滓再煎，至 500ml，分三次一日服。

6 月 11 日二诊：前症见轻，经辨证加减，灵活处方，持续治疗了两年，病情稳定了下来。

按：淋巴肉瘤，有效药物极少。根据症状选择疏肝理气，消瘀泻火，调节五脏的大柴胡汤，与蓐收丸联用。固封癌瘤，使其不转移，不扩散。理气活血，补气止痛。连续治疗两年无疼痛，病情稳定，生命得到延续。

【案四】肺癌

邓某某，男，60 岁，1998 年 3 月 10 日初诊。

该患者因咳吐血痰，去省四院检查。支气管镜诊断为右肺中心型，小分子低分化细胞癌，不宜手术，给予化疗（用药不详），四个疗程后结合中医治疗。

症见：肢体消瘦，眉毛脱落，面色苍白，咳嗽气短，胸腔少量积液，膺背攻注疼痛，右肩为著，呕吐不能食，舌苔白滑湿润，质淡，脉细数，与金神蓐收丸兼服《伤寒论》小青龙汤。

1. 蓐收丸

白矾为末，100g　　雄黄为末，5g　　蜂蜡 105g

先化蜂蜡，入少量麻油，待蜡微热内白矾雄黄，急搅匀，乘热快手为丸，豇豆大。每次 3g，日 3 次。

2. 小青龙汤

麻黄去节　　芍药　　细辛　　干姜　　甘草炙　　桂枝各 15g　　五味子 10g　　半夏 20g

上八味，以水 1200ml，煮至 500ml，分三次服，日一剂。

3月16日复诊：症状缓解，痰易咯出。

坚持服药3个月后诸症减轻，痰涎减少，易咯出，不再攻注。蓐收丸固收肿瘤，补元气，小青龙宣肺利饮，一丸一汤标本兼治，三月后肺CT，病灶缩小了1.8cm，病情得到了很好的控制，至今带病生存。

按：蓐收丸，固封靶病灶，使恶毒不扩散不转移，补正气，以增加抗体。小青龙汤利水饮，消痰涎，使气管畅通，保持肺功能不衰。

治大病，要扶正祛邪兼施，标本兼顾。以保命为要务，不可克伐太过，只要能保持住体质，正气不衰，病情就能得到控制，如此也能为治疗争取更多的时间。治病如同两个人摔跤，只要能相持，就有战胜对方的可能。

【案五】结肠癌

刘某某，男，61岁，2011年7月4日初诊。

数月前腹痛下坠，大便稀溏、伴有黏液，时有鲜血，日4～5次。服西药消炎止痛则症状缓解，未予以重视，后经多次反复不愈，于市某医院做肠镜示：降结肠距肛门20～25cm处，可见隆起新生物，侵及2/3肠周。病理示：腺癌，遂行结肠切除术。出院后未做放化疗，要求中药善后治疗。

症见：腹中及刀口处痛，腹胀不欲食，大便时溏时干，体质瘦弱，面色无华，情绪低落，舌无苔、质嫩，双脉浮虚，拟小蓐收丸兼服八珍汤加味。

1. 小蓐收丸（详见案一）

每服4g，每日3次。

3. 八珍汤加味

人参切, 15g 白术 20g 干姜炒, 20g 甘草炒, 20g 当归 30g
川芎 15g 白芍 20g 熟地 30g 五灵脂 15g 赤石脂 50g

上十味，以水 1500ml，煮至 500ml，分两次一日服。

7 月 16 日二诊：服药 10 天疼痛消失，精神较前明显好转，服药一年半，症状消失而停药。

按：此案例未做化疗，仅服中药。结肠癌本即内疮，小蓐收丸主之，八珍汤整体调节，内外夹攻，病情控制很好。

多年来，小蓐收丸治恶性肿瘤，谨遵师意，已手术者服之，顾护正气，封杀余邪，恢复创口。未手术者服之，收敛固封，使恶疮不扩散、不蔓延、不生长，而达到带病生存的治疗目的。

【案六】鼻窦炎

赵某某，男，19 岁，2012 年 5 月 4 日初诊。

常年流鼻涕，头沉嗜睡，记忆力下降，注意力不集中，学习成绩下滑。查双侧副鼻窦 CT 示：双侧上颌窦、筛窦及右侧额窦炎症。

刻诊：鼻息不利，头痛，情绪不稳，易躁动，少言语，性格怪僻，舌苔薄白，质红，双脉浮虚，遂处以蓐收丸。

小蓐收丸（蓐收丸详上条）

每服 6g，日三次，服丸后嚼葱尖两寸。

5 月 12 日（一星期后）复诊：精神明显好转，开始主动诉说病情，效上方，加自制鼻炎丸：

荆子　牛子　苍子　白芷　川芎 1∶1∶1∶1∶1

共为细末，炼蜜为丸，每丸重 10g，每次服一丸，每日服三次。

继服一周，痊愈，随访未再复发，现已考入大学。

按：学生中患有鼻炎、鼻窦炎者很多，头痛、头晕、嗜困、注意力不集中、记忆减退，学习成绩下降，性格改变。往往不被家长及老师所理解，误为捣蛋不好好学习，其实是鼻窦炎为患。蓐收丸治愈率60%以上。

【案七】肺结核

李某某，男，38岁，2013年8月10日初诊。

于省胸科医院检查，胸部X线示：右肺上叶尖后段片状影，其内可见透光区，胸膜增厚。痰菌培养：找到结核杆菌。遂诊断为空洞型肺结核，住院两个月，给以左氧氟沙星、异烟肼等液体治疗，出院后来诊。

症状：咳逆不得卧，吐血痰，身体羸瘦，凝肩，盗汗乏力，面黄，低热（体温37.4℃），双脉浮数，尺肤甲错，舌淡少苔，舌质红嫩，阳弱阴虚，处以小蓐收丸兼竹叶石膏汤。

1. 蓐收丸（丸法详上条）

每服6g，日三次，服丸后嚼葱尖两寸。

2. 党参30g　寸冬20g　五味子15g　干姜炒，15g　石膏30g　竹叶20g　甘草20g　生地30g

上八味，以水1500ml，煎至600ml，分三次一日服。

8月18日复诊：热退，停输左氧氟沙星。遵上方共服药两个月，诸症减轻，因外出打工，遂改为丸剂，继续服用。半年后回访，无任何症状，痊愈。

按：结核病，抗痨治疗副作用大，长期服用易损伤肝、肾、脾胃，而影响饮食，损伤正气。余辨证施方，汤、丸结合。汤剂补气血，调阴阳，强健体质，恢复免疫。丸药护膜消炎，杀菌固护钙化斑，其病治愈。

【案八】带状疱疹

刘某某，男，40岁，腰围半边珍珠样疱疹，疼痛剧烈，诊断为带状疱疹。

其人口苦咽干，舌苔黄厚干燥，脉滑数，易怒，小便黄，肝胆火盛，湿热蕴结，处以《杂病源流犀烛·身形门》龙胆泻肝汤，兼小蓣收丸，外涂雄黄散。

1. 蜡矾丸（制、服方法参见上条）

2. 龙胆泻肝汤

胆草 6g　栀子 10g　柴胡 15g　木通 5g　青皮 10g　大黄 10g
连翘 15g　白芍 10g　黄连 6g　滑石 20g

上十味，以水 1000ml，煎至 400ml，分三次服。

3. 外涂：雄黄末（《医宗金鉴·外科》）。

雄黄研极细外涂。

照上方，内服外涂，旬日即愈。

按：临床治疗此类疾病，辨证处方，以汤清脏腑之邪热，口服小蓣收丸，护心护膜止痛，雄黄散外涂，内外夹攻。综合治疗愈合快，不留后遗症。几十年来，治疗带状疱疹无数例，无一例病毒入里合并心脑病者，无一例后遗痛疼者。

【案九】霉菌性阴道炎

李某某，女，35 岁，2000 年 5 月 17 日初诊。

口舌生疮，带下白浊，阴痒，就诊于市某医院，涂片报告示霉菌性阴道炎，给予输液、阴道栓药（具体用药不详），用之即愈，停药不到一个月则又复发，反复发作已有两年之久，病人感到非常痛苦，现出院不到一周，又有复发趋势。

症见：心烦懊恼，寝食不安。舌苔黄腻，舌质暗红，腹胀，少腹按压痛，小解不利，涩痛，大便秘结，3～4 日一次，双脉滑数。肝胆火盛，湿热下注，拟小蓣收丸加味，兼服大柴胡汤。

1. 小蓣收丸

白矾 为末，100g　蜂蜡 100g　云苓 50g

先溶化蜂蜡，入少量麻油，开锅十分钟下火，待温，入白矾、云苓末，乘热快手为丸，豇豆大，每次服 4g，日 3 次。

2. 大柴胡汤

柴胡 60g　黄芩 30g　芍药 30g　半夏 30g　生姜 50g　枳实 20g　大枣擘, 10 枚　大黄 15g

上八味，以水 1500ml，煎至 500ml，分三次，一日服。

5 月 24 日复诊：心烦已，大便通，小便利，诸症见轻。

一星期后再次来诊，面有光泽，神情愉悦，症状消失。

继续调治月余，其病痊愈，至今未再复发。

按： 宫腔的正常生理现象，是由有益菌体来维持的，经常大量应用抗生素，造成菌群失调，有害病菌容易入侵，形成了疾病的反复发作。中医辨证用药，蓁收丸消毒化脓，黄蜡与云苓做威喜丸，安神利湿，收敛溃疡，修补正气。大柴胡疏肝理气，去湿热，整体调节。停用抗生素，使正常菌群复原，从而形成自己的保护圈。邪去正安，其病彻底治愈。

【药释】

黄蜡

《本草经集注》云："味甘，微温，无毒。主治下利脓血，补中，续绝伤，金疮，益气，不饥，耐老。"

《本草求原》云："蜡淡得五味之元，故入中土以返于元阴。气平又得五味之全，以和中不偏。黄者益血补中，行经脉治下痢脓血，续绝伤，生肌止痛，护膜解毒，肺虚膈热，咳嗽而熔渴音嘶。"

《本草纲目》时珍曰："蜜成于蜡，而万物之至味，莫甘于蜜，莫淡于蜡，得非厚于此必薄于彼耶？蜜之气味俱厚，属于阴也，故养脾；蜡之气味俱薄，属乎阳也，故养胃。厚者味甘，而性缓质柔，故润脏腑；薄者味淡，而性啬质坚，故止泄痢。"

蜡主润，润脏腑经络，主收敛，即可收口敛溃疡生肌，又可补中，固护胃元之气，防腐，护膜愈顽疮。

矾

《本草经集注》云："味酸，寒，无毒。主治寒热，泄利、白沃、阴蚀、恶疮、目痛、坚骨齿，除固热在骨髓，去鼻中息肉。"

《辅行诀药性探真》："《辅行诀》称白矾为金中水药，其味酸，属肺金之主味，有酸收之功，其气寒，寒为肾水之气当是称其为金中水药的直接根据。因其酸收，故可治脱肛、阴挺（子宫脱垂）；因其气寒，故肝热之泪出目痛、骨髓之热可除；且其性能收湿而劫滑涎，故泄痢带下可愈；其性又可澄浊淖，得火则烊，遇水则化，可入水火之中而双绾于阴阳之间，水火所受之邪浊可因之而清，无论湿热或寒湿不得蕴结而寒热得除，风痛止，更不至蕴久积毒而治疮疡。"

白矾收敛、止血、愈疮，主要含有硫酸铝钾，有抑菌、抗菌之作用，用治外科、痈疽、恶疮等各种感染。

【引证方】

《景岳全书·外科钤》蜡矾丸："治金石发疽，一切痈疽托里止痛疼，护脏腑神妙，不问老少皆可服之。黄蜡一两，黄色佳者溶开离火入矾末。"

《本草求真》记载，李迅《痈疽方》"凡人病痈疽发背，不问老少，皆宜服黄矾丸。服至一两以上，无不作效，最止疼痛，不动脏腑，活人不可胜数。明亮白矾一两，生研，以好黄蜡七钱，熔化，和丸梧子大，每服十丸，渐加至二十丸，熟水送下，如未破则内消，已破即便合"。

《内经拾遗》神仙蜡矾丸，"凡痈疽已成，即服此药，护心止痛"。

陶节庵曰："愚按此方，不惟定痛生肌而已，护膜止泻，消毒化脓，及内痈排脓托里之功甚大，或金石补药发疽，非此莫能治。"

《良朋汇集》载："蜡矾丸，痈疽已成，即服此药护心护膜止痛。净黄蜡一两，明矾一两研，用杓化开蜡，再入矾末，搅匀为丸如绿豆大，每服六七十丸，滚水送下，一日三服，三日后每日一服，外科圣药用朱砂为衣更效。"

《串雅内编》威喜丸，黄蜡茯苓，"治男子阳虚精气不足，小便白浊，余淋常流，梦寐多惊，频频遗泄，妇人白浊白带等证"。

蜡矾丸是治一切疫毒名方，护膜托里，防毒攻心。于疮痈恶毒，可补正气，敛疮疡，已溃者可祛腐排脓，收口生肌，未破溃者，祛邪消肿，固剂封杀。依药理类推于内科诸证，今之多种内溃、疡疽、癌症等，依法相用，能达到"人癌共存"取代"抗生素"之治疗目的。

玄冥散

治肾炎，肾盂炎，溺血及小便不利，颜面浮肿方。

龟_{焙黄，为末}　干姜_{炒炭}

共为细末，米粥下，薏米粥更佳也。

【方释】

《淮南子·天文训》云："北方水也，其帝颛顼，其佐玄冥，执权而治冬。其神为辰星，其兽玄武，其音羽，其日壬癸。"

【案一】慢性肾功能衰竭

张某某，男，36岁，2004年1月21日首诊。

因眼睑及双下肢中度浮肿，血压升高（160～200/100～

130mmHg），虽用药而迟迟不下而就诊。检查血常规示：血红蛋白 6.5g/L，余项正常；尿常规：蛋白（＋＋＋），管型尿，尿比重 1.012；肾功能：肌酐 580μmol/L，血尿素氮 45mmol/L，肌酐清除率 27ml/min；B 超：双肾大小正常，皮质变薄。以慢性肾功能衰竭收住入院。

症见：颜面浮肿、苍白，双脉浮虚，舌苔白滑而腻，舌质淡，小便量可，大便两日一次，水邪滞留，阳气不足。治当温阳利水，投瓜蒌瞿麦汤兼服自制玄冥散。

1. 玄冥散

龟焙黄　干姜炒炭，各250g

共为细末，每服 6g，日 3 次。

2. 瓜蒌瞿麦汤

瓜蒌根30g　茯苓40g　薯蓣40g　附子炮，10g　瞿麦15g

上五味，以水 1500ml，煎至 600ml，每服 200ml，一日二次服（《金匮要略》瓜蒌瞿麦丸改成汤剂）。

2 月 8 日复诊：水肿减轻，血压降至 130～150/90～95mmHg。继续服药 30 天，复查肾功能：肌酐 30μmol/L，尿素氮 28mmol/L，肌酐清除率 80ml/min；尿常规：尿蛋白（＋＋），白细胞（＋＋），红细胞（＋＋）。

在前方基础上辨证加减，玄冥散每次加服至 10g，每日 3 次。持续服药一年，复查生化指标正常，其病治愈，3 年后随访未再复发。

【案二】卵巢癌

范某某，女，54 岁，2010 年 7 月 27 日就诊。

卵巢癌切除术后 1 年半，复查 CT 示：子宫及双侧附件缺如，膀胱壁不规则增厚，盆腔内肿大淋巴结，考虑癌转移。尿常规：红细胞（＋＋＋），蛋白（＋＋），血压

150/90mmHg，体温 37.2℃，肾功能：肌酐 380μmol/L，尿素氮 45mmol/L，肌酐清除率 27ml/min。

刻诊：其情绪低沉，心烦懊恢，少腹酸痛，下坠，小便淋漓，大便秘结，口干苦，颜面及双下肢浮肿，双脉浮紧，予保守治疗。证属湿热蕴结下焦，拟玄冥散配合大泻肾汤。

1. 玄冥散

龟焙干　干姜炒炭，各250g

上药共为细末，薏米汤和药末为颗粒，晒干储存，每服8～10g，日3次。

2 大泻肾汤

茯苓30g　甘草20g　黄芩15g　大黄10g　芍药20g　干姜10g

上六味，以水 1000ml，煎至 500ml，分三次服。

8 月 5 日复诊：症状缓解，腹痛减轻，小便通畅，体温 36.5℃。

效不更方，继续服药月余，肾功能基本恢复。

按：卵巢癌术后转移至肾。玄冥散，龟滋肾阴，姜补肾阳，二药共同顾护其脏，使衰弱的功能恢复正常，正气得到修复，癌症自然被控制。大泻肾汤原方为枳实与生姜，因症有腹痛，且病久入血，故以芍代枳，干姜代生姜。

先师曾说过，癌症如同树肉，孢子菌要在一个适应的环境，即一定湿度、温度下，才能生长，如果生长环境改变了，即使再多的孢子菌，也长不出树肉来。

癌细胞，是在非正常环境下的细胞化生。因为目前还没有发现能选择性的去杀伤癌细胞的疗法和药物，无数事例证明，中医所谓的以毒攻毒，西医放化疗是不成功的。因为它们会造成肝肾功能损伤，血液细胞被破坏，使整体生理功能紊乱，体质下降，不但治不了病，反而助纣为虐，使病情加重，催人早亡。

对细胞的异常化生，有的专家认为是基因丢失，免疫低下。用祖国医学"天人合一，整体观念"，所特有的辨证治疗方法，调节肌体阴阳平衡，使身体恢复本来的防御、修复等功能，恶性细胞失去存活的环境，而正常细胞得到保护和营养，癌症就能被控制或治愈。

现代医学，是以靶器官为目标，快刀切除为治疗目的，善后则无良法。

目前看，治疗癌症现代医学与传统医学各有优势。现代医学尽早开刀切去毒瘤，除去病灶，只是病的外在一半。祖国医学根据天人合一、宇宙辩证观，调阴阳，辨虚实，论五行，调脏腑，恢复机体功能，从病因着手，从根本上去治疗。这样的中西医治疗，才是目前最可行的治疗方案。

【药释】

龟

《本草汇》云："味咸甘，平。气味俱阴，阴中之阴也，入足少阴经。"又云："龟，禀北方之气而生，为阴中至阴之物，其形象离，其神在坎，大补阴分而主阴血不足。"

《本草纲目》云：龟肉味"甘，酸，温，无毒。酿酒，治大风缓急，四肢拘挛，或久瘫缓不收，皆瘥。煮食，除湿痹风痹，身肿踒折"。

《现代中药药理手册》载：龟壳"滋阴潜阳，益肾强骨，养血补心。用于阴虚潮热，骨蒸盗汗，头晕目眩，虚风内动，筋骨痿软，心虚健忘。"主要成分含胶质、脂肪、钙盐、氨基酸（共 18 种，包括人体必需的 7 种）、无机物（钙、锌、铁、铝）等。对内分泌、甲状腺、肾上腺、胸腺有着很大影响，增强免疫，添补微量元素。

临床上整龟焙干为末，龟板补阴，其肉补气。一物双补，阴阳两调。

干姜

《本草经考注》云："味辛，温。治胸满、咳逆上气，温中，止血，出汗，逐风湿痹，肠澼下痢。"

《辅行诀药性探真》云："干姜主证多与肾胃有关，即所谓'肾者，胃之关'称之为木中水，正着水土合德之理念。"又云："干姜功在理中下二焦，当有肾水下趋之性……干姜守而不走，长于温中下治内生之虚寒，止泄蠲饮，胸满咳逆上气，止唾血。"

干姜辛温，大热，以诸家观点，干姜入足厥阴肝、手太阴肺、足阳明胃、手阳明大肠、足少阴肾，益火祛寒，阴生阳长，肾功能自然恢复。

干姜、全龟，一辛一咸，以陶氏观点，辛咸除积。现在科学之观点《现代中药药理手册》载，乌龟、干姜均有促进肾上腺皮质功能的作用，可以增强免疫力，抑制血液渗透性，改善肾循环。

方例正文

甲：阳宗

子：病属表者二剂。一、轻剂；二、宣剂。

一、轻剂

轻可去闭，开营卫之气也，麻黄、细辛之属是也。

麻黄：主解肺郁，开卫气，发汗止喘。

细辛：主咳逆头痛，脑动，百节拘挛，风湿痹痛（《本经》）。

温中下气，破痰利水道，开胸中，除喉痹齆鼻，风痫癫疾，下乳汁，结汗不出（《别录》）。

轻剂之"轻"，《说文解字》云："引申为轻重之轻。"指的是药性轻浮，宜于上越，宣散营卫，驱邪外出。

（一）小方

《处方正范·上篇》云："病邪发时有间止者，治宜小方。小方有四义，①病位非要；②有时自解；③配伍简单；④分量微小。"（诸剂小方皆如此，他剂不再重述）

麻黄甘草汤

治皮水，其脉浮身肿，按之没指，不恶风，其腹不鼓，当发其汗（麻黄甘草汤《金匮要略今释》为"甘草麻黄汤"，甘草为生甘草，治文有异）。

治卒上气，喘息欲死《《外台》、《肘后》）。

麻黄四两　甘草炙，二两

上二味，以水五升，如法煮取三升，温服一升，重复汗出；不汗出再服，慎风寒。

【案一】风寒感冒

韩某某，男，学生，16岁，2003年6月15日来诊。

昨日上午体育考试，下场后热甚、汗流浃背，遽以自来水冲凉，傍晚即恶寒发热，战栗，体温39.5℃，肌注赖氨匹林1.0g，入夜汗出热退。第二日晨起，即身面浮肿，目不能睁。此系水邪郁闭在表，湿邪留滞在卫，形成皮水，予麻黄甘草汤。

麻黄30g　甘草炙，15g

上两味，以水1000ml，先煎麻黄去沫，内甘草煮取500ml，分三次服，初服200ml，覆被微汗出，汗出即减后服，一剂未尽而病愈。

按：麻黄甘草汤治溢饮，极便捷。20世纪七八十年代生活困难时期，合作医疗要求土法上马，不许用大方、贵药，病人拿几分钱去治病，小方对初感风寒或浮肿治例尤多。麻黄性烈，当辨证详细，掌握好用量，药到病除。

服麻黄剂，一般都要频服，掌握中病即止，即不会出现中毒现象。

【案二】特发性水肿

刘某某，女，54岁，农民，2000年3月6日来诊。

于2000年3月4日晨起身面浮肿，家人恐惧，在市某医院住院检查，血尿常规、肝胆脾双肾及妇科B超、心电图、肝肾功能、免疫蛋白均无异常。水电解质：钠

129mmol/L，诊断为特发性水肿。

症见：眼睑及双下肢中度浮肿，面色黄胖不华，乏力，咳嗽，咽干，大便微溏，小便数，舌质灰苔白，双脉浮紧，诊断为皮水，处以麻黄甘草汤。

麻黄 30g　甘草炙，15g

上两味，以水 1000ml，煮至 400ml，先服 150ml，覆被取汗，汗出后减药量，令微微汗出。

3 月 8 日复诊：服药两剂肿已全消，遂改为苓桂术甘汤善后，宜气利饮，病愈，至今随访未再复发。

按：《皇汉医学》汤本求真认为："凡皮肤与肺脏，俱为气体毒及水毒之排泄机关，不论何种疾病，若皮肤机能被障碍，或被停止时，则肺脏不得不代偿此机能。"

此二案例，病邪初中，邪居卫分，病情单纯，正气尚盛，麻黄甘草轻宣，小方药专，单刀直入，使汗出肺宣，饮去病安。

【药释】

麻黄

《本草经考注》云："味苦，温。主中风、伤寒头痛，温疟，发表出汗，去邪热气，止咳逆上气，除寒热，破癥坚积聚。"

《药征》云："主治喘咳水气也。旁治恶风恶寒，无汗，身疼，骨节痛，一身黄肿。"

《本草备要》云："肺家专药，能发汗解肌，去营卫中寒邪，卫中风热，调血脉通九窍开毛孔，治中风伤寒。……"

麻黄性烈，辛苦而温，平喘利水，发汗解肌，温阳散寒，宣肺气以祛风湿有余之邪，兴奋神经，以调心肺之功能。肺经之专药，治疗多不离肺经。

甘草

《本经》云："味甘，平。主五脏六腑寒热邪气，坚筋骨，长肌肉，倍力，金疮尰，解毒。"

《神农本草经疏》云："甘草味甘，气平无毒，正禀土中冲和之阳气以生，故《别录》称之为九土之精。可升可降，阴中阳也。主五脏六腑寒热邪气，坚筋骨者，以其得土中冲阳之气，味甘平，性和缓，故能解一切毒气，安脏腑，除邪热也。"

甘草味甘缓，培补脾土，生营血，解肿毒邪热。

麻黄甘草配伍，一发卫气而宣外，一滋营血而襄里，生津液以增汗源，汗而不伤卫气，行水而不损伤营血。

【引证方】

《金匮要略·水气病脉证并治第十四》篇：里水，越婢加术汤主之，甘草麻黄汤亦主之。

甘草麻黄汤方

甘草二两　麻黄四两

上二味，以水五升。先煮麻黄。去上沫，内甘草，煮取三升，温服一升，重复汗出，不汗再服，慎风寒。

《范东阳方》云：疗卒上气鸣息便欲绝方。

麻黄去节　甘草炙，各二两

上二味，切，以水三升，煮取一升半，分三服。

（二）急方

《处方正范·上篇》云：病情紧急而逆者，治以急方。急方之设有四义：①病起仓促；②急脱暴闭；③药性剧烈；④药味数少。急脱暴疾，亦有虚实之分及内外之别，外则酷暑暴寒，瘴雾毒气，内则七情薄厥，饮食犯忌，实则外闭内壅，虚则脏气脱失。一息不续，生死攸分，非药用峻烈，斩关夺帜，立竿见影，入口神苏，则无遑他顾矣，如三物备急丸、白散、走马汤、返魂汤等。急方配伍制度为君一臣一使一。

返魂汤

救卒死，客忤死。

麻黄_{四两}　甘草_{二两}　杏仁_{打，三十枚}

上三味，以水八升，煮取三升，今令咽之（按：杏仁当为桂枝，应从）。

【案】伤寒

王某某，男，35 岁，1978 年 8 月 24 日来诊。

因下井作业时间太长，出井后，身冷如冰，面唇苍白，寒战，言语断续不清。先嘱捂以厚被，又急灌返魂汤。

麻黄_{20g}　甘草_{10g}　杏仁_{捣，10g}

上三味，以水 500ml，急煎灌服，半小时后，厥愈神清，寒战消失。

按：客忤卒死，非厥即脱。返魂汤，疗外闭实证，通营卫、启腠理、开关窍、醒神明。

【药释】

杏仁

《药鉴》云："气温，味甘苦，气薄味厚，可升可降，阴中之阳也。有小毒，入手太阴之剂也。解肌毒，散结滞。入麻黄，利胸中气逆而喘促。"

《张大昌注辅行诀·药释》，杏仁："味苦温。主咳逆上气，解肌，消风水。"

《本经疏证》引卢子繇谓："杏为心果，心主脉，故杏有脉络。"又云："夫血无气不流，气无血不泽，血不流，则脉络阻，而气先涌逆；气不泽，则腠理塞，而血遂壅瘀，故杏主助脉络，仁即主通脉络之气。"

杏仁主治咳逆上气，消风水，强心利痰，制麻黄过宣而伤心之弊。

【引论】

《肘后备急方》张仲景诸要方。

麻黄四两　杏仁七十枚　甘草一两

以水八升煮取三升，分令咽之，通治诸感忤。

《金匮要略·杂疗方二十三》

救卒死，客忤死，还魂汤主之方。

麻黄去节，三两（一方四两）　杏仁去皮、尖，七十个　甘草炙，一两

上三味，以水八升，煮取三升，去滓，分令咽之，通治诸感忤。

（三）专方（亦名正方）

1. 正方

《处方正范》云：专方的制度是：君、臣、佐、使各一。

病发于本，其气特异者，治以专方，专方有四义：①病发于内；②专部损伤；③药必族属；④配伍井严。一脏有一脏的性情，一官有一官的功能，如泾渭不同，江河异流，人体之经络亦然，其行经不同，腠理疏密等有差异，汗、下、温、清各宜。譬如器具的功用，矩不可为圆，规不可为方，况药之与病乎？唯其专治之方，不假他借，专为一用。故其组织谨严，伦序攸分，如阳

旦、阴旦、白虎、朱雀及五脏补泻等汤是也。

麻黄汤

治伤寒发热，头痛，身痛，腰痛，骨节痛，恶风，无汗而喘，脉浮紧者（青龙汤正方也）。

麻黄三两　甘草二两　杏仁七十枚　桂枝二两

上方四味，以水九升，煮取二升半，温服八合。

【案一】伤风

刘某某，男，24 岁，2008 年 7 月 18 日夜间约诊。

自诉：中午于烈日下作农活，大汗淋漓，回家后直吹空调，傍晚即觉不舒，半夜冻醒，体温 39.1℃。

刻诊：无汗，寒战，头痛，身痛，脉浮紧，舌苔薄白，病由"汗出当风"，急予以小青龙汤。

麻黄20g　甘草10g　杏仁炒，打，15g　桂枝10g

上四味，以水 1000ml，先煮麻黄去沫，后内诸药，煮取 300ml，热服 100ml，嘱卧床覆被，身热汗出，身感轻松。药未尽剂，热退病愈。

【案二】中湿

赵某某，男，34 岁，1984 年 10 月 24 日约诊。

主诉：赶驴车外出做生意，路上淋雨，随即觉恶寒，发热，头痛，就地寻诊所测体温 39.9℃，肌注安痛定 2ml×1 支、地塞米松 1ml×2 支、柴胡注射液 2ml×2 支，汗出后，热退。

第二天其证复发，恶寒，无汗、身痛、头痛、关节痛、乏力、不欲食，舌苔薄白，脉浮数。寒邪束卫，虽汗出而未尽。其人年轻力壮，素无他病，发汗驱寒湿，拟小青龙汤。

麻黄30g　桂枝20g　杏仁打，20g　甘草20g

上四味，以水 1000ml，先煮麻黄去沫，内诸药，煮取

500ml，先服 150ml，服药后半小时汗出，病人熟睡，一觉醒来症状全然消失。嘱啜流食，勿劳累，休养数日痊安。

【案三】慢性鼻炎

李某，男 14 岁，学生，2012 年 1 月 22 日。

患有慢性鼻炎，前来就诊。

症见：注意力不集中，头沉、头痛，鼻息不利，时有低热，体温 37.2℃，恶风寒，脉浮紧。以驱风散寒为治疗目标，投予麻黄汤。

麻黄15g　杏仁10g　桂枝10g　甘草10g

上四味，以水 600ml，先煮麻黄去上沫，再内诸药，煮取 300ml，服 100ml，日三次。

1 月 25 日复诊：鼻塞症状消失。

麻黄改为炙，继续服用，所谓鼻窦炎随之而愈。

按：麻黄汤，《伤寒论》之首方，对于中风、伤寒及风寒湿初中、正气未虚者，发汗则愈。麻黄汤药性猛烈，然烈马好陷阵。伤寒起病虽迅猛，麻黄汤愈之也速。

【药释】

桂枝

《本经疏证》："引东垣曰：'气之薄者，桂枝也，气之厚者，桂肉也。'气薄则发泄，桂枝上行而发表。"

《张大昌注辅行诀·药释》："桂，味辛温。主温经通脉，止烦热汗，调营卫，舒散诸经，除冲逆，伐肾邪，为通肝主。"

《辅行诀临证心得录》："桂发越而不固守，其势疏散，有助肝用脾体之力。皮色赤而兼入心，心主血脉，血脉贵流通，乃疏散之显像，肝藏血，为风之位，助肝散而流通，故活血祛风。"

《药物学》所载桂枝挥发油之医治效用，即是桂枝之医治效用，桂枝有防腐、刺激皮肤、镇静、镇痉、健胃、驱风、通经络、祛痰、利尿诸作用。

《药征》云："桂枝主治冲逆也，旁治奔豚头痛，发热恶风，汗出，身痛。"

桂枝气味纯阳，配麻黄辛温，可发散风寒，宣肺走营卫。配甘草，甘滋营阴添补津液，增汗之源，并防汗出伤正。杏为心之果，以杏相佐，可防汗之动心。青龙汤四味药，正方之制。

【引证方】

麻黄汤，《伤寒论今释》云：太阳病头痛发热，身痛腰痛，骨节疼痛，恶风，无汗而喘者，麻黄汤主之。

麻黄三两，去节　桂枝二两，去皮　甘草灸，一两　杏仁七十个，去皮尖

上四味，以水九升，先煮麻黄，减二升，去上沫，内诸药，煮取二升半，去滓，温服八合，覆取微似汗，不须啜粥，余如桂枝法将息。

《伤寒来苏集》论麻黄汤："治风寒在表，头痛项强，发热身痛，腰痛，骨节烦疼，恶风恶寒，无汗，胸满而喘，其脉浮紧浮数者，此为开表逐邪发汗之峻剂也。予治冷风哮与风寒湿三气成痹等证，用此辄效，非伤寒一证可拘也。"

2. 正加方

风湿相抟，一身尽痛，可与麻黄加术汤发其汗为宜。

麻黄三两　桂枝二两　甘草灸，一两　杏仁七十枚　术四两

上五味所组，是"正加方"。

上五味，以水九升，先煮麻黄，减二升，去上沫，

内诸药，煮取二升半，去滓，温服八合，覆取微似汗。

【案一】风湿类风湿性关节炎

蒋某某，女，64岁，2005年10月4日来诊。

类风湿20余年，全身关节畸形，双下肢"O"型改变，不能屈伸，双手挂凳勉强移动，手指类"鸡爪风"，腰椎成"S"弯，身体前倾，肌肤消瘦。本院查血沉：64mm/h，类风湿因子阳性，抗链"O"阴性，C-反应蛋白：105mg/L，血尿常规正常。

刻诊：大便秘结，身痛，恶寒无汗，晨起疼痛加重，不能自理，低热，体温36.8℃～37.3℃，舌苔灰黑而腻，脉浮虚。证系风寒湿痹，投麻黄加术汤。

麻黄 30g　桂心 20g　杏仁炒，打，15g　甘草 10g　白术 50g

上五味，以水2000ml，先煮麻黄，煎取400ml，去上沫，内诸药，煮取500ml，温服150ml，覆被微微汗出。

十天后复诊：身痛见轻，身已有汗。

服药3月病情见轻，诸关节水肿减小，离开凳子已能行走，半年后生活自理。

按：麻黄剂，解热除风寒，发越在外之邪；白术辛燥，健脾固卫气，大量白术通便排湿，泻在下之湿浊。麻黄加术驱寒湿之邪，共安虚弱之营卫，以治筋极痿癖。

【案二】肾病综合征

朱某，男，7岁，1977年9月11日初诊。

曾在某省医院诊为肾病综合征，治疗不愈。

刻诊：颜面、四肢浮肿，口渴，小便不利，脉数急。血常规（一），尿常规：潜血（＋＋），尿蛋白（＋＋＋），肾功：肌酐98μmol/L，尿素氮10.1mmol/L，B超查见肾脏增大，投麻黄加术汤。

麻黄 30g　　杏仁炒，打，15g　　桂枝 20g　　甘草 10g　　白术 50g

上五味，以水 1500ml，煮取 400ml，温服 50ml，日服三四次，分两天服。

9 月 20 日复诊：微汗出，水肿减轻，遵上方继续服用。

又十副服完后，水肿消失。根据辨证加减用药，本案例调治一月后，复查肾功能接近正常，治疗月余停药。随访未再复发，现已娶妻生子。

按：初次治疗小儿肾病综合征，心无定数，请教老师指导，先投麻黄加术汤，待水祛湿尽，遂改为达原饮清余热以善后，当服至二十天时突然腹泻数次，从此便日益见轻，腹泻当属冥眩。共服四十余天，大病治愈。

本病护理特殊，其母每夜间喂药，待儿睡熟时将其唤起，于睡梦中尽服其药。由于他母亲的精心护理，坚持服药，小儿肾病综合征治愈。

【药释】

术

《名医别录》云："味甘，无毒。主治大风在身面，风眩头痛，目泪出，消痰水，逐皮间风水结肿。除心下急满，及霍乱，吐下不止，利腰脐间血，益津液，暖胃，消谷嗜食。"

《神农本草经疏》："术禀初夏之气以生。其味苦，其气温，从火化也。正得土之冲气，故《别录》益之以甘，表土德也，故无毒。其气芳烈，其味甘浓，其性纯阳，为除风痹之上药，安脾胃之神品。"又云："术气芳烈而悍，纯阳之物也。"

《张大昌注辅行诀·药释》："术：味微苦平。主湿痹泄利，除热消食水。"

《处方正范·上篇》云："正加方是从同性能就加也。如麻黄是风药，经云：风能胜湿。又云苦可胜湿，白术苦燥，假令去风湿即在麻黄汤加一味术，以性能可表可燥是正加方。"

白术具辛、甘、苦三味。仲景取苦味治湿痹通便，用大量 30g 以上。取辛甘补气健脾，用小量 30g 以下。《中医不传之秘在于量》治肝硬化、眩晕、帕金森及消化道疾病都是 30g 以上。吕同杰、魏龙骧、陈红涛通便经验用量均超过 30g，最多达 150g。

【引证方】

《金匮要略·痓湿喝病脉证并方》：湿家身烦疼，可与麻黄加术汤发其汗为宜，慎不可以火攻之。

麻黄三两，去节　桂枝二两，去皮　甘草二两，炙　杏仁七十个，去皮尖　白术四两

上五味，以水九升，先煮麻黄，减二升，去上沫，内诸药，煮取二升半，去滓，温服八合，覆取微似汗，较比正加方多炙甘草一两。

《临床应用汉方处方解说》麻黄加术汤："本方主要用于风湿病、关节病、急性肾炎、肾病等，又用于夏季寝冷而全身倦怠，一氧化碳中毒，洞窟和古井、深塘、人多混杂煤气中毒等之发散毒素作用……"

3. 变加方一

越肺汤（旧名越脾汤[①]，从经义更正之），治一身悉肿，脉浮不汗出而渴，无大热者。

麻黄六两　石膏打，半斤　杏仁打，五十枚　生姜切，三两　大枣擘，十五枚　甘草炙，二两

---

① 编者按："越脾汤"现通常写为"越婢汤"，且方中无杏仁。

上六味，以水六升，如法煮取三升，分三服（方内"杏仁"补）。

先师在《处方正范》上篇说："变加方者，指病之反映而言，如麻黄汤去桂加石膏是变加方。是风寒在肺变为风热，故当舍桂而为石膏也。但正加是同地而随施，变加时地俱异而设也。故正加只一味，变加多两味也，故正加从本属方，变加从通方，其命名之义即在兹耳。"

【案一】流行性感冒

邓某某，女，34 岁，2013 年 4 月 21 日初诊。

患流感 20 余日，治之不愈（服药不详）。于本院检查血常规：白细胞计数 13×10^9/L，淋巴细胞计数 5×10^9/L；胸部 CT 示：支气管炎；尿常规正常；肝肾功能正常。体温：37.4℃，血压：130/80mmHg。

刻诊：一身悉肿，身重，恶寒无汗，口干而渴，小便黄，咳吐黄痰，咽干充血，红肿而痛，舌质红，苔薄黄，脉浮滑。郁热在上焦，治当宣肺祛热，予以越肺汤。

麻黄 20g　杏仁炒，打，15g　石膏 60g　生姜 30g　大枣擘，15 枚　甘草炙，10g

上六味，以水 1000ml，煮取 400ml，分三次服。

4 月 23 日复诊：服首剂当晚汗出，身轻，三剂服完，肿消咳止，其病痊愈。

按：流感治之不当，全身性浮肿，外邪在表当越而治之，越肺汤，宣通营卫之郁热，营卫通，水随汗出，故病治愈。

【案二】全身性浮肿

杜某某，女，56 岁，1999 年 10 月 8 日初诊。

素来体形肥胖，且全身性浮肿，两年来多次住院，给予利尿药肿消，停药复作。经多家医院生化、显像等检查血尿常规，肝肾功能，水电解质，下肢血流均无异常，无原因水肿，治之不愈。

刻诊：体温 36.6℃，血压 140/80mmHg。双下肢重度水肿，晨起轻，下午重，按之没指，口干渴，无汗，时咳吐白色痰涎，小便正常，大便秘结，二至三日一行，腹软，心下无抵抗，脉浮紧，舌质淡湿润、苔白。此为风水，治当以宣散，给越肺汤。

麻黄 15g　杏仁炒，打，15g　石膏 30g　甘草 10g　生姜 15g
大枣擘，15 枚

上六味，以水 1000ml，先煮麻黄去上沫，内诸药，煮取 500ml，分三次一日服。

10 月 14 日再次来诊：浮肿减轻，脉浮，舌苔薄白，质淡，越肺汤加量。

麻黄 30g　杏仁炒，打，20g　石膏 60g　生姜 45g　大枣擘，25
枚　甘草炙，20g

煎煮法如前，取 600ml，温分三次一日服。

服药一星期后水肿消失。随访至今每天下地劳动，未再复发。

按： 仲景越婢汤，历来说法不一，有"婢""脾"之争。《辅行诀药性探真·处方正范》云："原越婢之婢字，亦非'脾'字，乃'肺'字之讹。经有云'病在上者，越而上之'之义也。今本方以麻黄为君，是开卫理肺之剂，其名为越肺明矣。"世传本越婢，今更为越肺。

越肺汤，麻黄主，宣肺气，利水湿，配石膏，清里热。甘草、大枣调中气，资化源，共成发汗，解郁、行水之功。

我认为石膏退热不发汗，石膏虽然说辛凉，然辛少凉多，石质重，只有协麻黄时，才会有宣散作用。另一方面，石膏有收敛作用，佐麻黄，可防麻黄过散及兴奋心脏所产生的副作用，应该说麻黄石膏是药对。

【药释】

石膏

《神农本草经疏》云："石膏禀金水之正，得天地至清至寒之气，故其味辛甘，其气大寒而无毒。阴中之阳，可升可降。入足阳明、手太阴、少阳经气分。辛能解肌，甘能缓热，大寒而兼辛甘则能除大热。"

《张大昌注辅行诀·药释》云：石膏"味甘涩。除营卫中大热，解燥毒，止消渴及中风痿癖，收耗汗"。

《辅行诀药性探真》云："石膏之性既沉重肃降，又发散解肌；既可除邪实大热，又可滋助津膏之损而润泽，升降出入兼擅其长。此种非升非降，可泻可补之功用，正是五行中土为升降出入之枢，和缓协调，包容其他四行的特性，故《别录》称其为味甘之药。"

石膏气味俱薄，协麻黄，宣散肺卫，解热止渴，利尿消肿。

石膏主要化学成分为硫酸钙，有解热作用。现代药理研究表明，生石膏可抑制发热时过度兴奋的体温调节中枢，有强而快的减热作用。另外还能降低血液的通透性，缩短凝血时间，并有利尿作用。

【引证方】

《金匮要略·水气病方》越婢汤条：风水，恶风，一身悉肿，脉浮，不渴，续自汗出，无大热，越婢汤主之。

麻黄六两　石膏半斤　生姜三两　大枣十五枚　甘草二两

上五味，以水六升，先煮麻黄，去上沫，内诸药，煮取三升，分温三服。恶风者加附子一枚炮。风水加术四两。

与越肺汤相比较，少杏仁五十枚（打），炙甘草变为生甘草。

4. 变加方二

治风水恶风，汗出而渴者，去杏仁加附子炮，一枚。

麻黄六两　石膏打，半斤　生姜切，三两　大枣擘，十五枚
附子炮，一枚　甘草炙，二两

上六味，以水六升，如法煮取三升，分三服。

【案一】脑血栓后遗症

范某某，男，54岁，2005年4月11日就诊。

脑血栓病史半年，遗有半身不遂，语言不清，流痰涎，半身浮肿，近日加重，血压160/100mmHg，心电图示：窦性心率，V_{1-6}广泛ST-T段呈下垂型平型下移；尿常规：白细胞（＋＋＋）；蛋白（＋＋）；葡萄糖（＋＋＋）；血糖7.3mmol/L，血常规、肝肾功能正常。

症见：精神萎靡，食欲低下，汗出口渴，恶风寒，四肢冷，舌苔白，质红，脉沉紧。此上实下虚之证，给予越肺汤去杏仁加附子汤。

麻黄15g　石膏30g　甘草炙，15g　附子15g　生姜15g　大枣擘，12枚

上六味，以水1500ml，先煮麻黄、附子，去上沫，余800ml，内诸药，煮取400ml，分三次一日服。

5月10日再诊：恶风，浮肿较前减轻，血压降至

140/90mmHg，药已对证，遵上方附子加量为 20g，继续煎服。

5月16日复诊：前症均减，水肿基本消失，精神较前明显好转。

按：脑血栓后遗症，长时间不恢复，功能障碍，代谢紊乱，精神萎靡，痴呆，健忘，动作迟缓即血管性精神病，皆痰饮作祟，阳虚饮盛。麻黄、附子两药辛温大热，相互为用，回阳救逆，温阳利水，"益火之源，以消阴翳"。阴邪去，阳复气宣，身体功能恢复，症状减轻。

【药释】

附子

《名医别录》："味甘，大热，有大毒。主治脚疼冷弱，腰脊风寒，心腹冷痛，霍乱转筋，下痢赤白，坚肌骨，强阴。又坠胎，为百药长。"

《神农本草经疏》云："附子全禀地中火土燥烈之气，而兼得乎天之热气，故其气味皆大辛大热，微兼甘苦而有大毒。气厚味薄，阳中之阴，降多升少，浮中沉无所不至。入手厥阴、命门、手少阳三焦，兼入足少阴、太阴经。"

《张大昌注辅行诀·药释》："附子：味辛烈。温中暖下元，通身关节，除阴逆厥冷。"

附子大热，有毒，回阳第一药，药性虽烈，只要配伍得当，辨证详尽，立起沉疴。

5. 变加方三

治皮水一身面目悉肿，按之没指，复如故，不满不渴，去杏仁加术四两。

麻黄_{六两}　　石膏_{打, 半斤}　　生姜_{切, 三两}　　大枣_{擘, 十五枚}
术_{四两}　甘草_{炙, 二两}

右六味, 以水六升, 如法煮取三升, 分三服。

【案一】营养不良性水肿

段某某, 女, 50 岁, 2013 年 6 月 20 日初诊。

主诉: 每年春天一身面目悉肿, 已有五年时间, 血常规: 红细胞计数 3.8×10^{12}/L, 红细胞压积 37%, 血红蛋白浓度 8.70g/L, 白细胞计数 5×10^9/L, 血小板计数 230×10^9/L, 尿常规, 肝肾功能, 均未见异常。体温 36.7℃, 血压 130/80mmHg, 经多方检查, 均未发现明显异常, 每次发作即服双氢氯噻嗪改变症状。一般情况春天过去浮肿自消, 今年至今未愈。

症见: 面色苍白（贫血貌）, 全身性水肿, 按之没指, 下肢尤甚。舌苔白, 质红, 脉浮。诊为皮水, 给越肺加术汤。

麻黄_{30g}　甘草_{炙, 15g}　石膏_{50g}　生姜_{15g}　枣_{擘, 10 枚}
白术_{30g}

上六味, 以水 1500ml, 先煮麻黄去上沫, 内诸药, 煮取 500ml, 分三次一日服。

6 月 28 日复诊: 水肿消失, 全身亦倍感轻松。

遵上方继续服用, 连服药二十七天病愈, 追访未再复发。

按: 连建伟《金匮要略方论讲稿》云:"此病表实、有风, 而且还有里热, 所以仲景用了石膏, 配麻黄以解表清热。正因病人恶风、脉浮, 有营卫不和的表证, 所以加了姜、枣以调和营卫。甘草作为使药, 意在调和其药。"越肺加术汤治里有郁热, 外有风湿。宣肺卫, 以修复肺之肃降功能，瘀祛水通。佐白术除风湿，健脾运水。调营养卫。

《辅行诀药性探真》云："《灵枢·五味》谓杏为心病宜食之味，味苦。"足见本方去杏仁是因为无气逆、心病，加白术在于有风湿。

【引论】

《金匮要略·水气病脉证并治第十四》越婢加术汤：里水者，一身面目黄肿，其脉沉，小便不利，故令病水。假如小便自利，此亡津液，故令渴也。越婢加术汤主之。

麻黄六两　石膏半斤　生姜三两　大枣十五枚　甘草二两　白术四两

上六味，以水六升，先煮麻黄，去上沫，内诸药，煮取三升，分温三服。

6. 变加方四

治肺胀，病人喘息，目如脱状，脉浮大者，去杏仁加半夏半升主之。

麻黄六两　石膏打，半斤　生姜切，三两　大枣擘，十五枚　半夏半升　甘草炙，二两

上六味，以水六升，如法煮取三升，分三服。

【案一】肺气肿

卫某某，男性，61岁，1995年11月6日夜间邀诊。

哮喘数年，发则张口抬肩，曾于市某医院住院治疗多次，每于病情缓解而出院，不出一月又复发。

刻下：喘息不得卧，干呕，欲吐，目如脱，小便不利，双下肢浮肿，按之没指。舌光剥无苔，舌质干燥，脉浮大。属中医肺胀，给越肺去杏仁加半夏汤。

麻黄 30g　　石膏 60g　　甘草 20g　　生姜切, 20g　　大枣擘, 12 枚
半夏 20g

上六味，以水 1000ml，先煮麻黄去上沫，内诸药，煮取 500ml，分数次一日服。

11 月 8 日一早家人前来问诊，喘息明显减轻，呕止痰少，愿照方服药。

原方连服二十四剂，症状消除大半，已能维持，病情被控制。

按：案一，年轻时常出工挖海河，饥饿劳顿，罹患哮喘，常痰火壅盛，久治不愈。变加方四是变加方三去杏仁加半夏，越肺去杏，实际是去掉了佐药，越肺汤少佐药，麻黄直接宣肺利水，方剂功能迅猛。因症状较变加方三多干呕、喘息所以加半夏，下气祛痰止呕，佐越肺汤使呕息喘平，症状得以缓解。

【案二】支气管哮喘

孙某某，女，47 岁，2012 年 12 月 3 日来诊。

患者因咳喘在市某医院诊断为支气管哮喘、气管炎、肺气肿，经治不效，随求中医。

症见：咳喘倚息，喉中水鸡声，动则加重，全身浮肿，唇舌紫绀，口干，舌苔白，双脉浮大而数，投以越肺去杏仁加半夏汤。

麻黄 30g　　石膏 60g　　甘草 20g　　生姜切, 20g　　大枣擘, 12 枚
半夏 20g

上六味，以水 1000ml，先煮麻黄去上沫，内诸药，煮取 500ml，分三次一日服。

12 月 6 日二诊：三副未尽剂咳唾即轻。

本案经变证调剂，继续服用，其病得到控制。

按：《金匮要略今释》"尤氏云，外邪内饮，填塞肺中，为胀，为喘，为咳而上气，越婢汤散邪之力多，而蠲饮之力少，故以半夏辅其未逮"，案二系顽固性哮喘，双脉浮大，火热郁结于肺。麻黄宣肺止喘，石膏辛凉清散肺中郁热，佐半夏下气利痰，肺气宣、火热散，饮去热消，诸证平复。

【药释】

半夏

《名医别录》云："生微寒，熟温，有毒。主消心腹胸中膈痰热满结，咳嗽上气，心下急痛坚痞，时气呕逆，消痈肿，胎坠，治痿黄，悦泽面目。生令人吐，熟令人下。"

《神脓本草经疏》云："半夏得土金之气，兼得乎天之燥气，故其味辛平苦温，火金相持，则辛而有毒。洁古谓味辛苦，性温，气味俱薄，沉而降。"半夏辛以宣肺、散结开胸，助肺肃降祛痰热。

《张大昌注辅行诀·药释》云：半夏"味辛。去胸腹痰水，止呕吐，心痛坚痞。"

《辅行诀临证心得录》云："半夏所以名半夏，是以其物生于夏之半，即夏至之时，该时阳光强烈至极，极则变……夏至一阴生，半夏之生成过程，正是阳光由极强到渐弱的开始，其所秉之气，必富有使阳入阴之性，可助心火入潜肾中之功用，即所谓扶正。"

半夏辛温有毒，佐轻剂可下痰，佐宣剂可利饮，宽胸利气，止呕吐。

【引证方】

《金匮要略·肺痿肺痈咳嗽上气病脉证治第七》：咳而上气，此为肺胀，其人喘，目如脱状，脉浮大者，越婢加半夏汤主之。

麻黄六两　石膏半斤　生姜三两　大枣十五枚　甘草二两　半夏半升

上六味，以水六升，先煮麻黄，去上沫，内诸药，煮取三升，分温三服。

（四）复方

《处方正范》云："先凤旧病治以复方，复有四意：①凤疾触动；②异位同发；③品味伙集；④异功同举。"

《伤寒论》曰：太阳病得之八九日，如疟状，发热恶寒，热多寒少，其人不呕，清便自可，一日二三度发，面反有热色者，未欲解也，以其不得小汗出，身必痒，宜麻桂各半汤（此文与注解《伤寒论》文有别）。

桂枝二两（原作一两十六铢）　芍药　生姜切　甘草炙　麻黄各一两　杏仁二十四枚　大枣四枚

上方七味，以水五升，煮取如法，去上沫，内诸药，煮取二升，去滓，温服一升，日再。

【案一】伤寒

王某某，女，47岁，1992年10月2日初诊。

外感后身痛、头痛，阵发性发热恶寒、热多寒少，舌苔薄白，脉紧数，遂投麻黄桂枝各半汤。

桂枝30g　白芍15g　生姜15g　甘草炒, 15g　麻黄15g　杏仁打, 10g　枣擘, 4枚

上七味，以水1000ml，先煮麻黄，去上沫，内诸药，煮取400ml，温服200ml，取汗出，余药分两次温服。

10月6日复诊：寒热止，体温平，嘱止后服，好好休养几日，病愈。

按：《伤寒论今释》引《方极》云："桂枝麻黄各半汤，治桂枝汤麻黄汤二方证相半者。"

麻黄汤之半小发其汗，伤寒七八日者，营血有所消耗，若发汗太过，则更损耗津液，伤营卫。桂枝之半温营卫，生津液，协麻黄解肌发汗驱外邪。两方异曲同工，襄内安外，使微汗出，余邪清而病愈。

【药释】

白芍

《名医别录》云："味酸，微寒，有小毒。主通顺血脉，缓中，散恶血，逐贼血，去水气，利膀胱、大小肠，消痈肿，时行寒热，中恶，腹痛，腰痛。"

《辅行诀药性探真》论曰："芍药味酸属金，又具肝木畅阳疏散之性，而陶氏称之为金中木药。"

《本草逢源》云："白芍药酸寒，敛津液而护营血，收阴气而泻邪热。盖泻肝之邪热，所以补脾之阴。"

《本草汇》云：白芍"苦酸，微寒。气厚味薄，升而微降，阳中阴也，为手、足太阴行经药，又入肝脾血分。

"收阴气而补血，治血虚腹痛之功，扶阳气而健脾，治脾虚下痢之效，收肺气而敛汗，抑肝邪而缓中，制肝补脾，脾经之所以陡健也。损其肝者，缓其中，即调血也。泄脾火，通血闭，补劳退热，明目安胎"。

（五）大方

《处方正范·上篇》云："病邪发起无时间止者，宜大方。大方之设有四意：①邪犯要害；②痛无解时；③药味繁多；④药量重大。

"大方之设，谓邪气横盛，危害性大，外则经络闭塞，营卫不通，如中风痱痹，温毒发斑等；内伤则亡阳脱血，四逆吐利等。邪势猛暴，如强寇搅犯域内，必遣重兵大旅，百万貔貅，冀在必胜也。如八风续命、大承气、大青龙等汤。大方配伍制度，君一臣二佐三使二。"

大青龙汤，治伤寒表不解，心下有水气，发热干呕而咳，或渴或利，或小便不利，或噎，或少腹满而喘者（原《伤寒论》名小青龙汤，今正之）。

《辅行诀五脏用药法要》临证指南医案

麻黄　甘草　桂枝　干姜　芍药　细辛各三两　五味子　半夏各半升

上方，以水八升，煮取三升，温服一升。

【案一】慢性肺源性心脏病

李某，女性，58 岁，2008 年 11 月 9 日就诊。

慢性支气管炎多年，每年冬季发作，治之不愈，因外感其病复发。查体：体温 37.8℃，心率 90 次/分，血压 160/90mmHg。血常规：白细胞计数 16.8×10^9/L，中性粒细胞计数 9.1×10^9/L，中性粒细胞比例 75%，淋巴细胞计数 6.45×10^9/L；胸片示：两肺透亮度增加，肺纹理紊乱、增多，肺动脉段突出，双侧肺门影增大，右下肺动脉干增粗，大于 15mm，可见"肺门截断现象"，心电图示：电轴右偏，aVR 呈肺型 P 波，重度顺钟向转位，RV1＋SV5＞1.05mV；尿常规（一）。

症见：发热，干呕，喘息，咳逆倚息不得卧，咳吐泡沫样痰涎，小便短少，全身浮肿，下肢尤甚。中医诊断为肺痿，治当宣肺散寒，温阳化饮，拟大青龙汤。

麻黄15g　桂枝15g　白芍15g　细辛15g　五味子15g　干姜15g　半夏15g　甘草炙，15g　生姜20g

上九味，以水 1200ml 先煮麻黄，去上沫，内诸药，煮取 500ml，分三次一日服。

服药三天后，痰涎增多，上方加葶苈子（炒黑）15g。

11 月 19 日再次来诊：咳吐减轻，水肿等诸症缓解，病势明显好转。

按：大青龙汤，宣肺温阳化饮，治咳喘、冲逆头痛、发热恶寒等症。本案呼吸道综合征，阳虚不能化饮，饮盛阻塞气道，使机体难以维持正常代谢而产生诸功能衰弱。服大青龙汤后饮去阳复，气道通畅而诸证减轻。至此每遇发作必服中药，几年来病情逐渐减轻，现在已能做些家务。

【案二】胸膜炎

刘某，男，21 岁，学生，2013 年 4 月 4 日来诊。

自诉：因发热恶寒服西药不效，后于省某医院检查：胸部 DR 示右侧胸膜炎，胸腔积液。血常规示：白细胞计数 14.2×10^9/L，中性粒细胞计数 9.5×10^9/L，中性粒细胞比例 77%，余项正常；胸腔穿刺术抽取 1000ml 液体，外观草绿色，比重 1.020，乳酸脱氢酶 230U/L，病理示：结核（＋），肝肾功能，尿常规（－）。给予异烟肼、利福平、吡嗪酰胺口服，环丙沙星静滴，治疗月余，未见好转，体温在 37℃～38.4℃ 之间波动，体质日益衰弱。

症见：胸痛，汗出，干咳，喘息，时有低热，大便秘结，小便黄，口干渴，消瘦，面色苍白，脉细数，舌苔灰腻。寒邪袭肺，饮停胸胁，投大青龙汤加味，兼服小葶收丸。

麻黄 15g　桂枝 15g　白芍 15g　细辛 15g　五味子 15g　干姜 15g　半夏 15g　甘草 15g　石膏 50g　葶苈子 炒黑，20g　苏子 15g　白芥子 20g

上十二味，以水 1200ml，先煮麻黄，去上沫，后内诸药，煮取 500ml，分三次一日服。

小蓯收丸（详见五帝方）。

4 月 12 日复诊：诸症减轻，自测体温在 36.8℃～37.4℃之间，嘱效不更方。继服 20 剂，复查胸片，胸水消失，体温正常。

经服大青龙加味，结合小蓯收丸，连续用药两月，痊愈，至今随访未再复发。

按： 大青龙汤伏云蹈海，宣肺利饮，合《韩氏医通》三子养亲汤，萝卜子改为葶苈子，利水去饮下气，苏子、白芥子下顽痰消症结，以蓯收丸护膜托里，胸膜很快水去炎消。

"肺为华盖"，其治在宣，青龙主之。肺肃降正常，邪去病愈。

【案三】肺癌

王某，男，56 岁，2009 年 10 月 6 日初诊。

近日来因咳吐血痰，于省某医院检查胸部 CT 示：左肺下叶占位，边缘毛糙，可见浅分叶及毛刺；气管镜病理：低分化小细胞癌。不适合手术指标，给予化疗方案：EP（足叶乙甙＋顺铂），化疗后反应严重。

症见：脱发、贫血、干呕不能食，且气喘不得卧、咳吐血痰、眼睑及双下肢浮肿，面晦暗无光泽、舌苔灰白、脉浮紧数，身重倦怠，患者要求解除眼前之痛苦。证属支饮范畴，治当温阳化饮，止咳平喘，给予大青龙汤加石膏，兼金神蓯收。

麻黄15g 桂枝15g 白芍15g 细辛15g 五味子15g 干姜炮，15g 半夏15g 甘草15g 石膏30g

上九味，以水 1500ml 先煮麻黄，去上沫，后内诸药，煮取 500ml，分两次一日服。

金神蓐收（详见五帝方）。

10月13日复诊：未再呕吐，痰易咯出，但仍有血痰，舌质红，苔白腻，脉滑数。于上方加柏叶炭 15g，继续服用半月，血痰消失，症状逐渐减轻。

在大青龙汤基础上辨证加减，兼服金神蓐收丸，渐渐症状消失。现服药一年半，仍在继续治疗中。

按：喻家言云："大青龙者（伤寒方），升天而行云雨也；小青龙者（即本方），鼓波而奔沧海也。"其化饮之功犹龙入海，兴阳化雨，性猛而势宏。癌症多系阴证病变，治当辛热药物。大青龙汤大辛大热，宣肺下结。肺得宣通，肃降无碍，正气恢复。蓐收丸雄黄大热性烈，治阴疮效最捷，使其不扩散，不转移，生命得到延续。

在基层，由于医学知识匮乏及客观条件不足，小病不治，拖延时日，病情加重后才治疗，故临床所见大方证较多。像这样慢性病，病程长，病情复杂，尤其呼吸道的疾病，常年离不开医院。大青龙汤每能起沉疴，愈大疾。

【药释】

柏叶

《名医别录》云："味苦，微温，无毒。主治吐血、衄血、利血、崩中、赤白、轻身、益气。令人耐风寒，祛湿痹，止饥。"

《现代中药药理手册》侧柏叶"味苦，涩，寒。凉血止血，生发乌发。用于吐血，咯血，便血，崩漏下血，血热脱发，须发早白"。主含侧柏酮，有镇咳祛痰，消炎止血作用。

柏叶性温，于大清龙汤中助姜、辛，宣肺止血，益气暖脏，增强体质。

细辛

《名医别录》云："无毒。主温中，下气，破痰，利水道，开胸中，除喉痹，齆鼻风痫，癫疾，下乳结，汗不出，血不行，安五脏，益肝胆，通精气。"

《辅行诀药性探真》："细辛气味芳香而辛烈，可畅通气血，温化痰饮，治咳嗽痰喘，称之为木中金。"

《药征》云："主治宿饮停水也，故治水气在心下而咳满，或上逆，或胁痛。"

《神农本草经疏》云："细辛秉天地阳升之气以生，故其味辛温而无毒。入手少阴、太阳经。风药也。风性升，升则上行，辛则横走，温则发散，故主咳逆，头痛脑动，百节拘挛，风湿痹痛死肌。"

细辛与麻黄相伍，以它们所特有的剧烈辛味，散寒行水、消饮止咳，鼓五脏之阳，通诸经络，阳盛阴复，机体功能自然康健。

五味子

《名医别录》云："无毒。主养五脏，除热，生阴中肌。"

《神农本草经疏》云："五味子得地之阴，而兼乎天之阳气……"引王好古云："味酸，微苦咸。阴中微阳。入足少阴，手太阴血分，足少阴气分。主益气者，肺主诸气。酸能收，正入肺补肺，故益气也。其主咳逆上气者，气虚则上壅而不归元。酸以收之，摄气归元则咳逆上气自除矣。"

《辅行诀药性探真》："五味之皮肉，初酸后甘，甘少酸多，其核先辛后苦，辛少苦多，然俱带咸味。大约五味咸居之中，酸为胜，苦次之。而生苗于春，开花于春夏之交，结实于秋，是发于木，盛于火，告成于金也。气告成于金，酸味乃胜，是肺媵于肝也。肺媵于肝，肝因媵肺而至脾，脾乃合肺以归肾。"

五味子安神，止咳，敛饮易于咳出，平冲降逆，调补五脏。

（六）缓方

《处方正范》云："病情缓而靖者，治宜缓方。此方之设有四意：①沉疴日久；②虚实偏杂；③聚多广益；④药性柔和。大凡久痼之疾，邪气必相夹杂，顽痰死血凝混一隅。虚则精血亏少，形气失于所养，如五劳七伤等证，实则经络壅塞，肢体残废，如顽痹偏枯等证，必多选用柔润通调之品，如雨露滋生，必待时日，其汤如复脉、续命、肾沥、建中等，其丸如大黄䗪虫丸、薯蓣丸、肾气丸等，缓方配伍制度为君一臣四佐二使二。"

古今录验引续命汤，治中风风痱，身体不能自收持，口不能言，冒昧不知痛处，或拘急不得转侧。亦治妇人产后出血，欲作风痓，及小儿惊厥。又治咳逆上气，面目洪肿者（引自《外台》）。

麻黄 甘草各六两 杏仁四十枚 桂枝四两 当归 人参 干姜各三两 芎劳一两 石膏四两

上九味，以水一斗，煮取四升，温服一升取汗。

【案一】格林巴利综合征

李某，男性，22岁，已婚，1999年4月21日就诊。

两个月前外感发热、身痛，未予诊治，后出现双下肢无力，逐渐加重。于省某医院住院治疗，诊断为格林巴利综合征。脑脊液常规示：蛋白 0.8g/L，白细胞 8×10^9/L，每日给予免疫球蛋白20g 静滴，维生素 B_1、B_{12}、激素等药物治疗月余，效果不显著。因经济拮据，回家治疗。

症见：全身性瘫痪，身痛，麻木，无汗，乏力，食欲低下，心下痞满，大小便正常，舌苔薄白，脉浮紧。当属痿证范畴，治当驱风活血，予续命汤。

麻黄先煮，20g　甘草30g　杏仁炒，打，15g　桂枝15g　当归20g　人参15g　干姜15g　川芎10g　石膏30g

上九味，以水 2000ml，先煮麻黄取 1500ml，去上沫，内诸药，煮取 500ml。先服150ml，覆被令微汗出。

七天后复诊：患者精神较前振作，麻木减轻，食欲好转。药已中的，遵上方继续服用。

5月6日三诊：十四剂服完，症状缓解。

在医患共同努力下，调治三月，症状全然消失，现已恢复工作。

按：格林巴利综合征属中医痿痹之范围，其病因正气虚弱，卫不防邪，风寒湿相犯。麻黄、桂枝驱散风寒，人参、当归补气血不足。古今录验续命汤固里驱外，为双解之剂，服药百剂大病康复。

【案二】病毒性脑炎

刘某，男性，13岁，2001 年 9 月 12 日来诊。

家人代诉：高热 39℃，伴呕吐，头痛，三天。肌注地塞米松 2mg、赖氨匹林 0.9g 不效，静脉给药不详，体温继续升高。急转上级医院，查血常规：白细胞计数 8.2×10^9/L，淋巴细胞比值 70％，尿常规（一），脑电图（一），查脑脊髓液未见异常。以病毒性脑炎收住入院，给予抗病毒药物治疗，已住院七天，烧仍不退，家人欲加服中药。

刻诊：面赤，咽喉痛，充血水肿，头痛，干呕不能食，舌质暗红，苔白粗，双脉浮紧有力。证系郁热在里，欲成风痉，投续命汤加味。

麻黄 15g　杏仁炒，打，15g　甘草炒，15g　桂枝 15g　当归 20g　川芎 15g　人参 15g　干姜 6g　石膏 50g　黄芩 15g　蝉衣 15g

上十一味，水 1500ml，先煮麻黄，去上沫，内诸药，煮取 400ml，分三次一日服，覆被令微汗出。

第二日，家属来报，服药后汗出，身感轻松，体温降至 37.8℃，继续服药，症状逐渐减少，三天痊愈出院。

按：此案病儿素来身体虚弱，感受外邪，郁而化热，热邪蕴结于头，西医诊断为病毒性脑炎，我予其续命汤，药证相对，服之即愈。

【药释】

人参

《本草经解》云："气微寒，味甘，无毒。补五脏，安精神，定魂魄，止惊悸，除邪气，明目，开心益智。"

《名医别录》云："微温，无毒，主治肠胃中冷，心腹鼓痛，胸胁逆满，霍乱吐逆，调中，止消渴通血脉，破坚积，令人不忘。"

《张大昌注辅行诀·药释》"人参：味甘。补五脏诸虚，为脾之主。"

在今天这经济富裕的社会环境下，某些人将人参神化，凡是含人参的药品都贵上几十倍甚至几百倍，吹嘘成治百病，养生长命，其实不外乎都是商业目的，殊不知人参只是一草药而已。《药征》云："主治心下痞坚痞硬支结也。旁治不食呕吐喜唾心痛腹痛烦悸。"配伍的药物不同，其作用也不同，结合茯神、远志，可安神定志，于泻心汤类方中，下气除痞硬坚满，与白术、甘草补气健脾。

（七）通方

《处方正范》上篇云："凡病显于标，其气相同者，治宜通方。通方有四义：①病形外显；②异病同因；③药性通融；④方制简要。诸病之在标者，内脏气不畅外，多经气有余，如膜胀，癃闭多系食水积滞，窍病疮疡，皆本风热外壅，疟痢同治，痰吐并消，设一方而尽蠲。然病必同因，治乃可通。约其病机，属实者多宜。如麻附辛汤之辟瘟，麻术草汤之醒睡，橘皮半夏汤治差气，柏叶汤治久痢，三物黄芩汤治蚘痛是也。通方配伍制度，君一臣一使一，或时有佐，或时无佐。"

发汗后不可更行桂枝汤，汗出而喘无大热者，可与麻黄杏仁甘草石膏汤。

麻黄四两　杏仁五十枚　甘草炙，二两　石膏半斤

以水七升，如法煮取二升，去滓，温服一升（《伤寒论》方）。

【案一】手足口病

张某某，男，3岁，2014年4月13日初诊。

因发热、咳嗽、口舌溃疡，疱疹，于某医院住院，查体温 38.7℃。血常规：白细胞计数 $16×10^9$/L，中性粒细胞计数 $9.2×10^9$/L，中性粒细胞比例 80%；尿常规（－）。诊断为手足口病，输液治疗 8 天，病情未见明显好转而来诊。

症见：咳嗽、气短，指纹红紫，双肺闻及湿啰音，发热，腹胀，全身性疱疹，手、足、口、臀部尤甚，舌苔薄白，此为疫毒所中，郁而化热，予以通方。

麻黄10g　杏仁炒，打，10g　石膏30g　甘草炒，6g

上四味，水 500ml，先煮麻黄，去上沫，内诸药，煮取

200ml，每服 30ml，一日 4 次，分两日服。

次日汗出，热退，咳嗽减轻，共服药三日疱疹退净病愈。

按： 2013 年手足口病流行，住院治疗少则一周，多则月余，且大量应用抗生素、解热镇痛、激素、抗病毒等药，效果不显。以通方为基础方，辨证调方，效果显著，一般两三天收效。病毒所中，由表及里，本方表里双解，邪在表者则散，在里者当清，邪去正安，中医不认识手足口病，知道辨证用药，方证相符病随手即愈。

【案二】痔疮

赵某某，女，43 岁，2013 年 1 月 3 日来诊。

一周前患感冒，频繁咳嗽，连输抗生素八天，出现大便干燥，痔疮发作，疼痛难忍，前来求诊。

体温 38.4℃，咳吐痰涎，舌苔白，质红，脉滑。外感余邪未尽，热毒入侵下焦，急则治标，投麻杏石甘汤加味。

石膏 60g　麻黄 15g　杏仁炒，打，15g　甘草 20g　滑石 30g

上五味，水 800ml，先煮麻黄，去上沫，内诸药，煮至400ml，分两次一日服，三天药未服完，咳嗽止，痔痛消失。

按： 本案为外邪束表，郁热迫于胸中，或为热已退、邪未尽，湿热下注大肠。用通方宣肺气，清在上之余毒。滑石泻下焦之湿热。肺与大肠相表里，肺气肃降则大肠通畅，上清下利，热毒随去，痔疮自愈。

方中石膏凉散上焦火，麻黄气薄发散表邪，宣肺气；杏仁味重，下气祛痰，利润大肠；甘草甘补脾胃，消肿毒。四味药君、臣、佐、使俱全，肺经之病服之立效。

笔者去年冬季外感风寒，无汗发热，服返魂汤（麻黄

10g，杏仁炒 15g，甘草 15g）一副，汗出热退，然而兴奋倍至，彻夜不眠，汗出不止，第二天即咳吐黄痰，改服麻杏石甘汤，一副咳轻汗止，已能入睡。麻黄轻宣，有兴奋中枢神经的作用。石膏重镇轻清，与麻黄相佐使，宣肺之功不变，兴奋之作用被消减。三味返魂汤为急方，药效快，作用迅猛，用宜谨慎。四味麻杏石甘为正方，君、臣、佐、使俱全，互补不足，互相制约，平和效捷。

【药释】

石膏

《药征》曰："石膏主治烦渴也，兼治谵语烦躁身热。"

《辅行诀药性探真》云：石膏"其色白沉重，象肺金之收重清肃下行，可以调火性上炎过度之大热，使三焦之热收而降之，喘满、腹胀、烦逆，及胃肠中膈气因之得下"。又云："石膏之性即沉重肃降，又发散解肌；既可除邪实大热，又可资助津膏之损而润泽，升降出入兼擅其长。"

二、宣剂

所谓宣可去郁，调清浊，通经络也，橘皮、半夏之属。

橘皮：主胸中瘕热逆气，利水谷，下气止咳，辟秽气，通神明（《本经》）。

半夏：消胸膈心腹痰热，满结，咳嗽上气，心下急痛坚痞，时气呕逆（《别录》）。

宣剂：《处方正范》上篇云："宣可去郁，畅气血也"。

宣剂之"宣"，《说文解字》云："古语引申为布也，明也，编也，通也，缓也，散也。"宣剂，橘皮、半夏，宣通疏散营卫之闭塞，消除三焦脏腑运行之障碍，宽胸、下痰、利气。

（一）小方

小橘皮汤，治干呕哕，手足逆冷，兼主天行方（《外台秘要》、《金匮》、《千金》、《范汪》《深师》同）。

橘皮四两　生姜半斤

上二味，以水七升，煮取三升，温服一升，下咽即止。

【案一】神经性呕吐

李某某，男，48 岁，1995 年 5 月 20 日来诊。

家中盖房，体力繁重，甚感疲惫，乏力，干呕而哕，服西药不效。

症见：舌苔白，质淡，脉浮滑，消瘦。干呕不能食，还要重体力劳动。劳累过度，胃气上逆。拟小橘皮汤。

橘皮 60g　生姜 100g

上两味，以水 1200ml，煮取 400ml，分二次一日服。

一副药进剂，症状消失。

按：此案系劳累动火，火能生痰，痰火郁结，故病干呕。橘皮宣祛郁结，下痰宽胸；生姜下痰健胃，降气利咽喉。二药相伍，一宣一降，气顺火灭痰消，上焦得宣，中焦得健，病愈。

【案二】神经性呕吐

王某某，男性，18 岁，学生，2013 年 4 月 10 日初诊。

主诉：每天晨起干呕不能刷牙，严重时早饭不能食，近日来病情加重，中午也时有呕吐。

刻诊：旧有牙周病，口臭，舌苔薄白滑腻，脉浮大，阳明火盛，给予小方。

陈皮 60g　生姜 100g

上两味，以水 1000ml，煮至 600ml，每服 200ml，日三次服。

五天后复诊：言之一副即呕吐止，五副服完，口臭消失，共服 10 剂药，牙周病不治自轻。经调治，完全康复，随访无复发。

按： 学生身体娇嫩，学习时间紧迫，消化功能紊乱，长期火热蕴结上焦，刺激口腔则干呕。小橘皮汤，辛苦开痞，散胃中郁结、宣胸中滞气，交泰上下；生姜温中止呕，下痰止咳。三焦通畅，郁热去，呕哕止。

【药释】

生姜

《名医别录》云："生姜，味辛，微温。主治伤寒头痛，鼻塞，咳逆上气，止呕吐。"

《本草经考注》引《药性论》云："干者治嗽。生姜主痰水，气满下气，主心下急痛，气实，心胸拥膈，冷热气，神效。"

《辅行诀药性探真》云："生者长于走表趋上，发汗散外寒，通鼻塞，止呕吐。"

以现代药理作用而论，生姜含有挥发油，有解表散寒、温中止呕功效，能促进胃液分泌，增进食欲，主要用于风寒感冒，下痰止咳，祛异味，止反胃呕吐。

橘皮

《名医别录》"无毒。主下气，止呕咳，除膀胱留热，下停水，五淋，利小便，治脾不能消谷，气冲胸中，吐逆，霍乱，止泻，去寸白虫"。

橘皮，苦多辛少，宣泄参半，启脾利湿，宣上和中，化痰利气。

【引论】

《圣济总录·卷二十五》云：治伤寒干呕不止，手足逆冷，姜橘汤方。

生姜切焙　陈橘皮

上二味，等分，粗捣筛，每服三钱匕，水一盏，煎至七分，去滓不拘时候温服。

《金匮要略·呕吐哕下利病脉证治第十七》云：干呕，哕，若手足厥者，橘皮汤主之。

橘皮四两　生姜半斤

上二味，以水七升，煮取三升，温服一升，下咽即愈。

（二）急方

《古今录验》治卒呕吐。《外台》卷八《范汪方》云：痰饮者，当以温药和之，宜此方。

橘皮四两　生姜一斤　半夏一升

以水八升，煮取二升，分再服。

【案一】癔症

施某某，女，54 岁，2001 年 11 月 2 日急诊。

与家人发生口角，歇斯底里发作，胡言乱语过后，牙关紧闭，痰气闭塞，急取针灸苏醒后，精神萎靡，久久不能恢复正常。

症见：精神恍惚，魂不守舍，昏昏欲睡，舌苔卜黄少腻，舌质红，脉浮数。痰火郁结，治当去痰利饮，宽胸降气，拟三物橘皮汤。

橘皮 40g　生姜 60g　半夏 20g

上三味，以水 1000ml，煮取 300ml，每服 100ml，日三次服。

一服神清，连服三剂症状完全消失。

【案二】化疗后干呕

刘某某，女，61 岁，1999 年 11 月 3 日初诊。

乳癌术后化疗（用药不详），出现不良反应。

症见：心烦、干呕不能食，舌质暗，苔白腻，脉滑数，给予宣胸、利气、下痰急方。

橘皮 60g　生姜 100g　半夏 30g

上三味，以水 1200ml，煮取 300ml，每服 100ml，日三服。

11 月 7 日复诊：主诉服药甚感舒服，一剂轻，二剂呕吐止。

按：生姜，脾之菜，化饮，醒脾止呕逆；陈皮消导，宽胸理气；半夏降逆止呕去痰。三味药配伍，和胃止呕吐，下痰消积止咳逆。案一痰火瘀滞而成，案二药物反应所致，皆因中上二焦不宣散，痰火郁结，急方宽胸祛痰，气宣瘀散，两副药症状得改变。

（三）专方

1. 正方

《外台》引《广济方》《医门方》云：饮食噎不下，或呕逆涎沫，胸膈不理脏腑所致。"通气汤"方：

橘皮三两　半夏三两　生姜五两　桂枝三两

以水八升，煮取三升，分三服。

【案一】神经官能症

梁某某，女，50岁，1998年10月23日初诊。

胸满气噎，心烦懊侬，头晕头痛，干呕不能食。经多家医院，行全方位检查未发现异常，被诊断为神经官能症。遍服其药不效，随生厌世念头，几次寻死未遂，家人为之担忧。

症见：脉滑数，疲倦乏力，精神萎靡，胸闷烦悸，头痛、健忘，昏昏欲睡，舌苔半边白厚，脉沉弱，断为痰火结胸，予通气汤。

橘皮25g　半夏50g　生姜60g　桂枝25g

上四味，以水1200ml，煮取500ml，温分三次服。

11月4日复诊：症减病轻，未再呕吐，食量明显增加。但口咽仍有干燥，舌苔薄白，脉浮虚，原方稍作加减，服药四十天后其症状消失，多年的疑难病治愈。

按：正方即急方加桂枝。陈皮、半夏、生姜相伍，生姜助其辛散，降逆宽胸，桂枝温阳散寒，平冲降逆止头痛，佐小方增温肺化阴之药势，使气顺，痰消，三焦通泰，五脏各司其职，病愈。

所谓神经方面疾病，皆与性格、脾气及环境有关，嘱其结合心理科治疗，其病彻底治愈。

【案二】神经紊乱

吉某某，男，19岁，学生，2009年3月4日初诊。

在外地读书，平时学习认真，因一次考试成绩不好，精神受挫，出现精神恍惚，注意力不集中。头晕头痛，干呕不能食，胸肋撑胀，气噎、口臭、乏力，生化、显像检查，均未见异常，诊为神经紊乱，服镇静药后，迷迷糊糊，疗效不佳，经朋友介绍来服中药。

症见：神色凝重，不欲见人，面色晦暗，舌苔薄白、质暗红，心烦懊侬，失眠健忘，注意力不集中，心下痞满，脉浮紧。气上逆，痰火郁结。治当宽胸理气，下结祛痰，拟通气汤。

橘皮 30g　生姜 100g　半夏 60g　桂枝 30g

上四味，以水 1200ml，煮取 450ml，温分三次服。

3 月 9 日复诊：主诉头痛止，干呕轻，自我感觉身体轻松、头脑清楚，病情转轻，予通气汤加栀子 10g，豆豉 15g，继续调治。

共服二十剂病愈返校。

按： 小方宣肺气，止呕吐；急方即小方加半夏，宣肺宽胸止呕吐；专方即急方加桂枝宣肺宽胸，降逆平冲，温化痰饮，止呕吐。本方是一队辛温药物组方，温能化饮，宣降肺气。胸的宣畅肃降，心肺功能康健，魂魄归舍，脑清神怡病愈。

2. 正加方

若呕吐后脐下悸，欲作奔豚，加大枣十二枚，此为"正加方"。

橘皮三两　半夏三两　生姜五两　大枣擘，十二枚　桂枝三两

以水八升，煮取三升，分三服。

【案一】 恐惧症

张某某，女，45 岁，农民，1998 年 11 月 1 日初诊。

一周前，因家中半夜遭盗窃，恐惧过度，致惊魂不定，精神恍惚。

症见：心悸、失眠，胸胁撑胀，心下痞满，气噫，呕吐不欲食，脐周悸动，愈作奔豚。舌苔薄白，脉沉实，投正加方：

橘皮 30g　　生姜 50g　　半夏 60g　　桂枝 30g　　大枣 15 枚

上五味，以水 1200ml，煮取 400ml，温分三次服。

二剂病情平定，共服六剂康复。

按： 此案系惊吓后，脐周悸，气上冲逆，神情恍惚不安。方中橘皮、半夏、生姜去胸膈间痰饮阻隔。加桂枝、大枣平冲降逆，温补心肝之不足，五味相协，虚实兼治。本案系奔豚欲作之前证，其症状与本方相符，服之气平、神定，病愈。

【案二】神经性头痛

王某，女，16 岁，学生，2003 年 10 月 28 日初诊。

半年前因食物中毒，治愈后，遗有头痛，经治不效，医院遍查未见异常，诊断为神经性头痛，因此辍学。

症见：心烦懊恼，郁郁不乐，面色萎黄。月经初潮 13 岁，周期正常，脐周悸，时有腹中痛，干呕不欲食。舌苔白，脉沉细。气上逆，攻冲头痛，投以正加方。

橘皮 30g　　半夏 60g　　生姜 80g　　大枣擘, 15 枚　　桂枝 30g

上五味，以水 1200ml，煮取 400ml，温分四次服。

11 月 10 日复诊：家人一脸悦色，已知病轻，且患者开口诉说病情，服药后感到头脑清醒，疼痛缓解。

上方照服二十天病愈，随访至今，其病未再复发。

按： 方中橘皮健胃，开胸下气；半夏镇静安神，止呕；桂枝、大枣平冲降逆，安神定志，解痉止腹痛。正加方开胃下气助消化，阳明升降有序，痰消气平，头痛自已。

3. 变加方

治胸内满，心下坚，咽中贴贴如炙脔，吐之不出，咽之不下（《千金方》《医门方》引）。

橘皮三两　生姜四两　半夏四两　茯苓四两　厚朴三两
苏叶二两（从《金匮·妇人方》加）

上方，以水七升，煮取二升半，分三次服，相去八九里时，此为"变加方"。

【案一】慢性咽炎

尚某，男，56 岁，2002 年 4 月 26 日初诊。

咽中如有物黏附，咳吐不出，吞咽不下，已有数年，更数医皆以慢性咽炎治之，然而不效。疑食道癌，心理负担沉重，胃镜示：慢性非萎缩性胃炎，心中得以宽慰，咽中乃有不舒，还是放心不下，再次寻中医治疗。

症见：心下痞满，按之稍有抵抗，食量可，二便正常，舌质红，苔薄白，脉滑数。其人生活简朴，性情内向，痰火郁结，咽喉不利，给以变加方加味。

橘皮30g　厚朴15g　茯苓30g　半夏30g　生姜40g　苏叶15g　桂枝20g

上七味，以水 1400ml，煮取 500ml，温分三次服，一日服完。

5 月 4 日复诊：诉病减轻，遵上方继续服用。

经辨证出入，共服药月余，适时做心理疏导，其病根治，至今随访未再复发。

按：慢性咽炎系无菌性炎症即中医"梅核气"。此案久治不愈，系抑郁日久，气结不畅，五脏不安，胃气不降。本变加方陈皮、半夏、厚朴降气宽胸利气，苏叶、生姜开胃利咽喉。咽乃关隘，气通则舒，服此方诸症消失。

【案二】更年期综合征

王某某，女，53岁，农民。2011年10月30日初诊。

家中人多，生活劳累，积久成病，经常难受不已。住院作生化、显像等检查无异常，诊断为更年期综合征。

症见：头晕头沉，双目干涩，越汗出，心中悸，咽干不利，如有痰涎，胸中憋闷，心下痞满，善太息，神疲乏力，面色苍白少华，大便时秘结，下肢轻度浮肿。舌苔灰质淡，脉浮大而虚。痰火郁结，治当理气宽胸，投大变加方加味。

橘皮 30g　生姜 50g　半夏 40g　茯苓 40g　厚朴 30g　苏叶 30g　桂枝 20g

上七味，以水 1400ml，煮取 500ml，分三次一日服。

11月5日复诊：胸中轻松、咽喉通利，仍有心下痞满，上方基础上加人参 10g，服药月余病愈。

按：本方药多辛甘性温之品，橘皮、半夏、生姜、茯苓宽胸利气祛饮，冲气盛加桂枝，胸中满加厚朴，肠胃不利，咽喉哽噎，加苏叶、人参。气宣胸宽，三焦气机运转无碍，神安气平而愈。

【引证方】

《金匮要略·妇人杂病脉证并治第二十二》：妇人咽中如有炙脔，半夏厚朴汤主之。

半夏 一升　厚朴 三两　茯苓 四两　生姜 五两　干苏叶 二两

上五味，以水七升，煮取四升，分温四服，日三夜一服。

较上方少橘皮。

(四) 复方

《外台》、《崔氏》疗胸中痞塞，气满呕逆不下食，脚气癀痹不仁，脚无力，或小便不利方。

橘皮　旋覆花各二两　生姜　茯苓各三两　苏叶一握香豉一升　大枣十枚

上七味，以水八升，煮取二升半，分三次服，如人行十里时。

【案一】慢性肾小球肾炎

张某某，男，45 岁，2012 年 8 月 7 日初诊。

慢性肾小球肾炎两年，病情屡有反复。查尿常规：潜血（＋＋＋），蛋白尿（＋＋）；血清补体 C3 下降，血压 180/120mmHg，肾功能：尿素氮 10.20mmol/L，血清肌酐 90.00μmol/L。

症见：时有呕吐，颜面浮肿，舌苔灰腻，身痒，胸中气塞，胀满，小便不利，大便溏，气逆，水湿滞留，脉紧弦数，投以复方。

橘皮 30g　旋覆花包煎，30g　生姜 60g　茯苓 100g　苏叶 20g豆豉炒，30g　大枣 10 枚

上七味，以水 1600ml，煮取 300ml，分三次，频服。

8 月 13 日二诊主诉：一副尽剂，呕吐止，已能进食。

症状被控制，病情得缓解。经过辨证调方，服药年余，肾功能恢复正常。

按："有是证即用是方"，本案虽非治肾之专方，但其证相符。肾小球肾炎，通过宣肺理气，使金气行，肾水昌，补母生子。先治标止呕吐兼进食，本病很快得到缓解，然后再以中医的整体观，协调脏腑，治本使不产生偏倚，病体恢复

健康。

【案二】 心肌炎

刘某某，男，18 岁，学生，2012 年 6 月 19 日来诊。

已发热二十余天，伴心悸乏力，服药不效，校医将其送附近某医院，经检查心电图示：窦性心动过速，Ⅱ Ⅲ aVR V_{1-3} ST 弓背向下抬高；心肌酶示：磷酸肌酸激酶 320U/L，磷酸肌酸激酶同工酶 431U/L，谷丙转氨酶 64U/L，被诊断为心肌炎，住院治疗四十天，效不佳。

症见：发热，体温 38.9℃，胸闷气短，干呕不能食，小便短赤，大便秘结，心慌、心悸，面色苍白，口舌干燥，舌质红，脉数。证属痰火瘀积，邪热入心，给予复方。

橘皮 30g　覆花 包煎, 30g　生姜 30g　茯苓 30g　苏叶 20g

豆豉 20g　大枣 10 枚　栀子 15g

上八味，以水 1600ml，煮取 500ml，分数次一日服。

6 月 22 日复诊：服药一副，呕吐即止，精神状态好转，体温正常。

随症加减调理两月，病愈。

按： 橘皮、覆花宽胸通气、降逆，茯苓、苏叶化饮消食，栀子、豉清郁热以除烦。住院四十余天其间，大量输注抗生素、清开灵、双黄连注射液。清开灵、双黄连大队苦寒药物，长期使用，遏制阳光，损伤正气，其病愈笃。此汤宣发胸阳，一剂津生热除，症状缓解。辨证处方，调治一段时间，病毒清除，自身功能恢复，心肌炎治愈。

（五）大方

《外台》引深师治呕哕，胸满虚烦，不安方。

橘皮二斤　生姜半斤　甘草炙，五两　人参二两　大枣三十枚

上方，以水一斗，煮水三升，温服一升，日三服。

【案一】脑溢血后遗症

吴某某，女，51 岁，2011 年 5 月 11 日初诊。

一年前因脑溢血行开颅手术，留有严重后遗症。体形肥胖，面晦少华，左半身不遂，神智不清。

症见：语言謇涩、反应迟钝、哭笑不已、口角流涎、吞咽困难，心下按之痞硬，左半身中度浮肿，舌湿润、苔白滑、质红，四肢厥冷，脉浮大。诊为湿阻中焦，输运失职，投大橘皮汤。

橘皮20g　生姜40g　甘草15g　人参15g　大枣12枚　半夏20g

上六味，以水 1500ml，煮取 500ml，分三次一日服。

5 月 18 日复诊：心下痞硬轻，食欲增加，见效，遵原方继续服用。

在本方的基础上，经辨证调方，服药四十天，痰消风息，症状缓解。本案共治疗半年左右，身体恢复很好，生活基本自理。

按：脑出血后遗症，气虚不能化湿，饮盛为痰，痰阻不通，生风扰神。大橘皮汤化湿通络，以橘皮、半夏、生姜宽胸利气祛痰，人参、甘草、大枣补脾安神，治心下痞满。宣通三焦，气血得畅，痰饮消，瘀阻去，脏腑通调，诸症消解。

【案二】慢性胰腺炎

徐某某，男，46 岁，2011 年 9 月 21 日就诊。

两个月前因反复发作左上腹痛，于 2011 年 7 月 13 日市某医院 B 超示：胰腺肿大，轮廓不清。血常规：白细胞计

数 12.3×10^9/L，中性粒细胞计数 8.0×10^9/L，中性粒细胞比例 76%，血淀粉酶 600U/dl，尿淀粉酶 2030U/L，诊断胰腺炎。住院治疗两个月效不佳，寻中医治疗。

症见：神情疲惫，面色晦暗无光泽，胸满呕哕，食欲低下，心下及两肋下胀痛，食后加重，攻肩背。四肢酸疼，舌苔灰滑、湿腻，脉沉细而弱。拟大橘皮汤。

橘皮 50g　生姜 50g　甘草 40g　人参 15g　大枣 30 枚

上五味，以水 1500ml，煮取 500ml，温分三次服。

7 月 18 日复诊：腹痛减轻，食欲增加。原方继续服用。共服药二十四天，病愈。

按：大方意在治疗虚实夹杂证，人参与甘草、大枣补中缓急，治中气不足；人参与半夏、生姜治心下痞满，橘皮、生姜开胸理气，降逆止呕。本案例系建筑工人，体力过重，情志不随，造成气阻不通，痰火瘀滞，脾虚胃实。大橘皮汤，健脾已弱，理气疏肝，气顺血活，胰腺炎治愈。

（六）缓方

茯苓白术汤 《范汪方》，主胸中结痰，饮癖结脐下，腹满呕逆不得食，亦主风水 《外台》卷八。

橘皮 二两　半夏　生姜 各四两　桂枝　细辛（一作人参）各四两　白术 五两　茯苓 三两　附子　当归 各三两

上方，以水一斗，煮取三升，分三服。

【案一】高血压性心脏病

刘某某，男，62 岁，2001 年 4 月 20 日，五更时分急急邀诊。

其人平素患有高血压、冠心病，常年服用消心痛、速效救心丸、硝苯地平、阿司匹林等药维持，因突然胸闷气短，血压 190/120mmHg，服常规药血压不降。心电图：V_{1-6} T 波低平，ST-T 段改变，心律不齐，心率 100 次/分，家人恐惧。

刻诊：哕声响亮，气噎胸满。其人体形肥胖，面色暗红，舌体胖大，舌苔黄湿润，脉洪数，此为痰涎壅盛，气机受阻，投茯苓白术饮。

橘皮 30g　半夏 50g　桂枝 40g　茯苓 45g　白术 60g　人参 20g　附子 先煮，30g　生姜 60g　当归 30g

上九味，以水 1500ml，煎至 600ml，每服 200ml，日三服。

一副药尽，血压降至正常，胸闷烦满减轻，不再气噎。

二十天后复诊：心脏病未再发作，血压稳定。辨证用药，坚持调节一段时间，病情稳定下来。

按：橘皮辛辣，以降冲下气，宽胸祛痰，宣气消积；半夏、生姜下气祛痰；茯苓、附子、白术、人参补气生阳利湿；当归补血和血，共成缓补缓下之方。本案心血管病，虚实夹杂，此方补泻并用，以补子实母法，使五脏平复病瘥。

（七）通方

治胸中膈塞，短气，心下坚满，呃噎急痛方。

橘皮 五两　枳实 炒，三两　生姜 切，半斤　代赭石 打，六两

上方，以水八升，煮取三升，温服一升，日三服。

【案一】食管癌

杨某某，女，59 岁，2013 年 2 月 4 日初诊。

两月前，因咽中如物梗塞，省某院住院检查，诊断为食管癌，术后化疗期满，咽中仍哽咽不减术前，求治中医。

症见：胸中满闷，气噎，心烦悸，面灰苍白，毛发脱净，精神疲惫，干呕不能食，皮肤干涩，身体羸瘦，四肢厥冷，脉沉细数，元气耗伤严重，气逆不下。治当宣胸利咽，顺气下食，投以通方。

橘皮40g　枳实炒,30g　生姜60g　代赭石60g

上四味，以水 1600ml，煮取 500ml，温服 100ml，频服。

2 月 7 日复诊：精神好转，呕吐止。

合服自制噎嗝散：

硼砂　冰片　公丁香2∶0.1∶2

研为细末，每服少许，日四次。

本病例，经过精心调治，服药半年后症状消失，现在已恢复正常生活，至今随访，每天下地劳动。

按：此案噎嗝病，初拟通方，首先使其能进食，然后改为缓方虚实兼顾，使手术后损伤元气康复，其病得愈。

消化道术后的治疗法则，要以补气血，恢复体质为主，不论术后还是化疗后，最致命的是被破坏的元气不能恢复，长期下去体质逐渐衰弱，身体机能紊乱，免疫低下，以致诸症蜂起。调脏腑，和阴阳，体质机能增强，基因重新修复，其病真正治愈。

【药释】

枳实

《名医别录》云："味酸，微寒，无毒。主除胸胁痰癖，逐停水，破结实，消胀满，心下急，痞痛，逆气，胁风痛，安胃气，止溏泄，明目。"

《辅行诀药性探真》云："枳实主治风水之证，以证测味，当属酸苦之味，更因酸苦二味之属性有天地之别，据天气为主，地气为从的原则，其所治之证，虽有水湿痰饮结聚如麻豆，但仍是以风邪为主，故枳实当称之为金中水药。"

枳实理气疏肝，祛痰消积，治风水，化症结。

丑：病属热者二剂。一、清剂；二、滋剂。

一、清剂

清剂者，清可存阴，制阳亢也，所谓黄芩、栀子之属是也。

黄芩：主诸热，黄疸，肠澼泄痢，逐水，下血闭（《本经》）。

栀子：疗目赤热痛，心胸二肠大热，心中烦闷，胃中热气（《别录》）。

（一）小方

治肠中热，大便黄糜方（补）。

黄芩三两　甘草炙，二两

上二味，以水五升，煮取三升，再服。

【案一】秋季腹泻

石某某，女，3 岁，2003 年 8 月 11 日初诊。

大便黄糜，日数十次，质黏而腥臭，小便短赤，住院月余，腹泻不止。

症见：时有呕吐，腹胀，肛周湿疹，乳糜样水泻，系湿热下注，投小方。

黄芩45g　甘草炒，15g

上两味，以水 500ml，煮取 100ml，每次一汤匙日数次，傍晚泄轻，胀气消失，已能食，一剂病愈。

按：小儿暑湿泄泻，系肠中有热。黄芩、甘草清热泻火，热祛肠清，其泻自止。

【案二】神经性牙痛

王某某，女，52岁，2013年3月8日初诊。

左上牙痛涉及半边脸痛，不能眠睡，不能饮食，着热加重，不红不肿，四十余天，他医诊断为神经性疼痛。

现症：口臭，口干，舌红苔黄，脉滑数，投小方。

黄芩 40g　甘草 30g

上两味，以水500ml，煮取300ml，一次服。

服药三副病愈。

按：本案火热炎上，黄芩，上清心火，下为肾之用味；甘草消肿毒，伍黄芩通解三焦热毒，火祛气调，水火交济，神经痛治愈。

【药释】

黄芩

《张大昌注辅行诀·药释》载：黄芩"味苦涩。主诸热黄疸，肠澼下利不已"。

《辅行诀药性探真》："味苦气寒，苦能坚善藏，寒类冬水之气，皆肾水之性用。热乃火象而为心所主，得其苦寒则归藏于肾，故可治诸热。"

黄芩共甘草坚肠胃，泄三焦火。

（二）急方

治肠澼下痢，腹中痛疼方 （补）。

黄芩 三两　甘草 炙，二两　芍药 二两

上三味，以水五升，煮取二升，分再服。

【案一】中毒性痢疾

刘某某，女，34岁，2012年4月3日初诊。

高热不退，腹痛下痢，时有谵语，被诊断为中毒性痢疾，要求住院治疗。

症见：脉滑数，舌苔黄厚，舌尖红，阵发性腹痛，里急后重，体温39.7℃，小便黄，湿热下注，拟急方。

黄芩45g　白芍30g　甘草炒，15g

上三味，以水1000ml，煮取500ml，分二次服，一副药尽剂，高热即退。两副病愈。

按：黄芩主下痢肠澼，白芍活血止痛，甘草解毒治下重，甘草、白芍甘酸解痉挛，止痛活血祛澼，黄芩、芍药酸苦除烦。急方配伍严谨，辨证清楚，药到病除。

（三）专方

1. 正方

治身热，胸胁满，腹中痛，自下痢者，与黄芩汤，一名阴旦汤。

黄芩三两　甘草炙，二两　芍药二两　大枣十二枚

上四味，以水一斗，煮取三升，温服一升，日再夜一服（《伤寒论》方）。

【案一】结肠炎

李某某，女性，56岁，2001年6月16日初诊。

一个月前因腹痛，治之不愈，去医院检查，见子宫中度下垂，便行子宫全切术，术后腹痛不减。

刻诊：病人痛苦面容，舌苔黄躁，舌质红，脉滑数，切

腹脐周拒按，但无抵抗，少腹痛下坠，大便日二次，量小黏滞，病属湿热结积，拟阴旦汤。

黄芩 40g　甘草 炒，20g　芍药 20g　枣 12枚

上四味，以水 1200ml，煮取 600ml，温服 200ml，分三次一日服。

6月21日二诊：主诉服一剂腹痛加重，二剂后突下脓血数次，三剂服完，痢止痛消。一切症状消失，随访未再复发。

按：黄芩、芍药活血去积热，芍药、甘草解拘挛止痛，甘草、大枣甘以缓急，建中止痛。

本腹痛案，误以为妇科所致，服阴旦汤后湿热散，积滞去，病即愈。

2. 正加方

若呕者，加半夏半升；若干呕食臭者，加生姜二两半。上五味组成者，是"正加方"。

黄芩 三两　甘草 炙，二两　芍药 二两　大枣 十二枚　半夏 半升

上五味，以水一斗，煮取三升，温服一升，日再夜一服。

【案一】阑尾炎

范某某，女性，16岁，2013年9月26日来诊。

因腹痛下坠，呕吐不能食，邢台某医院诊断化脓性阑尾炎、腹膜炎，抗炎治疗九天，症状不见缓解。本人畏惧手术，要求保守治疗。

刻诊：大便秘结，两日未下，小便黄，腹痛腹胀，呕吐

不能食，右少腹有按痛、反跳痛，体温 38.6℃，口干唇裂，舌苔黄厚，脉滑数。湿热结滞，瘀积成痈，投以正加方加味。

黄芩 40g　甘草 炒，20g　白芍 20g　大枣 12 枚　半夏 20g　大黄 后下，25g　生姜 30g

上六味，以水 1600ml，煮取 500ml，分三次温服。

9 月 27 日复诊：服药后腹泻数次，疼痛见轻，呕吐停止，已能进食。

效上方加枳实 15g，继续服药六副，病愈。

按： 六腑以通为用，本案以正加方通其肠胃，去结滞消瘀积，排脓散瘀，活血去腐，化脓性阑尾炎治愈。

3. 变加方

《延年秘录》栀子汤，主天行一二日，头痛壮热，心中热者。

栀子 打，三两　豉 一升　黄芩 三两　葱白 切，一升　石膏 四两　葛根 四两

上方六味，以水七升，煮取二升六合，分三服。如行八九里。此为"变加方"。

【案一】流行性感冒

韩某某，男，27 岁，工人，2002 年 8 月 15 日初诊。

发热恶寒，口服萘普生 2 片，感冒冲剂 1 袋，热退，第二天复发热。

症见：体温 39.8℃，头痛发热，心中烦满，舌苔白质红，口苦咽痛，脉滑数，火热郁结。拟变加方。

栀子 15g　豆豉 炒，20g　黄芩 30g　葱白 4 棵　石膏 60g　粉

葛根 60g

上六味，以水 1400ml，煮取 500ml，分三次热服。

一副热退，头痛已，烦热除，两副病愈。

按：韩某桥梁工人，身体壮实，感冒后服些解热止痛药，照常上班，野外工作劳顿相加，热邪入里，病情加重。葱豉、葛根表散风寒，黄芩、石膏、栀子去三焦火热，栀子、豉去心中烦热。共同组成变加方，清热邪之蕴结，治天行之壮热，其应如响。

【药释】

栀子

《神农本草经疏》："栀子感天之清气，得地之苦味，故其性无毒。气薄而味厚，气浮而味沉，阳中阴也。"又云："疗目赤热痛，及胸心大小肠大热，心中烦闷者，总除心肺二经之火热也。此药味苦气寒，泻一切有余之火。"

《张大昌注辅行诀。药释》："栀子：味苦涩。主五内邪热，心烦懊恼。"

《辅行诀药性探真》栀子味苦，"苦在《辅行诀》中为肾水之用味，又为心火之体味，为肾水之用味本身即是肾水寒可制火热，故栀子可治诸火热证；为心火之体味，本身即体现了心火之本源为被肾寒水所遏郁于内之火热，故栀子可治郁瘀之热"。

《皇汉医学》："治心烦懊恼不得眠，脐下血滞而小便不利。"

栀子味苦泻三焦火，治心中郁结之热，除心烦懊恼。

（四）复方

小柴胡汤，治伤寒中风五六日，往来寒热，胸胁苦满，默默不欲饮食，心烦善呕，或胸中烦而不呕，或渴，或腹中痛，或胁下痞坚，或心下悸，小便不利，或不渴，外微有热，或咳。

柴胡八两　黄芩　人参　甘草炙　生姜各三两　半夏半升　大枣十二枚

上七味，以水一斗二升，煮取六升，去滓再煎减半，温服一升，日三（《伤寒论》）。

【案一】乙型肝炎

侯某某，男，38 岁，工人，于 2006 年 4 月 13 日来诊。

数月前因外伤住院，发现乙肝"大三阳"，查肝功能：谷丙转氨酶 81U/L，余项正常，肝胆脾 B 超：肝、脾未见异常，胆囊壁毛糙，HBV-DNA：5×10^8 IU/ml。心感恐惧，出院后急急来诊。

症见：右胁下隐疼，切腹、心下及两胁下痞满，食欲二便均正常，无肝掌蜘蛛痣，舌苔白、舌质红，双脉沉紧，拟小柴胡汤。

柴胡 50g　黄芩 30g　人参 20g　半夏 30g　甘草炙，20g　生姜 40g　大枣 12 枚

上七味，以水 2000ml，煮取 1000ml，去滓再煎取 600ml，温服 200ml，日三服。服七剂以观后效。

4 月 19 日复诊：无明显不适感，心下痞满轻，舌苔薄白，脉浮紧，效上方加枳实（炒黑）20g，继续服用。

4 月 29 日再次复诊：肝功正常，症状完全消失。

此案在小柴胡汤的基础上，辨证出入，连续服药半年，肝功能恢复正常，DNA 降至 3.7×10^4 IU/ml，病情稳定后，改制丸药，连续服药 14 个月，DNA＜500 单位，追访至今，

多次复查各项生化指标，皆在正常范围内。

按：本案例以前无任何不适。本人知道患有乙肝后，才感觉右胁下时有隐痛，乙肝病毒隐匿不露，虽阿德福伟、贺普丁也奈何不得，只是控制，需终身服药。柴胡剂，疏肝健胃，和解脏腑，乙型肝炎症状似疟，所以小柴胡类方，符合其证。经辨证调治年余，HBV-DNA、乙肝五项皆转为阴性。

【案二】子宫癌

刘某某，女，58岁，2011年6月3日初诊。

因子宫癌，行子宫全切术后一年，现腹腔、大肠转移。来看中医。

现症：体温37.8℃，寒热往来，一日数发，口苦咽干，干呕不欲食。腹痛、下坠，止痛药（杜冷丁、吗啡）一日肌注数次，仍呻吟不止，拟小柴胡加五灵脂汤。

柴胡 60g　黄芩 30g　半夏 30g　人参 切，20g　甘草 炙，20g
生姜 切，40g　枣 12枚　五灵脂 炒黑，20g

上八味，以水 2000ml，煮取 800ml，去滓再煎至 400ml，温服 100ml，分四次一日服。

6月8日复诊：服上方后体温退尽，疼痛亦轻，已能入睡，效上方继续服用。

另加服自制威喜丸：

香附 20g　茯苓 20g

共为细末，炼蜜为丸，丸重 10g，每日服三丸。

调治半年，最后完全脱离了麻醉类药物，病情由危转安。

按：案二系转移性肠癌，下坠腹痛，十分痛苦。五灵脂祛胀气，活血止痛，人参补气祛痞满。二药味苦，一入气分，一入血分，二药配伍，无相畏之弊，且止痛去痞满，效果更为显著。

《健康报》"中药研究"园地，河南安阳第三制药厂谭光明发表的"应重新评价十八反十九畏"一文谈道"近观报道取人参或党参与五灵脂两药配伍来治疗慢性胃痛等疾病，不仅未发现副作用，且收到较好的止痛效果。

"人参与五灵脂配伍用小鼠游泳实验进行抗疲劳实验，表明人参补气作用明显，五灵脂没有抑制人参的强壮作用，两者合用也没有任何的毒性反应"。

小柴胡汤，在本案中不仅能和解诸脏腑，且能补正气，增强免疫，恢复肝脾功能，五脏协调，"邪不可干"，其病治愈。

【案三】胰头癌

周某某，男，56岁，2008年11月2日初诊。

因腹痛治之不愈，于省某医院住院检查，肝功能：谷丙转氨酶223U/L，谷草转氨酶134U/L，总胆红素121μmol/L，间接胆红素98μmol/L，CAA19－9 346U/L。MRI：肝内胆管梗阻性扩张，胆囊增大明显，张力增高。胰头钩突体积增大，形态饱满，与正常胰腺分界不清。增强扫描病灶呈轻度强化，与正常胰腺相比，呈相对较低信号，肿块边界欠清。

主诉：腹痛不能进食，面黄如烟熏，眼巩膜深度黄染，腹部撑胀，干呕不能食，大便色白如土，小便咖啡样，精神萎靡，舌苔黑腻，脉浮数，病情危笃，告之不治。家人为给病人安慰，一再要求治疗，无奈试服小柴胡汤。

柴胡 60g　人参切, 20g　半夏 20g　黄芩 20g　甘草 15g　生姜 30g　大枣擘, 12枚

上七味，以水 2000ml，煮取 500ml，去滓再煎至 200ml，嘱每次 50ml 频服，不拘时日。

11 月 6 日复诊：家人代诉，症状较前好转，服药后病情稳定，不再烦躁，呕吐减轻，且可进少量流食，遵上方加茵陈 50g。

11 月 20 日复诊：黄疸减轻，疼痛消失。

遵柴胡汤类方，辨证加减，此案共服药半年余，其病治愈，至今留守家中，一人种十多亩农田。

按：小柴胡汤，泻心汤加柴胡而组成，泻心汤证在心肋间，寒热郁结；柴胡疏肝解郁，和营卫，驱寒热。柴胡汤不仅外感病是主方，对一些疑难杂病、乙型肝炎、各种癌症，只要有柴胡证者，柴胡类方辨证使用，其效非同一般。

《方药量效学》载："柴胡在柴胡汤中为君药，用量大于其他药味一倍有余，意在透邪外出；而在逍遥散中为臣药，用药与各药相等，起疏肝解郁作用；在补中益气汤中为佐药，用量极小，意在取其升举清阳的功能，柴胡大量运用还可通大便及行月经。"

（五）大方

《翼方》疗积年久患热风方。

羚羊角屑，五两　生葛　栀子各六两　豉一升　黄芩　干姜　白芍各三两　鼠尾草二两

上八味，㕮咀，以水七升，煮取二升半，分三服。

【案一】过敏性紫癜

朱某某，男，12 岁，学生，2012 年 7 月 5 日初诊。

两周前双下肢出血点，于市某院查血尿常规、出凝血时

间、免疫蛋白等均无异常，诊断为过敏性紫癜。

症见：双下肢粟大黑点，咽喉充血，时有腹痛，舌苔白，质红，脉洪数。此血热妄行，处清剂大方。

羚羊角40g　生葛根60g　栀子30g　豆豉30g　黄芩20g　干姜20g　白芍20g　鼠尾草15g

上八味，以水1400ml，煮取500ml，每服100ml，日三服。

7月9日复诊：腹痛已轻，脉滑，未见新的出血点，继续照方服药。

7月12日，四副服完，再次复诊：紫癜退，依上方继续又四副，以巩固疗效。

按：此方出《千金翼》方制各别，用药较偏。羚羊角、黄芩、鼠尾草清热镇惊，葛根、豉解表散郁火，栀子、豉、除烦解热，加干姜味辛，与栀子辛苦除痞。乃柴胡汤之义理，变药不乱制。

【药释】

鼠尾草

《名医别录》谓："味苦，微寒，无毒。主治鼠瘘、寒热、下痢脓血不止。"

（六）缓方

伤寒六七日，发热微恶寒，关节烦疼，微呕，心下支结，外证未去者。又治心腹卒急痛（《伤寒论》）。

柴胡四两　黄芩　人参各两半　半夏二合半　甘草炙，一两
桂枝　芍药　生姜各两半　大枣六枚

上九味，以水七升，煮取三升，温服一升。

【案一】慢性胰腺炎

靳某某，男，44岁，建筑工人，2013年6月4日初诊。

心下及左肋下阵发性疼痛，微恶风寒，腹胀，食欲不振伴呕吐，久治不愈，体温36.2℃，心率90次/分，呼吸19次/分，血压130/80mmHg，CT示：胰实质钙化、主胰管扩张和胰实质萎缩，诊断为慢性胰腺炎。

症见：左上腹压痛，无反跳痛，二便正常，双下肢轻微浮肿，口苦咽干，干呕，舌苔薄白，质红，脉紧数。拟柴胡桂枝汤。

柴胡20g　桂枝20g　黄芩20g　人参15g　半夏20g　甘草15g　白芍15g　生姜20g　枣6枚

上九味，以水1200ml，煎至400ml，分两次温服。

6月9日复诊：四剂药服完，头痛已，腹痛亦减轻，食欲有所增加。

在原方基础上加广木香15g，继续服用。共服药十四剂，诸症悉愈，停药恢复工作，未再复发。

按：胰腺炎，心下、左肋下痛，与肝胆脾胃相关，柴胡疏泄肝胆，桂枝健脾培土以生木，脏腑协调，营卫和谐，气通血活，其病自愈。

【案二】乳腺癌

乔某某，女，58岁，农民，2013年7月3日初诊。

一年前右乳腺癌，行右乳全切术，术后右臂淋巴管回流受阻，肿大破溃有渗出液。现左乳转移，肿胀、焮红、坚硬如石。

症见：头晕头痛，胸胁胀痛，口苦不欲食，心烦懊侬，烦热恶寒，体温36.7℃～37.4℃，血压120/70mmHg，舌苔白腻，脉浮数，投柴胡桂枝汤。

柴胡 25g　桂枝 15g　白芍 15g　黄芩 25g　人参 15g　半夏 20g　甘草 15g　生姜 30g　枣 6枚

上九味，以水 1400ml，煎至 400ml，分两次服。

7月7日复诊：症状缓解，已能进食，体温降至正常。

本案经柴胡桂枝汤随症加减调方，加服蓐收丸（详前面"五帝方"）。病情被控制，现在还在治疗中。

按：两乳属肝胆，柴胡疏肝理气和解少阳，加桂枝散表和营，虚实兼治，所谓"正气盛邪不可干"，病情得到缓解。

（七）通方

栀子豉枳实大黄汤（《伤寒论》）。

疗酒癖者，心中懊侬或热痛，又大病差后劳复者，栀子豉枳实汤主之，有宿食者加大黄主之。

栀子 十四枚　香豉 一升　枳实 三枚　大黄 一两

上四味，以水六升，煮取二升，温服七合许。

【案一】冠心病

刘某某，男，59岁，2012年6月30日初诊。

因胸痛，在市某医院查心电图示：广泛性前壁 ST 段呈缺血性改变，冠脉造影示：左主干远端狭窄 30%；前降支近端 50% 狭窄，右冠左室后支开口 60% 狭窄。住院治疗二十天，症状好转出院，欲服中药。

刻诊：大便秘结，气噫，胸背沉痛，心烦懊侬，躁动易激怒，气噫胸闷，动则气喘，面色口唇暗黑无华，舌苔黄厚，舌质暗红，脉滑数，拟通方。

枳实 炒黑，20g　大黄 15g　栀子 打，15g　豆豉 炒，20g　丹参 30g

上五味，以水 1000ml，煎至 400ml，分两次一日服。

二副药后情绪稳定，身感轻松，大便畅快。

经过调治，冠心病症状消失，随访至今其病未再复发。

按： 现在医学对冠心病之治疗方案，扩血管抗凝，缓解一时，终身服药。栀子、大黄祛热活血，枳实疏肝理气宽胸。栀子、豉吐烦气，苦酸除烦，治胸中窒塞。通方活血理气，气为血帅，气活血通，其病治愈。

【**案二**】急性乙型黄疸型肝炎

季某某，男，34 岁，农民，2001 年 4 月 12 日来诊。

因巩膜黄染，某院检查肝系列：甲、丙、丁、戊正常。乙肝五项：乙肝表面抗原（HBsAg）1 530COI、e 抗原（HBeAg）790PEIU/L、核心抗体（HBcAb）0.01PEIU/L，HBV-DNA 3×10^8 IU/ml。肝功能：谷丙转氨酶 177.0U/L，谷草转氨酶 144.3U/L，总胆红素 39.2μmol/L，直接胆红素 23.6μmol/L，间接胆红素 15.6μmol/L。B 超：肝右叶前后径 12.4cm，左叶前后径 6.2cm，上下径 3.1cm，边缘钝，表面光滑，胆脾未见明显异常。医院诊断为急性乙型肝炎，要求住院治疗，因经济拮据，拒绝住院，回家治疗。

症见：全身性黄疸，巩膜黄染，腹胀，心烦干呕，不欲食，神情疲惫，小便色黄，大便溏，舌苔薄白，滑腻，脉滑数，中焦湿热蕴结，拟枳豉栀大黄汤加味。

大黄_{后下, 20g}　豉_{炒, 打, 20g}　栀子_{打, 20g}　枳实_{炒黑, 20g}
茵陈_{100g}

上五味，以水 1500ml，先煮茵陈取 1000ml，下诸药煮取 400ml，分两次一日服。

4 月 14 日家人来报，服药后腹痛泻泄，欲终止服药，因湿热泻下未尽，嘱其改为分多次小量继续服用。

五剂药服完黄疸见轻，一星期后复查肝功能，指数较前明显下降。服药三个月后，全面复查，乙肝五项亦恢复正常，随访至今，未再复发。

按：急性黄疸性肝病，系病毒初染，邪毒潜隐未深，身体尚强壮，本案栀子、豆豉、枳实、大黄加大量茵陈清热利胆，湿热祛黄疸消散，复查生化指标完全康复，追访至今一切正常。急性乙型肝炎，治疗得当可以根治，治疗懈怠，一旦变成慢性，就会终身成为病人。

20世纪70年代上海甲肝大流行，殃及我邢台地区，以本方救治无数甲肝病例，无一留后遗症转为慢性者。儿童一至三副，成年人最多十副治愈。治急性肝病，辨证要准，下药要狠，虚实分明，效若桴鼓。

【案三】甲状腺功能亢进

张某某，女，26岁，未婚，2010年10月3日来诊。

于北京某医院查甲状腺功能：FT4 54.6pmol/L、FT3 73.23pmol/L、rT3 1.37nmol/L、HTSH 3.60uIU/ml。心电图：窦性心律，心率119次/分，心脏彩超：各房室结构未见明显异常，肝功能：丙氨酸氨基转移酶37.0U/L、天门冬氨酸氨基转移酶34.3U/L、总胆红素18.2μmol/L、直接胆红素5.6μmol/L、间接胆红素12.6μmol/L，肾功能、血尿常规均正常，被诊断为甲状腺功能亢进。

刻诊：口苦面赤，心悸烦满躁动，失眠，腹胀，舌质红，舌苔黄，脉滑数，热邪过重，处通方。

栀子打，15g　豉炒，20g　枳实炒黑，20g　大黄15g

上四味，以水700ml，煮至200ml，温分再服。

七副后来诊：情绪较前稳定，烦躁见轻，药已中的，效上方加夏枯草 30g，日进二副，分四次服。

服药七日已能入睡，病虽未愈，症状已得到改善。

本案用此方，服药一个月复查甲状腺功能接近正常。

按：此方系仲景栀子豉汤类方，《宋本伤寒论校注》三百九十二条"大病差后，劳复者，枳实栀子豉汤主之"。

栀子豉汤主治心烦懊恼。懊恼者，烦心热躁，闷乱不宁。虚烦，发汗或吐或下至津液损伤，虚热烦躁。栀子豉苦酸除烦，栀子泻火，豆豉吐气以宣营卫，伴生姜降逆止呕；配枳实下气祛痰，宽胸利气。枳实栀子豉汤加大黄，通大便，下湿热积滞，三焦通泰病轻。

二、滋剂

滋可已燥，调血脉也，阿胶、生地黄之属是也。

阿胶：主心腹内崩，劳极洒洒如疟，腰腹痛，四肢酸痛，女子下血，安胎《本经》。

生地：主折跌绝筋，伤中，逐血痹，填骨髓，长肌肉《别录》。

《说文解字》云：滋，"益也"，即滋润补给之剂。

（一）小方

小胶艾汤，疗吐血，衄血，妇人伤胎，去血，腹痛方。

阿胶三两　艾叶炙，二两

上二味，以水五升，煮取二升半，分三服《外台》引《小品》、《经心录》同）。

【案一】前置胎盘

刘某某，27 岁，2000 年 7 月 3 日初诊。

初孕三个月，少腹不适，常见有少量红色分泌物。B超检查示：前置胎盘。拟小胶艾汤。

阿胶珠 15g　艾叶 炒黑, 15g

上两味，以水 500ml，煮至 200ml，温分两次服。

二副轻，四副痊愈。期满剖腹产，生一健康女婴。

按：初孕见红，恐其流产，艾叶驱寒行气，阿胶滋阴补血，二味共行止血安胎，小胶艾汤将病治愈。

【药释】

艾叶

《名医别录》云："生寒熟热。主下血，衄血、脓血痢。"

《千金翼方》云："味苦，微温，无毒。主灸百病，可作煎。止下痢，吐血，下部䘌疮，妇人漏血，利阴气，生肌肉，辟风寒，使人有子。"

《现代中药药理手册》载："艾叶能降低毛细血管通透性，抗纤维蛋白溶解，从而发挥止血作用。"

艾叶味苦性温，暖宫祛风寒，温经保胎止血，治各种出血。

（二）急方

治卒尔吐血，衄血，心胸烦满短气方。

阿胶 二两　艾叶 二两　干姜 二两

上三味，以水五升，煮取二升，温服一升 《《肘后》、《小品》同出）。

【案一】倒经

王某某，女，19 岁，2000 年 9 月 3 日初诊。

鼻衄，周期性发作，已有三年，查血尿常规、凝血四项均正常。

症见：四肢厥冷，面色苍白少华，月事不以时下，腹中痛，遇风寒则重，大便秘结，舌质淡，无苔，脉沉弱。此为阳虚寒盛，逼血倒行。拟方：

阿胶 15g　艾叶 炒黑，30g　干姜 炮，20g

上三味，以水 1000ml，煮取 400ml，温服 200ml，日二次。

9月7日复诊：服四剂药后，腹不再痛，大便正常。

上方加减共服十八剂，厥回脏安，血行归经，衄衂止，月事以时下。现已结婚，育一健康宝宝。

按：小方加干姜而成急方，方中用干姜炭，与小胶艾汤共凑补血止血，通经活血，暖脏回阳，血行循经，衄衂止，月经下，病去得安康。

（三）专方

1. 正方

小朱雀汤，治丈夫从高处坠下，伤五脏，微者唾血，甚者吐血，及金创伤绝，崩中，皆主之之方 《千金要方》。

阿胶　干姜 各二两　艾叶　地黄 各三两

上四味，以水八升，煮取三升，去渣入胶令烊化，分二服，赢人三服。妇人产后崩中伤下血过多，虚喘，腹中绞痛，下血不止，服之悉愈 《外台》、《千金》同。

【案一】产后失血

冯某某，女，24岁，农民，2001年8月21日初诊。

一个月前，顺产一男婴，产后下血，淋漓不尽，时有腹痛，经妇科、B超、生化等检查，未见明显异常。

症见：面色苍白，不欲食，自汗、乏力，心烦，大便稀溏，日2～3次，舌质淡无苔，脉沉细数。此为虚寒，阳气不足，气不摄血，法当温阳补气止血，拟小朱雀汤。

阿胶珠15g　艾叶炭，40g　　干姜炭，30g　熟地50g

上四味，以水1600ml，煮取500ml，温分三次服。

8月25日复诊：四剂服完，血止，大便正常。其病治愈。

按： 地黄又名地髓，顾名思义，地黄不仅可入血分活血、祛瘀治血痹，案中用地黄活血补血，填精补髓，和姜艾温阳，治产后虚寒。诸脉和平，血止病愈。

【案二】脑震荡

刘某某，男，35岁，农民，1989年7月14日初诊。

夏收季节，拖拉机装运小麦，不小心从三米高处跌下，后脑着地，当时流有鼻血，无其他任何不舒，未在意，几天后出现头痛、神昏来诊。

症见：嗜睡，神情呆滞，健忘，片段性失忆，大便秘结。其人瘦弱，舌质灰湿润，舌苔白，脉浮。证属本虚标实，瘀血阻滞，治当温经补血活血，拟小朱雀汤加味。

阿胶珠15g　干姜炒黑，30g　艾叶炒黑，40g　　地黄60g　红花15g　川芎20g

上六味，以水1600ml，煮取500ml，分三次温服。

7月17日3剂药后复诊，大便已通，神智清醒。

上方加蒲黄15g，连服二十副，其病痊愈。

按： 此案轻微脑震荡，方中地黄治金创伤绝，活血祛痹，干姜、艾叶辛窜开窍，胶珠红花活血祛瘀，川芎走血中气以醒脑，蒲黄醒脑活血祛瘀。

当时CT检查未普及，不知道颅中有否出血，依证用方，共二十三副药，症状完全消除，随访至今无任何后遗症。

【药释】

地黄

《神农本草经疏》云："干地黄禀仲冬之气以生。黄者，土之正色，兼禀地之和气，故味甘气寒而无毒。"

《张大昌注辅行诀·药释》地黄："味苦甘。主男妇内崩出血，补不足，益力气。""苦以应水德，以坚为用，故治文皆以静固为主也。"

《辅行诀药性探真》云："基于水为万物之源的理论，且已被现代科学所承认，除上述地黄主治补益阴精营血津液的功用外，他如诸出血、瘀血、寒热积聚、胃中宿食饱，及动胎、耳目、大小肠诸病，均可因真阴复常而至干生坤育，五脏得以滋生，生生化化运行不已而愈。"

地黄分生熟，本经皆以生地为论，后人将生地加黑豆黄酒炮制后谓之熟地，即性温，黑豆属水故偏补肾，但二地填精补髓，活血祛瘀的功能是不变的。

柏叶汤，治吐血内崩上气，面色如土方。

干姜　阿胶　柏叶炭 各二两　艾叶 一把　马通汁 一升

上五味，以水五升，煮取一升，内马通汁及胶，待胶烊尽，顿服 《千金方》。

【案一】肠梗阻

庞某某，男性，27岁，建筑工人，2003年6月3日来诊。

下午劳动中突发右腹疼痛，急来医院做B超示：双肾无异常，肠中有游离气体。大便常规：潜血（＋＋＋）。尿常规：未见异常，诊断为肠梗阻。

刻诊：腹胀，腹痛，大便不通，舌淡无苔，质红，脉沉细而数，肠胃虚寒，投柏叶汤，转肠通便。

柏叶 30g　阿胶炒，10g　干姜炒，15g　艾 15g

上五味，以水 1000ml，取马通汁 200ml 合煮，取600ml，温分数次频服。一副便通，痛止，病愈。

按：初拜师门下时传一方"干霍乱（即肠扭结、肠套迭）马屎蛋一个烧炭，黄酒送下"（引《肘后》）。马通在本病中，有转肠通便的作用，肠通则气活痛止，气和则血亦活，血行归经，黑便自止。

20 世纪 70 年代在生产队经常见到牲畜闹结症，兽医们将马粪绞汁灌服立瘥。兽医总结说：肠扭结用泻下药会扭结愈结实，使症状加重。马通可以增加肠蠕动，有转肠中气的功能，扭结之肠可在节律的蠕动中得以开解而愈。

马性烈，较其他牲畜肠转化能力强，马通亦有蠕动肠胃功能，故选用马通治疗肠扭结、肠套迭、肠梗阻。

【药释】

马通

《名医别录》：马通"微温。治妇人崩中，止渴，及吐下血，鼻衄，金创，止血"。

【案二】肝硬化

冯某某，男，57 岁，2011 年 5 月 18 日来诊。

三个月前因呕血，于北京 302 住院治疗，既往有乙型肝炎病史，HBV-DNA $3.2×10^7$IU/ml；肝功能：谷丙转氨酶500U/L、谷草转氨酶 397U/L，腹部 B 超示：①肝硬化；②脾肿大；血常规：血红蛋白浓度 85g/L。症状缓解后回家服中药。

症见：面色苍白，消瘦乏力，干呕，精神萎靡，心下痞满，腹痛不能食，舌质暗红，瘀血斑，苔白，脉细数。证系瘀血阻络。治当补血、活血、止血，予柏叶汤。

干姜_{炭，30g} 阿胶珠_{10g} 柏叶_{炭，30g} 艾叶_{炭，30g} 马通_{一粒，绞汁}

上五味，以水 1500ml，煮取 400ml，内马通汁及胶，待胶烊尽，分两次一日服。

5 月 22 日复诊：服药四剂，舌瘀斑变小，腹痛轻，已能进少量饮食。嘱继续服用上方，加服朱雀丸（朱雀丸出五帝方详该页），每服 10g，日三次。

服药月余疼痛止，已能进食，未再出血。

按：柏叶汤：柏叶味苦，微温；马通，微温；艾叶味苦，微温；干姜辛温，有大热，唯胶珠甘咸。大队温药，去寒回阳，建中补血。血止体质增强，免疫力提高，身体得到恢复，病情得以控制。

2. 正加方

《集验方》治妊身二三月及八九月，胎动不安，腰痛已有所见方。

阿胶 艾叶_{各三两} 川芎 当归_{各三两} 甘草_{一两半}

以水八升，煮取三升，分三服。

以上二方五味所组是"正加方"。

【案一】习惯性流产

韩某某，女，27 岁，2010 年 3 月 2 日，其家人邀诊。

习惯性流产两胎，现孕两月，傍晚突然见红，心中惊恐不已，整日卧床，以期胎安。

症见：舌质淡、苔薄白，脉浮虚，体质虚弱，气不摄血。给予补血安胎正加方。

阿胶珠 15g　艾叶 炒黑, 20g　当归 20g　甘草 10g　川芎 20g

上五味，以水 1600ml，煮取 400ml，温分三服。

3 月 6 日复诊：一剂血止，胎安。四副服完，再无不适感。

期满顺产一健康宝宝，两年后又生二胎。

按：胶珠、艾叶补血止血，当归、抚芎佛手散活血止血，甘草清热。五味药成方，止血安胎。

【**案二**】先兆流产

方某某，女，24 岁，1998 年 1 月 2 日，初诊。

有孕 6 个月，因丈夫外出打工，过度操劳家务，突然腹痛、下坠，随即见红，肌注黄体酮三天仍有血不止，家人邀诊。

症见：痛苦面容，神情不安，胎位枕左前位，胎儿心率 120 次/分，无杂音，舌淡苔薄白，脉浮数，遂与正加方。

胶珠 15g　艾叶 炒, 20g　川芎 20g　当归 30g　甘草 炒, 20g

上五味，以水 1500ml，煮后四味，取 500ml，烊化阿胶。温分三服。

两副后症状全然消失，如期顺产一男婴。

按：当归、川芎二味治产后、伤胎、崩中、金创等失血过多而致的昏晕欲倒，并治妊娠伤胎腹痛，难产，胞衣不下；胶珠止血安胎，艾叶温经暖脏，甘草缓补其气，气足血升其胎得保。

【**药释**】

当归

《本草经考注》云："味甘，温。治咳逆上气、温疟、寒热洗洗在皮肤中、妇人漏下绝子、诸恶、疮疡、金创。"

《辅行诀五脏用药法要》临证指南医案

《子母秘录》云："治倒产，子死腹中。"

《神农本草经疏》云："当归禀土之甘气，天之温气，《别录》：兼辛，大温无毒。甘以缓之，辛以散之润之，温以通之畅之。入手少阴，足厥阴，亦入足太阴。活血补血之要药，故主咳逆上气也。"

川芎

《神农本草经疏》云："川芎禀天之温气，地之辛味。辛甘发散为阳，是则气味俱阳而无毒，阳主上升，辛温主散，入足厥阴经，血中气药。"

当归甘温，入血治妇人漏下绝子，活血补血主咳逆上气。川芎辛温，治妇人血闭无子，入足厥阴，血中气药。二药为伍，合胶艾止血保胎、温经暖脏、补血活血，妇科良方。

3. 变加方

《千金翼方》伏龙肝汤，主吐血衄血方。

伏龙肝_{半斤}　干地黄　干姜　牛膝_{各二两}　阿胶　甘草_{炙，各三两}

上六味，以水一斗，煮取三升，去滓内胶，更火上令胶烊已，分三服。

【案一】肝硬化

蒋某某，女，54岁，2013年3月2日初诊。

患乙肝二十余年，最近复查乙肝五项示"大三阳"。肝功能：丙氨酸氨基转移酶 270.0U/L、天门冬氨酸氨基转移酶 195.3U/L、总胆红素 32.7μmol/L、直接胆红素 13.6μmol/L、间接胆红素 19.1μmol/L、白蛋白 27.0g/L、球蛋白 38.0g/L、白球比 0.71，B 超：肝右叶前后径 10.0cm，左叶 5.6cm，右叶多个低回声结节最大 1.6cm× 1.0cm，门脉 1.2cm。脾大，长约 14cm、宽约 11cm、厚约 5cm。提示：肝硬化，脾肿大。

症见：其人消瘦，面晦暗无泽，呕吐咖啡样物，食欲不佳，腹胀满，大便黑，下肢轻度水肿。切腹：腹直肌软，无抵抗，脾左肋下三横指。舌质淡、少苔，舌体瘦、色绛红，寸脉浮而虚，趺阳脉浮大。患者坚持服中药治疗，遂投伏龙肝汤。

伏龙肝₁₀₀g　干地黄₅₀g　干姜₂₀g　牛膝₂₀g　阿胶珠₁₅g 甘草炙，₂₀g　谷芽炒，₅₀g

上七味，以水 1500ml，煮取 400ml，去滓内胶，更煎至胶烊化，分三次服。

3 月 9 日再诊：服上方后，不再呕吐，食欲有所增加，腹胀见轻，切脉浮虚，舌质淡，苔薄白。加服黄龙丸。

黄龙丸：

鲮鲤甲土炒一两　禹粮石煅，二两

共为细末，枣泥为丸，丸如黄豆大一粒，每服十至二十粒，日三次。

又服上方十余剂后，症状减轻。

在此方基础上，辨证出入，经过半年调治，病情得到控制，检查生化指标接近正常。

按：慢性肝病，虚实夹杂。治疗起来，补泻兼施。谷芽五谷之属，健脾补脏，消臌疾；胶珠为畜，生姜为菜，以养为主；地黄、牛膝走血脉，活血止血，通脉络；伏龙肝、甘草甘缓，于此方中，补土缓中，调和诸药。变加方实脾治肝，乃张仲景治未病之明训，所以取得了良好效果。

【药释】

伏龙肝

《名医别录》云："味辛，微温。主治妇人崩中，吐下血，止咳逆，止血，消痈肿毒气。"

《神农本草经疏》："味辛，微温，主妇人崩中，吐血，止咳逆，止血，消痈肿毒气。"

《辅行诀药性探真》云："伏龙肝味辛属木，色赤属火，且其土为用草木之火烧炼多年，木火之气积结甚丰，故陶氏称之为木中火药，它与草木药中之木中火药生姜，同为温中止呕、止咳祛水湿而消解散毒之药。"

伏龙肝得火土之气而成，有补脾统血之说，故治肝硬化有效。

（四）复方

治下血日久不止，其人瘦弱，面无华色，身热恶寒，心中动悸，虚烦不得眠，或少腹痞满，小便不利，大便鸭溏，一身浮肿方，黄土汤。

伏龙肝半斤　甘草炙　干地黄　白术　附子炮　阿胶黄芩各三两

以水一斗，先煮伏龙肝，至八升讫去滓，内五味药，煮取三升，复去滓后下胶令烊，分温再服，日二（《金匮》、《千金要》、《翼》、《外台》尽同）。

【案一】甲状腺功能减低

张某某，女，47岁，1976年3月7日初诊。

大便一日数次，已有三月，遍治不效，日见消瘦，体质渐弱。

症见：体形瘦弱，面晦无华，语言细弱，心中动悸，嗜睡、恶寒，乏力，少腹胀满疼痛，大便里急后重，日数次，干呕不欲食，一身浮肿，舌质淡，苔薄白，脉沉细如丝，四肢厥冷。病属太阴，气血衰弱，予伏龙肝汤。

伏龙肝100g　甘草炙，30g　生地30g　白术30g　附子炮，30g
阿胶15g　黄芩15g

上七味，以水 2000ml，先煮伏龙肝、附子至 1600ml，去渣内余药煮取 500ml，复去渣下胶烊化，温分四次服，昼三夜一服。

3 月 13 日复诊：食欲好转，诸症见轻。经循证辨方，继续服药月余，症状完全缓解。

按：20 世纪 70 年代农村医疗水平落后，对内分泌系统疾病很生疏，遇此案时不知道是甲减，只是以中医虚寒体质、阳气不足论治，一直用温阳补气中药调节治疗，取得了良好的效果。病证恢复后，因车祸住院检查，被发现有甲减，这才明白本案真正病因。

【案二】席汉氏综合征

杜某某，女，49 岁，农民，2001 年 8 月 14 日来诊。

患者 28 岁时，产后大出血，抢救不及时，脑缺血时间过长，致使脑垂体功能减退，"席汉氏综合征"，闭经已数十年。

症见：贫血面容，全身浮肿，大便鸭溏日数次，恶寒，心中动悸，虚烦不得眠，四肢厥冷，心下、少腹胀满，舌质苍白，苔灰滑，脉浮细数。此系体质虚弱，阳气不足，拟回阳救逆，补脾利湿黄土汤。

伏龙肝布包，100g　附子先煮，30g　甘草炒，30g　熟地30g
白术20g　阿胶15g　黄芩15g　人参15g　干姜炒黑，20g

上九味，以水 2000ml 先煮伏龙肝、附子至 1200ml，内诸药煮至 500ml，下胶烊化，温分四次服。

8 月 20 日二诊：病情未见改变，继续照方服药。

二十天后复诊：浮肿减轻，恶寒好转。在黄土汤基础上辨证加减，继续服药半年，病情逐渐稳定下来，症状逐渐减少。

按：常年有病，经治不效。伏龙肝降逆止呕，补脾燥湿；人参加附子补阳救逆，阿胶、熟地滋阴生血，佐黄芩祛虚热，防附子、干姜之过辛伤阴。一苦一辛，辛苦除痞，治腹胀满。补阳以生阴，滋阴以伏阳，阴阳互生。服此方半年后机体功能大部分恢复，病虽没治愈，但症状消失，病情维持稳定。

（五）大方

大胶艾汤，主男子伤绝或高坠下，伤五脏，微吐呕血，甚者吐血，及金创伤经内绝方。

此方正主妇人产后崩中伤下血多，虚喘欲死，腹痛血不止者，服之甚良（《千金翼方》）。

阿胶　艾叶　芍药　干地黄_{各三两}　干姜　当归　甘草_炒　川芎_{各二两}

上八味，以水八升，煮取三升，去滓，内胶令烊，分再服，羸人三服。（《金匮》同）

【案一】功能性出血

吴某某，女，47 岁，2013 年 10 月 3 日来诊。

两月来，月经不断，经妇科检查 B 超示：子宫内膜增厚，血常规：血红蛋白 76g/L，诊断为功能性出血，治之不愈。

主诉：经血淋漏不止，乏力，少腹胀满。面色苍白，伴轻微浮肿，舌质淡，无苔。气血虚弱，投胶艾四物汤。

当归 20g　川芎 20g　白芍 30g　熟地 40g　阿胶 15g　艾叶 30g　干姜 炒黑，20g　甘草 炒，20g

上八味，以水 1600ml，煮取 500ml，去渣内胶令烊，温分三次服，五剂。

10 月 8 日复诊：经血基本不见，药已中的，效不更方，继服七剂病愈。

按： 胶艾汤，止血快，生血亦快。临证气虚少者炒甘草加量，缓补其气。寒重者艾叶为炭、炮干姜加量，温经止血。血虚者四物汤及阿胶加量，补血生血。胶艾四物汤将活血止血补血融于一方，只要辨证无误，每取速效。

【案二】不完全性流产

石某某，女，30 岁，2012 年 10 月 7 日初诊。

不完全性流产，术后腹痛，淋漓不尽。西医主张刮宫治疗，本人拒绝。血常规：白细胞计数 12.5×10^9/L，红细胞计数 3.6×10^{12}/L，红蛋白 7.1g/L，求服中药。

症见：低热，干呕，少腹痛，腰酸，面色苍白，舌质淡，苔薄白，脉浮数。气血两虚，胶艾四物汤证。

阿胶 15g　艾叶 炒黑，30g　甘草 炙，20g　干姜 炒黑，20g　当归 30g　川芎 20g　白芍 20g　熟地 50g

上八味，以水 2000ml，煮取 500ml，去渣内胶烊化，温分三次服。

10 月 13 日二诊：血止痛轻，效不更方，共服十剂，病愈。

按： 据《浙江中医杂志》（1959 年 7 月 4 日版）"胶艾

四物汤加海螵蛸治疗不完全流产41例"结论报道，痊愈36例，平均服药46帖，痊愈率80%。

凡妇科病不论出血性贫血，还是虚弱性贫血大胶艾汤都是有效的。四物汤功能昭彰，胶艾温经止血，炮干姜暖宫祛寒，血见黑则止，炙甘草温中补气，与姜辛甘化苦，补肾泻火，使病愈而不再复发。

（六）缓方

炙甘草汤，治虚劳不足，汗出而闷，脉促结，行动如常，不出百日死，危急者二十日死。

炙甘草四两　桂枝　生姜各三两　生地一斤　大枣三十枚
麻仁半升　阿胶　麦门冬半升　人参三两

上九味，以清酒七升，水八升，煮取六升，每服二升，日三服（《伤寒论》、《千金翼》同）。

【案一】房颤

刘某某，男，74岁，2013年10月17日就诊。

一个月前胸闷气短，心烦懊侬，动则心慌，满腹撑胀，双下肢中度水肿，于市第三医院检查，心电图示：房颤；心脏彩超：二尖瓣反流（少量），并住院治疗四十天，病缓解后而主动出院，常用药物有倍他乐克12.5mg/次，2次/日，华法林2.5mg/次等口服药物。

今日复发，症见：面色晦暗，精神萎靡，心烦懊侬，心中悸、气短、胸闷、背沉，动则加重，下肢中度浮肿，舌苔薄白，舌质红，脉促。气血衰弱，虚劳不足，给炙甘草汤。

炙甘草30g　桂枝25g　生姜25g　麦门冬20g　火麻仁20g

阿胶珠 15g　人参 15g　生地 60g　大枣 30 枚

上九味，以水 1500ml 加黄酒 200ml，共泡药 3～5 小时，上火煮一小时，煎至 600ml，温分三次服。

10 月 28 日家人来诉，胸闷减轻，心慌消失，嘱继续服用上方。

此案服十剂后病情稳定，二十剂后症状消失大半，共服药四十剂房颤消失。

按：本案系心脏虚弱，阴阳不足。症见心悸浮肿，血虚脉结代。炙甘草汤炙甘草为君，通经脉利血气，缓补诸不足；桂枝温补以行阳气，平冲降逆，麻仁、阿胶滋补软润，人参、生姜、大枣启脾补脏增化源，生地、黄酒活血行经脉。丹波元坚云："素常上焦液乏而不能任邪者，主炙甘草汤以滋养之。"炙甘草汤调阴阳之平衡，补气血之不足，心脏得安康。

【案二】硬皮病

邓某某，女，45 岁，2010 年 10 月 23 日来诊。

主诉：省某院以肝炎收治半年不愈，病情有所加重，慕名前来求服中药。笔者认为诊断有误，要求去北京协和医院核查，结果显示：抗核抗体（＋）、抗心磷脂抗体（＋）、抗 SCL-70 抗体（＋）、抗 JO-1 抗体（＋）。彩超甲状腺右叶多个低回声结节，胸片：双肺间质纤维化，双肺间质病变，纵隔及双腋下多发淋巴结影。肝功能：丙氨酸氨基转移酶 214U/L、天门冬氨酸氨基转移酶 202U/L、白蛋白 30g/L，球蛋白 34g/L，白球比 0.92，总胆红素 24.9μmol/L，直接胆红素 13.3μmol/L，间接胆红素 11.6μmol/L，肝胆胰脾 B 超：肝实质回声增强增粗，慢性肝损害，最后诊断为硬皮病。给予口服泼尼松片 60mg/次，1 次/日，复方环磷酰胺片 1 片/次，1 次/隔日，阿法骨化醇 0.25mg/次，日一次等口服药，治之效果不显著。

症见：四肢末梢麻木，吞咽不利，食欲低下，咳嗽，气短，双手指和掌指关节、颈项皮肤增厚光亮、僵硬，全身拘紧，疲倦乏力，腹直肌紧张抵抗，心中悸动，舌质淡苔白，脉浮紧数而结。辨证为气阴两虚，拟炙甘草汤。

甘草炙，30g　生地60g　阿胶珠15g　麦冬20g　人参15g
枣30枚　火麻仁20g　桂枝20g

上九味，以水 1500ml，加黄酒 300ml，浸泡半个小时，煮一小时取 600ml，温分三次服。

十日后复诊：病情见轻，精神好转，吞咽较顺利。药已中的，继续服用上方。

11月6日再次复诊：感觉全身舒适，皮肤柔软，不再心悸，诸症均轻。

经辨证调方，服药两个月肝功能恢复正常，共服药一年零十个月，最终检查各项指标均恢复正常，痊愈停药，随访至今未再复发。

按：《金匮》附方载治虚劳不足，又治肺痿，俱是炙甘草汤润养之功。吕搽村论炙甘草汤："君以炙甘草坐镇中州，而生地、麦冬、麻仁、大枣、人参、阿胶之属甘寒之药，滋阴复温。但阴无阳则不能化气，故复以桂枝、生姜宣阳化阴，更以清酒经道，则脉复而悸自安矣。"此即炙甘草汤治各种硬化、干燥等疑难病症的原理所在。

《金匮要略浅注补正》引云："仲景阴阳两补之法，较后人所制十全、八珍等汤，纯美多矣。"

下篇　《处方正范》录验

（七）通方

《肘后》疗热病，久下痢脓血，柏皮汤。

阿胶一两　栀子二十枚　黄连四两　黄柏三两

上方四味，以水六升，煮取三升，分三服（《范汪》、《集验》同）。

【案一】结肠溃疡

张某某，男，46岁，2001年8月31日来诊。

建筑工人，野外工作，饮食条件差，常年闹胃肠炎，腹痛，里急后重，时便脓血。行结肠镜检查：结肠溃疡，多次住院输液、灌肠，效果时好时坏，两年来一直如此。

症见：羸瘦，痛苦面容，舌质暗红而瘦、齿印，舌苔薄白，腹痛坠胀，泻下脓血，日3～5次，食欲低下，脉紧数。证系火热积滞，瘀结成疮。拟柏皮汤加味，苦寒泻热。

阿胶15g　栀子打，20g　黄连30g　黄柏30g　广木香10g

上四味，以水1200ml，煮取400ml，烊化阿胶，分三次一日服。

9月4日二诊：四剂药服完，症状减轻。

遵上方再服八剂，热去痛止，症状消失，遂改补脾汤善后，其病治愈，随访至今未再复发。

按：本案系湿热积滞在下焦，日久成溃疡而便脓血。三黄祛积热，黄芩易黄柏清下焦之热，阿胶滋补阴气之不足，加广木香一辛味，行气止痛，治下坠，通方中加广木香之辛味，辛苦除痞积。

【引证方】

《宋本伤寒论校注》：少阴病，得之二三日以上，心中烦不得卧，黄连阿胶汤主之。

黄连四两　黄芩二两　芍药二两　鸡子黄二枚　阿胶三两（一

云：三挺）

上五味，以水六升，先煮三升，取二升，去滓；内胶烊尽，小冷；内鸡子黄，搅令相得，温服七合，日三服。

先师在《处方正范》按中云："《本草》鸡子无治烦不眠之功，方中鸡子是栀子之讹，黄字是黄连之黄连及之。栀子二十枚，校书者脱去'十'字，作鸡子黄二枚矣。《伤寒论》方内有芍药一味，是通加方，止腹痛证也。"

【案二】顽固性失眠

方某某，女，44 岁，2002 年 10 月 3 日来诊。

失眠已有数年，入睡难，睡眠时间也短，每晚最多三小时。经治无效，为此痛苦万分，曾几次寻短见未遂。

症见：面色红润，大便干燥，小便黄，心烦懊侬，舌质红苔黄，脉滑数，证属三焦火盛，投《肘后》柏皮汤。

阿胶珠 10g　栀子 15g　黄连 20g　黄柏 20g

上四味，以水 700ml，煮取 300ml，分两次服。

10 月 9 日二诊：睡眠每夜已达五到六个小时，时有胸痛，心下悸。

黄柏易黄芩，继续服用而愈。

按：案二烦热之失眠，热邪郁结上焦，扰其心神，三黄苦泻其热，阿胶滋补心阴，除烦热，热不扰心，神安病愈，系陶弘景咸苦泻心法。

【药释】

黄柏

《本草经考注》云："五脏肠胃中结气热、黄疸、肠痔。止泄痢、女子漏下赤白、阴阳蚀疮。"

黄柏主要含有成分小檗碱，有较强抑菌和抗菌作用，故肠炎泄泻，热盛者用之有效。

寅：病属实者二剂。 经云：邪气盛则实也。一、滑剂；二、泻剂。

此二剂者，但列方之目次大小，不同他例，以五脏自禀不同耳。

一、滑剂

滑剂者，所谓滑能去着，以去脏腑积滞之气也。

（一）肝着

肝着，常欲踏其胸上，先未苦时，但欲饮热，旋覆花汤主之。

旋覆花三两　葱叶十四茎　新绛少许

上三味，以水三升，煮取一升，顿服《金匮》、《千金》、《外台》同）。

【案一】肋间神经痛

张某某，男，40 岁，2000 年 6 月 3 日初诊。

半年前因车祸而致左肋骨骨折，时有隐疼，治疗半年初愈，近日又出现脊背沉痛，重捶即觉舒适。肝胆胰脾 B 超未见异常，肝肾功能正常。外伤后血瘀气滞，符合肝着汤证，投旋覆花汤。

旋覆花布包，40g　葱叶 14 茎　红花 15g　蚕丝 15g

上四味，以水 800ml，煮取 300ml，分两次服。

服五天后再诊，痛轻，感觉舒适，继服二十剂恢复健康。

按： 新绛药源缺乏，《本经疏证》云："诸本草皆不载此味，惟《本草拾遗》于虫鱼部下品附有故绯帛。绯帛等味所主，大率多疮肿诸患，盖取其出自蚕，故入虫部，而染绯必以红蓝花，故能入血，合而绎之，则通络之物也。"故将蚕丝、红花共煎，以代新绛，活血通经止痛。

【案二】胸痹

李某某，男，34 岁，建筑工人，2002 年 4 月 25 日初诊。

因与工友吵架后胸闷、气噎，肩胛骨间沉痛，常自捶胸或建筑物上用力抵背，治疗不效，常为此苦恼。

症见：咽中不利，情绪不稳，气噎，心烦懊侬，面色赤，舌质红苔白，脉紧数。此系气血瘀滞，痰火互结于胸，给以旋覆花汤加味。

旋覆花 布包，50g　葱叶 14 茎　茜草 15g　红花 15g　蚕丝 15g

上五味，以水 800ml，煮取 200ml，分两次服。

四剂后再诊，症状缓解，嘱效上方继续服用。共服二十四剂，症状全然消失。

按：旋覆花降顽痰下积气，祛死痰痹痛；葱用大量可宣营卫、通阳气、开闭阻；茜草、红花代新绛活血祛瘀，蚕丝祛风解痉通络，此瘀痹之疾治愈。

（二）中恶

中恶，客忤垂死（《广利方》、《肘后方》、《华佗》"垂死"前有"短气"二字）。

韭根 一把　乌梅 十枚　茱萸 半升

上方，以劳水一斗煮之，内病人栉于中煮三沸，栉浮者生，沉着死，取得三升，分三服。

【案一】胃痉挛

徐某某，男，26 岁，建筑工人，2012 年 4 月 13 日，劳动间突然腹中绞痛，就近医院检查无异常，诊为胃痉挛，止痛解痉药无效，来电话求方，随思中恶方。

韭菜一把　吴茱萸 15g　乌梅 20g　降香 15g

上四味，以水 600ml，煮至 300ml，一次服完，痛止。

按：韭菜辛辣活血治心痛，茱萸辛辣治胃痛，乌梅味酸，辛酸化甘解挛止九种心痛，降香代杵，理气降气止痛。

古杵，多是降香木制作，降香辛香降气止痛。以降香代之，比较旧杵少头垢。《外台秘要》头垢可治"头身俱痛"，若用旧杵效果肯定会更好。

（三）心下痞

心下痞，诸逆，心悬痛，桂枝生姜枳实汤主之（《金匮》）。

桂枝　生姜各三两　枳实五枚

上方，以水六升，煮取三升，分三服。

【案一】干呕

郭某某，女，68 岁，1975 年 6 月 3 日初诊。

身体羸瘦，食量甚少，几十年一直用茶盅吃饭（约 200ml），弱不禁风的体态。

症见：干呕不能食，心中悬痛，呕噫交作，心下痞满，舌质红无苔，脉细数，处以桂枝生姜枳实汤。

枳实炒，打，15g　桂枝 20g　生姜切片，20g

上三味，以水 500ml，煮至 200ml，分两次一日服。

初服不觉，一星期后其症见轻，此后只要心胸不适就自己按方抓药，断断续续不知服用了几年，最后干呕治愈，食量增加，终年 82 岁。

按：其人一生体质弱不禁风。虚弱之人，其实证也虚，泻不可过泻，补不可剧补。枳实、生姜下痰利气，桂枝补阳暖脏、降冲逆。此方泻不伤正，补而不满。

【案二】非萎缩性胃炎

尹某某，女，56 岁，人民教师，2008 年 3 月 12 日来诊。

常年心下不适，胸中满，多次去医院做检查，胃镜：非萎缩性胃炎，心电等检查未见异常。

症见：心下痞，脐中悸，心中嘈杂，面色憔悴，口干，苔白，脉沉细而弱。与桂枝生姜枳实汤。

桂枝 30g　枳实炒，打，15g　生姜 20g

上三味，以水 600ml，煎至 300ml，分三次服，一日服。

3 月 16 日复诊：心下痞满轻，疼痛已。

上方共服 12 剂诸症消失。

按： 此案例系奔豚先兆，痰气郁结，久积成癖，气逆上行。枳实佐生姜下气祛积，桂枝佐生姜平冲降逆。两药一菜，其方平和，气降郁开，其证得消。

（四）胸痹

胸痹之为病，喘息咳唾，胸背痛，寸口脉沉迟，关上小紧数，瓜蒌薤白白酒汤主之。

瓜蒌实一枚　薤白半升　白酒七升

上三味，同煮，取二升，分温再服（《金匮》方）。

【案一】胸痹

刘某某，男，62 岁，1976 年 4 月 13 日初诊。

患者一生从事会计工作，一向认真负责，经过"文革"的冲击，更是一丝不苟，近年来却变成恐数症。其人不能听算珠响动，不能讨论数字，闻及则心乱欲死，常用抗抑郁药多虑平、艾司唑仑等维持。

近日胸痛加重，气噎咽哽，胸闷憋痛，背沉，失眠，幻想幻觉，咳唾、呼吸受抑制，舌苔白滑，舌质红，双脉沉细而数，投瓜蒌薤白白酒汤。

大瓜蒌切，1枚　薤白 20g　黄酒 100ml

上三味，以水 800ml 黄酒 100ml，煮取 300ml，分两次一日服。

4月23日复诊：病情有所好转，但效果不显著，上方加半夏 30g，枳实（炒黑）30g 继续服用。

经瓜蒌类方调治月余，胸痛治愈，神经衰弱也随着减轻。

按： 老干部工作起来认真负责，几十年坚持不渝，劳累成积，抑郁致痹。瓜蒌薤白白酒汤，辛甘宣散以祛瘀，降痰下气和五脏。瘀阻开气血通，病得愈。

【案二】胸痹

姜某某，男，33 岁，2013 年 7 月 8 日初诊。

与人打斗，左胸痛不已，喘息咳唾，胸片、心电图、血尿常规均无异常。

症见：面色红润，胸痛，不可深呼吸，舌苔黄厚，舌质红，脉滑，处以瓜蒌薤白白酒汤加红花。

瓜蒌 1枚，切　薤白 20g　红花 15g　黄酒 200ml

上四味，以水 1000ml，黄酒 200ml，泡药 3～5 小时，煎至 500ml，分三次一日服。

四剂药服完疼痛消失。

按： 瓜蒌性润可涤垢腻之痰，薤白辛臊可通秽浊之气，白酒辛窜，可助瓜蒌、薤白下死痰，祛顽痹，顺气开胸，症状自除。

瓜蒌薤白白酒汤证，"胸痛彻背，背痛彻心"。今之肋间神经痛，心绞痛，各种癌症攻注痛，外伤疼痛等病，皆有对证。

【药释】

瓜蒌

《本经疏证》云："仲景用实多治结、治痛、治痹阻、治逆抢，隐然一下药也。"

《神农本草经疏》云："黄瓜主胸痹及伤寒结胸，悦泽人面。瓜蒌仁主消痰。"（黄瓜——瓜蒌之别名）

薤白

《名医别录》云："除寒热，去水气，温中，散结，利病人。诸疮中风寒水肿以涂之。"

《辅行诀药性探真》云："其性温可祛寒，阴精足可上济心火之体而除热，寒热除则气血畅而不抟结，运行流畅而滑疾不着，故《千金·食疗》谓其性滑，从而金疮不肿不腐不败而愈。"

《张大昌医论医案集·论五菜之用》云："薤为肾菜，其治在心，故胸痹用之，其功调脉。"

《金匮要略辑义》云："薤白臭秽，用以通秽浊之气，同气相求也。"

薤白味辛臊，辛味善于宣通，解痹散邪气，通经止痛。臊味善窜，如同阿魏异臭，活血痹；麝香辛腥，透皮开窍。

白酒

《神农本草经疏》云："味苦、甘、辛、大热，有毒。主行药势，杀百邪恶毒气。"

《金匮玉函要略私讲》云："熟谷之液色白，上通于胸中，使佐药力上行极而下耳。"

酒之辛香善窜，酸收益泻，伍于薤白、瓜蒌下痰治痹，止疼痛。

《金匮要略今释》："白酒即是酢浆，今用米醋，极验。"

古人造酒与造醋雷同，只是工序与时间差异，其味酒辛醋酸。

（五）肾着

肾着之为病，其人腰以下冷痛，腰重如带五千钱，肾着汤主之《广济方》。

茯苓　干姜　甘草炙《金匮》引有白术，《集验》无，今从之

上三味，以水五升，煮取三升，分温三服，腰中即温。

【案一】肾着病

李某某，女，45岁，1978年10月3日来诊。

腰中冷如覆冰。病起于1963年秋季大涝，连续几天在水中捞红薯，遂致腰中冷，冷至骨髓，遍治不愈。

症见：腰中冷痛，殃及下肢、少腹，重坠酸楚，白带，心烦懊恼，失眠，健忘。舌淡无苔，脉沉细。投肾着汤。

茯苓60g　干姜30g　甘草炙,30g　白术40g

上四味，以水1000ml，煮取500ml，分温三服。

10月10日复诊：情绪稍好，已能入睡。慢性病难求急效，继续服上方四十余剂，冷痛消失，至今随访，未再复发。

按： 那个时代生活条件差，产后十个月，体质未完全康复，晚秋凉水中收红薯，致使寒湿内侵，着而不去，经治不愈。与肾着汤，姜、术为对，祛寒渗湿，修补正气；姜、苓为伍，温阳利水，水去寒散，阳气宣通，病体康复。

【案二】脑梗死

韩某某，男，62 岁，2013 年 11 月 8 日初诊。

有高血压病史，一年前曾患脑梗死，遗有语言不清，左半边不利，但能自理。

症见：腰腿冷痛，小便淋漓，夜尿多，双下肢中度浮肿，舌淡，苔白滑湿润，脉沉紧，拟肾着方。

茯苓100g　干姜30g　甘草炒,20g　白术30g

上四味，以水 1500ml，煮取 500ml，温分三次服，十二剂。

11 月 20 日复诊：夜尿少，水肿减轻，效不更方。共服药三十余剂，腰腿冷痛消失。

按：《宣明论》曰："肾着汤，主治胞痹，小便不利鼻出清涕者。"此案阳虚体质，腰腿寒冷，夜尿多，下焦虚寒，风寒湿三邪客于胞中，气不施化，州都之官失司。肾着汤茯苓利水，白术渗湿，干姜温阳祛寒，伍甘草缓补其气，正气恢复，湿邪消散，病愈。

【案三】风湿

蒋某某，女，41 岁，农民，2001 年 11 月 3 日来诊。

腰、双下肢冷痛，自觉冷在骨髓，少腹重坠，带下白浊，病因起于秋收时节，坐湿地收花生，劳作时间过长，寒湿所侵。

症见：鼻流清涕，头痛头沉，失眠健忘，面色晦暗，双下肢轻度浮肿，白带阴痒，舌苔灰质淡，脉沉紧数。此为寒湿侵及下焦，治当温肾利湿，肾着汤加附子。

茯苓60g　干姜炒黑,30g　甘草炒,20g　白术50g　附子15g

上五味，以水 1500ml，煮至 500ml，去滓，温分三次服。

11 月 14 日复诊：带下明显减少，腰冷见轻。

遵肾着汤共服三十剂，症状全然消失。

按： 此病系肾阳虚弱，寒湿滞留，阴盛遏阳。方中茯苓、白术利水湿、通水道，附子、干姜、甘草温下元、回阳散寒。附无姜不热，姜无附不走，姜、附为对，复阳退阴。

【药释】

干姜

《药征》："主治结滞水毒也，旁治呕吐咳，下利，厥冷，烦躁，腹痛，胸痛，腰痛。"

《本草备要》："生用辛温逐寒邪而发表，炮则辛苦大热除胃冷而守中，温经，止血定呕，消痰去脏腑沉寒痼冷，能祛恶生新，使阳生阴长⋯"

《辅行诀药性探真》："干姜为老姜之干燥者，秉天地之气化足，老尔弥辣，辛味浓而厚。"又云："干姜守而不走，长于温中下治内生之虚寒，止泄躅饮，胸满咳逆上气，止唾血。"

干姜为五菜之一，与附子俱为大热，可回阳救逆，暖脾胃，温四肢，益阳光以消阴翳，其阴水自去。

【引证方】《金匮要略译注》：肾着之病，其人身体重，腰中冷，如坐水中，形如水状，反不渴，小便自利，饮食如故，病属下焦，身劳汗出，衣里冷湿，久久得之，腰以下冷痛，腰重如带五千钱。甘姜苓术汤主之。

甘草干姜茯苓白术汤方

甘草　白术各二两　干姜　茯苓各四两

上四味，以水五升，煮取三升。分温三服，腰中即温。

（六）跌扑瘀血在内者

桃仁打，六十枚　　大黄六两　　桂心二两

上方，以水六升，煮取三升，分三服，当下血（《千金要方》）。

【案一】跌伤

刘某某，男，33 岁，建筑工人，2012 年 7 月 11 日来诊。

一天前于施工中，从高处坠落，摔伤右下肢，肌肉红肿暗紫，自觉发热疼痛，X 光片示：胫、腓骨均未见异常。软组织受损，血管破裂瘀血在内，西医主张手术将瘀血放出，因其恐惧手术，欲服中药治疗。

其人体质素来强健，跌伤后腹中胀满，大便三日未下，下肢红肿紫暗。舌质红，舌苔黄厚，脉滑。瘀血蓄积于肌肉间，治当祛死血，处方如下。

桃仁打，60 枚　　大黄 90g　　桂枝 30g

上三味，以水 1200ml，煮取 600ml，温分四次服。

7 月 15 日二诊：家人代诉，初服后效不显，二服腹痛泻下数次，胀气消散，大便通，右下肢瘀肿也随之骤减。继续服上方五剂，痛止肿消。

按：桃仁活血祛瘀，大黄消积破瘀。桂枝：陆渊雷持东洞吉益先生说，主治降冲，瘀盛气上逆。喻嘉言、柯韵伯等以表邪未尽，桂枝解表，不足以取。以陶弘景气化说，桂枝辛温，大黄咸寒，辛咸不合化，除积以通滞。孙思邈制此方之意当在祛瘀血、通积滞，陶、孙二氏意相近，当取其说。

临诊时有一患者献治乳腺炎方，疗效显著，每次发病一两服即愈，即此方。

【案二】子宫肌瘤

项某某，女，49岁，2012年4月10日首诊。

半月前体检时，B超示：子宫肌瘤，约34cm×30mm，因此心中自惧，求助中医。

症见：体质消瘦，血压130/80mmHg，心电图大致正常，血尿常规正常，月经按月而至，色红量中等，舌苔薄黄，质红有瘀斑，脉沉实，素无他病。治当祛瘀消积，拟方如下：

大黄50g 桃仁20g 桂枝20g

上三味，以水1200ml，煮取500ml，温分三服。

4月15日，药未服完，家人来诉，服药后腹痛难忍，泻泄不止。病人恐其腹痛，拒绝服药。共服药五副，一月后再次B超复查，肌瘤消失。

按： 大黄、桃仁血分药，共同祛瘀生新，消癥瘕，合桂枝走任督二脉，入气分，温经活血。本方辛咸除积滞，病愈一旦。服药后腹痛，系瞑眩，正如古人所言"药弗瞑眩，厥疾弗瘳"。

【案三】药物性紫癜

范某某，男，66岁，2012年6月13日诊。

三月前患高血压，心脏病，口服药物有硝酸异山梨酯片每服10mg日3次、硝苯地平缓释片10mg/次，2次/日，阿司匹林肠溶片100mg一次/日。出现药物性紫癜，双上肢、面上及前胸紫黑一片，住本院治疗，查血常规、尿常规、肾功未见异常，心电图：V_{1-6}ST段压低，凝血四项：活化部分凝血活酶时间52s、凝血酶时间18s、凝血酶原时间14s、纤维蛋白原4g/L，停服阿司匹林肠溶片。

症见：双上臂、面部紫黑成片，口干渴，不欲饮，大便秘结，时有腹痛，心烦、心悸，舌苔黄厚，舌质红，脉滑数，投瘀血汤。

桃仁20g　大黄50g　桂枝20g

上三味，以水 1200ml 煎至 500ml，分三次服。

次日查房，大便通，心腹舒畅，瘀斑未见扩展，继续留院治疗，服药七天后瘀斑退，查凝血功能完全正常，遂出院。

按：此方见《千金要方·卷二十五》治疗腕折瘀血又方。外伤者血瘀在内，多气乱。气乱者气上逆，或攻窜痛，心下痞满，神志昏乱，大便不通。治骨伤不晓此道理，则骨愈人残，有终身不得起床者。瘀血浅表则为斑，中脏者扰神或谓中风（栓塞），此案系血出在皮下（阿司匹林肠溶片所致）。桃仁活血祛瘀，大黄活血去瘀热，通大肠，桂枝平冲降逆气。三味组方，除滞通络。气顺血畅，瘀血消散，血行归经，病愈。

（七）破癖方《千金翼方》

白术　枳实灸　柴胡各三两《近效》有鳖，别作四味）

上方，以水五升，煮取二升，分温三服。

【案一】脾肿大

刘某某，女，52 岁，1980 年 10 月 3 日来诊。

心下痞硬已有数十载，饮食无大碍，每天下地劳动，未做诊治。于市某医院检查，血常规：血红蛋白 86g/L，余项正常；乙肝五项：阴性；肝功能：丙氨酸氨基转移酶 58U/L、天门冬氨酸氨基转移酶 35U/L、总胆红素 18.1μmol/L、直接胆红素 5.9μmol/L、间接胆红素 12.2μmol/L；肝胆脾胰B超：脾大，长约 15cm，宽约 11cm，厚约 6cm，肝胆胰均未见异常。院方建议切脾，本人因精神尚可，无痛苦，执意拒绝手术，要求中药治疗。

症见：身体羸弱，舌苔薄白质红，左肋下按之有抵抗，表面光滑，边缘清，腹胀，脉紧。病属痞积癥瘕，拟破癖汤小方。

白术 45g　枳实炒黑, 45g　柴胡 45g

上三味，以水 1500ml，煮取 400ml，分温三服。

10 月 13 日二诊：自诉服药十天，病情未见改善。上方加鳖甲 30g，结合朱雀丸治疗。

朱雀丸：治肝硬化。

灵脂、蒲黄各等分，饴糖为丸如黄豆大小，每服 20～30 丸。

服药两月后脾缩小。以破癖汤为主，辨证加减，连服 8 个月，B 超示：大小接近正常，停止服药。此患者享年 87 岁，最后死于心脏衰竭。

按：《金匮要略》枳术汤，治"心下坚，大如盘，边如旋杯，水饮所作"。枳、术驱水饮，消痰癖，破气祛郁；柴胡载药入肝脾，左胁下肝之位，"肝在右而行于左"肝脾同治，加鳖甲软坚消癥，佐朱雀丸活血祛瘀，其病治愈。

【药释】

柴胡

《神农本草经疏》："柴胡禀仲春之气以生，兼得地之辛味。春气生而升，故味苦平，微寒而无毒。为少阳经表药。主心腹胃肠中结气，饮食积聚，寒热邪气，推陈致新，除伤寒心下烦热者，足少阳胆经也。"

《张大昌注辅行诀·药释》："柴胡：味苦平气芳。主伤寒邪在少阳经，寒热往来，胁下支满而痛。"

《药征》：柴胡"主治胸胁苦满也，旁治寒热往来，腹中痛，胁下痞硬"。

柴胡与轻清药则走表，治少阳病。协和苦寒药则走里，理气活血，治三阴经病。

（八）厚朴三物汤

腹中痛而闭者，厚朴三物汤下之则愈 _{《金匮》方}。

厚朴_{八两}　大黄_{四两}　枳实_{五枚}

上三味，以水一斗二升，先煮枳、朴二味得五升，次内大黄，煮得三升，服一升，得利则止。

【案一】肠癌合并肠梗阻

徐某某，男，68岁，农民，2014年4月5日就诊。

患者系肠癌术后55天，大便不通，再次入院，诊为肠梗阻。灌肠通便，胃管减压，症不减。院方安排再次手术，患者坚决不从，尿常规示：红细胞（＋＋＋），血常规：血红蛋白83g/L，白细胞$3.9×10^9$/L，血小板$98×10^9$/L，大便常规镜检：红细胞（＋＋＋）、脓细胞4。

症见：腹痛，呕吐，按腹有肿大物，压痛，肠胀气。舌苔厚腻，脉滑数，拟三物厚朴汤试服。

厚朴_{60g}　大黄_{20g}　枳实_{炒，30g}

上三味，以水1200ml，先煮枳实、厚朴二味，得600ml，内大黄煮取400ml，分数次服。

服药后有矢气，感觉轻松，半夜大便下，痛立止。

按：大便不通首辨虚实，腹痛气满不下者厚朴三物汤，厚朴量为大黄两倍，即下气大于荡涤，肠蠕动加强，其结得通。支饮胸满，仲景温中下气厚朴大黄汤，大黄量大于厚朴

（本方厚朴一尺，陆渊雷考厚朴一尺当为四两到五两），大黄于厚朴比为六比五，荡涤下气相等。小承气汤厚朴量小于大黄一倍，大黄四两、厚朴二两、枳实三枚，三味药之比，四比二比一，大黄量最大，承气汤主荡涤。上三方药味相同，药量不等，其治各异。

本案例大病体虚，气虚无力推动，以大量厚朴温中下气，枳实助厚朴，增加蠕动，大黄量小活血祛瘀，祛燥结，通积滞，诸症得平。

（九）咸池汤

治大小便关格不通方，咸池汤主之。

滑石　葵子　茯苓各三两

上三味，以甘澜水五升，煮取一升，顿服。

【案一】尿闭

石某某，女，31 岁，工人，1983 年 9 月 21 日就诊。

十天前，顺产一男婴，产后第二天，小便不通，淋漓涩痛，以急性尿道炎处理（用药不详），以管导尿，病情缓解，病愈出院，出院后第二天即复发。

刻诊：少腹膨隆，按痛，尿癃闭。心烦易怒，发热恶寒，干呕不能食，舌苔薄白滑，质红，脉滑数，体温 38.3℃，尿常规：白细胞（＋＋），血常规：白细胞 13.2×10⁹/L。证系湿热下注，瘀血未尽，拟咸池汤加味。

滑石 45g　葵子 45g　茯苓 45g　蒲黄布包, 20g

甘澜水 1500ml，煮取 400ml，分两次温服。

一副药后，便通烧退，乳汁增多，共服两副，病愈，未再复发。

按：产后泌尿系感染，系瘀热积滞，恶露未尽，滑石、葵子滑泻祛积热，茯苓安神、调志、利尿，加蒲黄活血祛瘀。积热去，血活气畅，病愈。

【案二】前列腺炎

韩某某，男，66岁，农民，2000年3月18日来诊。

前列腺炎数年，常年以前列康、竹林胺维持治疗。近日加重，小便癃闭，而住院导尿，查尿常规：红细胞（＋＋＋），血常规：正常，B超：膀胱（充盈）前列腺外形饱满，双侧不对称，呈椭圆形，内部回声弥漫性增强，大小约为4.2cm×4.0cm×2.9cm，提示前列腺增生肥大。

刻诊：面色晦而不华，少腹胀大，舌苔灰滑而腻，质淡，双脉浮大。证系湿热留结膀胱，治以清热利湿，拟咸池汤。

滑石 50g　葵子 45g　茯苓 100g　竹叶 60g

上四味，以水1500ml，煮至400ml，分温三次服。

3月22日复诊：小便已通，仍涩痛淋漓。以上方为主，加服桂枝茯苓丸（出《金匮要略》），每次1丸，日三次。

调治月余症状基本消失。

按：前列腺增生肥大，是很难治愈的疾病，本患者常年服西药，反复发作，服咸池汤滑泻湿热，湿去热消。加服桂枝茯苓丸活血利湿，调任督，去邪安正，小便畅通。

【药释】

冬葵子

《本草经集注》云："味甘，寒，无毒。主治五脏六腑寒热，羸瘦，五癃，利小便，治妇人乳难内闭，久服坚骨，长肌肉，轻身，延年。"

《张大昌医论医案集》云："葵为脾菜，其治在肾，功在利尿，故胞闭用之。"

滑石

《本草经集注》云："味甘，寒，主治身热，泄澼，女子乳难，癃闭，利小便，荡胃中积聚寒热，益精气，通九窍六腑津液，去留结，止渴，令人利中。"

《辅行诀药性探真》云："清者稀薄，浊者浓厚，而稀薄者莫如水，则滑石可如水可使浓厚者变为稀薄而不滞着，易于运动外排，并可润泽其运行通道，使有行之物易于运动而出。"

【引证方】

《金匮要略今释》葵子茯苓散方

妊娠有水气，身重，小便不利，洒淅恶寒，起即头眩，葵子茯苓散主之。

葵子一斤　茯苓三两

上二味，杵为散，饮服方寸匕，日三服，小便利则愈。

二、泻剂

所谓泻可去盛，邪气盛也，是脏腑内失所调有余之气也。

（一）泻肝汤

疗肝气实，目赤若黄，胁下急，小便难方（《外台》引深师《医心方》引同）。

人参　甘草炙，各三两　生姜　半夏各五两　黄芩二两
大枣十四枚

上六味，以水五升，煮半夏三四沸，内药。最后内

姜，煎取二升，分二服，羸人可三服。

【案一】 慢性肝炎

刘某某，女，67 岁，退休干部，2013 年 2 月 5 日来诊。

两胁下撑胀不能食，身体羸瘦，时有干呕，小便黄，右胁下隐痛，口苦，脉浮大，舌苔白滑。查血常规：血红蛋白 85g/L；肝系列：乙型肝炎三小阳；肝功能：谷丙转氨酶 135U/L，谷草转氨酶 81U/L，总胆红素 54μmol/L，白蛋白/球蛋白比值 0.9，肝胆脾 B 超示：慢性肝损伤，脾未见异常，胆囊壁毛糙。肝气实脾胃不和，拟泻肝汤。

人参 15g　甘草 炒,40g　生姜 50g　半夏 40g　黄芩 15g　大枣 14 枚

上六味，以水 1000ml，先煮半夏，余 800ml，内诸药，最后内姜煮取 400ml，分三次服。

2 月 12 日二诊：服上药后，症状缓解，胀气消失，情绪稳定，上方加砂仁 10g，十副。

服药半月后复查肝功能、血常规均恢复正常。

按： 泻肝汤的功能介于仲景柴胡汤与泻心汤之间，比较柴胡汤无寒热往来，比较泻心汤心下痞满较轻，故主治肝气实，胁下胀满。治肝首先实脾，即仲景上工治未病论，人参、甘草、大枣、生姜三甘一辛补土治木，"厥阴不治求之阳明"；黄芩、半夏苦辛，辛开苦降不化除痞，本例慢性肝损害取得了好效果。

（二）泻心汤

疗心实热或欲吐，吐而不出，闷喘头痛（引《千金》）。

小麦 三升　香豉 一升　栀子仁 二十一枚　石膏 一斤　地骨

皮五两　茯苓二两　竹叶一升

上七味，以水一斗五升，先煮麦、竹，取八升，澄清下诸药，煮取三升，分三服。

【案一】老年性冠心病

郑某某，女，67岁，1998年3月11日初诊。

老年性冠心病。症见气噎干呕，心烦胸闷，咳逆气不下，失眠，自汗，小便黄，大便时有秘结，寸口脉浮紧，舌苔干燥黄厚。实热郁结于心，拟泻心汤，除热吐烦，舒心宽胸。

小麦50g　豉炒,20g　栀子15g　石膏150g　地骨皮40g　茯苓20g　竹叶30g

上七味，以水2000ml，先煮小麦、竹叶取1600ml，澄清下诸药，煮取600ml，分四次服。

3月19日二诊：胸闷、气短见轻，已能入睡，效上方十剂。

3月29日三诊：不再烦躁懊恼，诸症缓解。

此病多在情绪波动时发作，每次发作，照上方服几剂即安。

按：小麦心之谷，豉肾之谷，二药入脏补心肾。栀子豉，酸苦除烦泻心火，竹叶入心引火从膀胱出，石膏清气分之热，茯苓利尿稳心安神，地骨皮治劳热。泻心汤清烦热，交泰水火，共安抚五脏，冠心症状即得缓解。

【药释】

豉

《张大昌注辅行诀·药释》云："味酸寒。主伤寒头痛，寒热瘴气，恶毒。烦躁满闷，虚劳喘吸。"

《辅行诀药性探真》云："豉肾水之谷饱受湿热之气酿成，其气香而去腐，其宣发畅散可去其结实，其平顺可化其顽恶，其谷气可养人之正。"

豆五谷之一，入肾而主养。豉主治烦热懊侬，发酵后则有宣散表邪，去腐毒之作用。葱、豉解表，栀、豉去烦。

(三) 泻脾汤

主脾脏病气实，胸中满，不能食者方《千金翼方》。

人参　甘草炙　黄芩各二两　茯苓　厚朴炙，各四两　桂心五两　生姜八两　半夏洗，一升

上八味，以水七升，煮取三升，分三服。又主冷气在脾脏，专出《千金翼方》作"走在"四肢，手足流肿，亦逐水气。

【案一】肝硬化腹水

范某某，女，54岁，农民，2004年3月26日初诊。

既往有乙型肝炎病史，乙肝五项：表面抗原、e抗原、核心抗体均呈阳性，HBV-DNA 1.60×10^6 IU/ml，肝胆脾B超：光点回声致密，有液性暗区，诊断为肝硬化腹水。

其人瘦小，面色黧黑，神倦乏力，腹大如鼓，青筋暴露，下肢浮肿过膝。舌苔黑燥，舌质红如猪腰，趺阳脉浮弱而细，寸口脉沉细而紧。此乃真阴欲竭，阳微欲脱危象，投泻脾汤。

人参20g　甘草炒，30g　黄芩15g　茯苓60g　厚朴20g　桂枝30g　生姜50g　半夏20g　附子15g

上九味，以水1500ml，煮取400ml，分数次频服。

4月3日二诊：家人代诉：症状有所好转，尿量增多，能进少量流食，随将上药改为一日一剂。

服上方后，病情日益见轻，以泻脾汤为基础方，辨证加

减，腹水渐渐消失，本病得到了很好控制。

按：泻脾汤较泻肝汤少大枣十四枚防其甘补生满，加茯苓甘淡补脾利水，附子、厚朴、桂枝回阳行气，疏肝醒脾。见肝治脾，土旺四旁，诸脏和谐，肝自调停。

【案二】贫血

常某某，女性，57 岁，2004 年 2 月 12 日诊。

贫血十年之久，以前不甚在意，也未做任何治疗，两个月前病情加重住院治疗，被诊为再生障碍性贫血。此后病情日益加重，每隔一段时间要输血治疗。

症见：身体消瘦，面色苍白，双下肢浮肿，干呕不能食，舌质淡苔灰白，口舌生疮，脉浮虚。血常规：红细胞 $3.3×10^{12}$/L、血红蛋白 45g/L、白细胞 $2.9×10^9$/L，脾大脐外 3cm。投泻脾汤，温阳生血。

人参 20g　甘草 炒，30g　黄芩 20g　茯苓 60g　川朴 30g　桂枝 60g　生姜 100g　半夏 20g　当归 30g

上九味，以水 1500ml，煮取 500ml，温分数次服，兼服百劳丸。

百劳丸（方出《处方正范》五帝方）。

每次 10g，日三次。

2 月 19 日复诊：干呕见轻，病情有所改善，继上方加白术。

在本方的基础上辨证加减，服药三个月后复查血常规：红细胞 $4.3×10^{12}$/L、血红蛋白 85g/L、白细胞 $6.9×10^9$/L、血小板 $84×10^9$/L、平均红细胞体积正常、平均红细胞血红蛋白量正常、平均红细胞血红蛋白浓度正常。

按：泻脾汤，人参、甘草、桂枝、生姜，调平五脏，补脾生血；当归补血活血；川朴、半夏下气降逆；黄芩清热，治虚烦。泻脾汤补气血以治标，健脾胃以固本，脾为生血之源，血有所生，五脏协调，其病治愈。

（四）泻肺汤

疗咳嗽短气《古今录验》《外台》卷九引。

人参三分　甘草炙，四分　生姜四分　半夏五分　陈皮三两

竹叶二两

上六味，以水六升，煮取二升，分三服。此方亦主霍乱。

【案一】支气管炎

韩某某，男，34岁，1968年3月26日来诊。

咳唾喘息反复治疗不愈，最近加重，胸片示：肺纹理增重，支气管炎。血常规白细胞 $10.2×10^9$/L，尿常规正常。

症见：胸闷气短，喘息咳唾，劳动则加重，心下痞塞，腹中胀满，舌苔灰质淡，脉浮。拟泻肺汤。

人参15g　甘草炒，20g　生姜30g　半夏30g　陈皮30g　竹叶20g

上六味，以水1400ml，煮取400ml，温分三次一日服。

3月31日复诊：诸症减轻。尊上方服药十六剂，病情得到控制。

按：本案患者曾长时间为挖海河工人，食量特大，食后即重体力劳动，日久损伤脾胃，引发咳嗽，多方治疗不效。《济生方·咳嗽》载："经云，五脏六腑皆令人咳，非独肺也。"泻肺汤有人参、甘草、生姜、半夏，辛甘调脾以下积滞，陈皮、半夏宣肺宽胸下痰，竹叶清心泻火，积滞去脾胃得健，五脏升降循序，肺金恢复肃降，脾润生津，咳证自愈。

（五）泻肾汤

疗肾气实热，少腹胀满，四肢正黑，耳聋。梦腰脊离解，及伏水等，气急方《千金》。

黄芩三两　磁石碎如雀头绵裹，八两　大黄切，三两，以水一升于器中渍一宿　甘草炙，二两　茯苓　芒硝各三两　生地黄取汁　菖蒲各五两　元参四两　细辛二两

上方，以水九升煮七物，取三升五合，去滓，内大黄，更煮二升三合，去大黄滓，下地黄汁，微火煎一两沸，下芒硝，分为三服。

【案一】尿毒症

刘某某，男性，34 岁，2001 年 6 月 21 日初诊。

尿毒症，换肾后半年症状未完全消除。血压 150/100mmHg，血常规：血红蛋白 89g/L、白细胞 5.32×10⁹/L，余项正常，尿常规：蛋白（＋＋＋）、潜血（＋＋）、白细胞（＋＋），每天以药维持。

症见：四肢浮肿，颜面黧黑，干呕，腹胀，排尿不利，色黄，大便秘结，舌苔湿滑，舌质淡，脉沉紧。三焦不通，肾气实，处以泻肾汤。

黄芩20g　磁石20g　大黄后下，15g　甘草炙，20g　茯苓50g　芒硝烊化，10g　生地黄60g　菖蒲10g　元参20g　细辛10g　竹叶20g

上十一味，以水 1500ml，先煮诸药，煎至 800ml 时下大黄，再煎，至 600ml 去滓，烊化芒硝，分五次频服，待便通即减量。

6 月 26 日复诊：服药后泄泻六次，却无痛苦，舌苔白，脉数，上方减芒硝为 6 克。

7月6日复诊：腹泻后身感轻松，干呕未再出现，进食量增加，小便恢复正常，遵上方十副。

以泻肾汤为基础方，辨证加减，服药月余，血压恢复正常，尿量增多，病情日益见轻，逐渐康复。

按：此案虽已换肾，但仍未恢复健康，每天以药物维持。泻肾汤，清泻湿邪，利水安脏。本案小便黄，大便不通，阳明腑实证。大黄、芒硝下积结，逐瘀血；黄芩、茯苓、竹叶、菖蒲泻肾利水，治面目黧黑，四肢浮肿，水邪所致；地黄、元参滋阴补肾，磁石、菖蒲交泰水火，细辛辛辣，和前药之凉寒。共组成一大复方，持续服至半年，邪去大半，症状得到控制。

（六）半夏泻心汤

治老小下利，水谷不消，肠中雷鸣，心下痞满，干呕，不安方《千金》。

黄连一两　黄芩二两　人参二两　甘草二两　干姜二两
半夏半升　大枣十二枚

上七味，以水八升，煮取二升半，分三服。

【案】非萎缩性胃炎

张某某，男，36岁，2014年2月3日初诊。

心下不舒，查胃镜示：非萎缩性胃炎，幽门部肠化生。已服兰索拉唑数月不愈，欲服中药。

症见：心下痞满，倒饱嘈杂，时有心下痛及呕吐，肠中雷鸣，口腔黏膜溃疡，反复发作，舌苔薄白，舌质灰虚，脉浮虚。拟半夏泻心汤加味。

黄连5g　黄芩10g　党参25g　半夏20g　干姜10g　大枣12枚　甘草10g

上七味，以水 1200ml，煮取 700ml，去渣再煎取 400ml，分三次一日服。

2 月 10 日复诊：胃部舒适，症状较前减轻。

半夏泻心汤加减调治半月，其症状完全消失。

按：黄连、枯芩苦寒清热，干姜辛温祛寒，辛苦除痞，寒消热散。人参、半夏扶正下气开痞，大枣、甘草补脾生津，心下之痞满除，则三焦气通畅，诸症消散病愈。

【引证方】

《宋本伤寒论》半夏泻心汤：陷胸汤证"但满而不痛者，此为痞，柴胡不中与之，宜半夏泻心汤"。

半夏半升，洗　黄芩　干姜　人参　甘草炙，各三两　黄连一两　大枣十二枚，擘

上七味，以水一斗，煮取六升，去滓，再煎取三升，温服一升，日三服。

与千金泻心汤量上有别，黄芩、干姜、人参、甘草各多出一两，除黄芩外，余三味药皆辛甘补气。《伤寒论》泻心汤的心下痞较《千金方》泻心汤的心下痞为重。

乙：阴宗

卯：病属里者二剂。一、收剂；二、重剂。

一、收剂

所谓收可止耗，敛魂魄也，石膏、酸枣之属是也。

石膏：主中风寒热，心下气逆，口干舌燥，不能

息，不汗出（《本经》）。

酸枣：主烦心不得眠，脐上下痛，血转久泄，虚汗，烦渴（《别录》）。

（一）小方

治发热而渴者（补）。

石膏打，半斤　　知母三两

以水五升，煮取二升，分再服。

【案一】流行性感冒

杨某某，男，16岁，学生，2012年7月20日首诊。

在校因发热已输液治疗6天，体温不退（38.2℃），家人接回家治疗。

患者唇口干裂，口渴欲饮，声音嘶哑，舌苔黄燥，舌质红，脉滑数，热在气分，拟收剂小方。

石膏100g　　知母30g

上两味，水1000ml，煮取500ml分次服。

一剂热退而安。

按：本案持续用发汗退热病不愈，当时正值盛暑，所感必为暑热之气。暑本湿热合气，热被湿遏则难从汗解。因热灼阴津，而本案有唇口舌燥而欲饮之证，仍热重于湿。治之用收重之石膏凉降溽暑之热，为方中主药；知母清滋利尿，清可祛热，滋可祛燥，利尿已湿，助石膏收降暑热而除燥，故方虽简而效著。

【药释】

石膏

《辅行诀药性探真》云："定其性味为脾土所主之甘味，又取其色白属肺金，具收降清肃之性而称之为土中金药……"

《皇汉医学》云：石膏"其质虽镇重，其性能善走，外解肌热，内凉胃热，表里烦热"。

石膏甘滋，清火退热，可收可降，清肃肺胃之火气。

知母

《张大昌注辅行诀·药释》知母："味苦寒。止渴热，生津液，保肺气。"

《药征》云："主治烦热。"

知母善于滋补，泄热生津，佐石膏，清泻其火，保津止渴。热去则烦止。

（二）急方

治烦热少气汗出，鼻干口苦者，主暑厥（补）。

石膏半斤　知母三两　甘草三两

以水七升，煮取二升，分再服。

【案】中暑

王某，男，31岁，建筑工人，2011年8月21日就诊。

因无名高热，体温39.8℃。肌注安痛定针、柴胡注射液，热退后，不避烈日酷暑依然上班，内外火热交加，致消灼津液。

症见：面赤唇裂，口干而渴，精神疲惫，舌苔粗糙而干，脉滑数。火热过盛至伤津液，给急方清热增液。

石膏100g　知母30g　甘草30g

上三味，以水1000ml，煮取300ml，分次服。

工地有大米汤，嘱其药后多饮米汤，一剂后热退，二剂痊愈。

按：急方即小方加甘草，甘草清热解肿毒，与石膏、知母同用，清热生津。大米汤补液，助石膏以清热。

(三) 专方

1. 正方

《伤寒论》白虎汤，治大热烦渴，大汗出，每饮水数升，脉洪大者方。

石膏打，一斤　知母六两　甘草炙，三两　粳米三合

上四味，以水一斗二升，煮米熟，讫去米，次内诸药，煮取六升，分作三服。

【案】流行性感冒

刘某某，女，64岁，1976年2月3日初诊。

瘟疫流行，患顽固高热不退，体温40.7℃，输青霉素600万单位、地塞米松4mg等药物，每日两次输液，治之七天不见寸效，高热反复不退。

症见：高热不退，口渴欲饮，唇口鼻生疮，头痛呕吐，大汗出，咳吐痰涎，烦躁不宁。舌苔黑黄而燥，脉洪数。证系热盛阴竭，投以大量白虎汤。

石膏500g　知母50g　甘草炙，50g　粳米布包，100g

上四味，以水2500ml，煮至600ml，分数次频服.

2月5日，二剂药尽，高热下降。咳嗽痰涎加重，随将上方改为麻杏石甘汤加味，服药七天，其病治愈。

按：20世纪七八十年代，在偏僻的农村，缺医少药，有病只能靠赤脚医生用中药治疗，1976年秋，瘟疫流行，石膏用量寻常规，效果不显著，有的被病魔夺去了生命，当石膏增到500克时药效峰值出现，对此后的病例就能从容应对了，当时治愈很多同类病人。

白虎汤，病情较轻，阴虚阳盛者，知母、粳米加大其用量，热气较盛者，增石膏、甘草之用量，辨证出入是关键。

2. 正加方一

治温疟，其脉如平，身无寒但热，骨节烦痛，时呕，本汤加桂枝三两，煮取三升，分温三服令汗，先寒后热汗出则愈。

石膏一斤　知母六两　甘草炙三两　粳米三合　桂枝三两

上五味，以水一斗二升，煮米熟，讫去米，次内诸药，煮取六升，分作三次一日服。

【案】关节病

石某某，男，16岁，学生，2002年3月2日初诊。

在校期间突然关节疼痛，经检查白细胞 $12.1 \times 10^9/L$，膝关节 X 光片，未见异常，哭叫连天，老师陪护来诊。

查其右膝关节热痛，触之疼痛加剧。身无寒但热，口干口渴，舌质红，苔黄，脉洪滑。体温 37.8℃，热邪侵犯关节，拟方白虎加桂枝汤。

石膏50g　知母30g　粳米另包, 100g　甘草20g　桂枝30g

上五味，以水 1500ml，煮取 500ml，分次服。

3月5日复诊：服一剂药后热退痛止，两服病愈。

按：此案西医谓之生长期关节病，因郁热不宣而生病，白虎清凉以除热，佐桂枝以通络宣经，郁热清除，剧痛即止。

3. 正加方二

太阳中热暍是也，其人汗出恶寒而渴，本方内加人参三两。

石膏一斤　知母六两　甘草炙三两　粳米三合　人参三两

上五味，以水一斗二升，煮米熟，讫去米，次内诸药，煮取六升，分作三服。

【案】中暍

邵某，男，41岁，工人，1998年8月13日初诊。

因发热（体温39.3℃），输液两天（用药不详），现依然发热。

主诉：心烦，口渴欲饮，头晕心悸，恶寒发热，汗出，舌苔黄粗，脉滑数，证属酷热伤阴，白虎加人参汤主之：

石膏60g　知母20g　粳米30g　甘草20g　党参60g

上五味，以水1000ml，煮取400ml，分次服，三剂病愈。

按：本患者系钢厂炉前工，整天高温下作业，且又暑天高烧，津液被灼，暑热相侵，白虎汤主之。加现在之党参，启动脾胃，生津增液，热退渴已。

人参甘苦补气，治心下痞满。今之党参味甘性平，偏增津止渴，故本案取大量党参代人参取效。

3. 变加方一

《古今录验》知母解肌汤：疗温热病头痛，骨肉烦痛，口燥胸闷者，或是夏日天行毒，外寒内热者，或已下之，余热未尽者，或热病自得痢，有虚热烦渴者方。

知母　石膏　甘草炙　葛根　麻黄各三两

以上五味，以水七升，煮取三升，分三服。若已下及自得利，而热未歇者，除麻黄重加葛根、知母，病热未除，因梦泄水者，除麻黄，加白薇、人参各二两则止。

【案】流行性感冒

宋某某，女，62岁，2014年3月2日就诊。

患外感，流黄稠鼻涕，咽痛，吐脓痰，未在意，仅以头孢克肟、穿心莲片、维C银翘片等口服。十天后病情加重，体温升至39.8℃。

症见：鼻息不利，发热头痛，肌肉痛，口干唇裂，咽喉充血，咳嗽喘息，吐黄痰，舌苔黄燥，心悸。瘟热蕴结，处知母解肌汤。

知母 20g　石膏 50g　甘草 炒，20g　葛根 30g　麻黄 10g

上五味，以水1400ml，煮取600ml，分三服。

次日早晨醒来感到浑身轻松，吐痰减少，又服三剂痊愈。

按：初患感冒只是清涕咽干，三五天后则喘息咳吐，肌肉烦痛，高烧等，热邪入里。石膏、知母、甘草清里热，葛根、麻黄解肌表，其方平和，清而不下，表而微汗，表里双解，暑去热清。

4. 变加方二

《外台》：《延年秘录》云：温疟壮热不能食，知母鳖甲汤。

石膏 打，四两　竹叶 一把　知母　鳖甲 炙　地骨皮 各三两
常山 二两

上六味，以水七升，煮取三升，分三服。

【案】急性黄疸型乙型肝炎

韩某某，男，53岁，2001年10月7日初诊。

因黄疸入住市某医院，查乙肝五项：HBsAg（＋），HBeAg（＋），HBcAg（＋），HBV-DNA 2.4×10^7 IU/ml，肝功能：谷丙转氨酶 324U/L，谷草转氨酶 273U/L，总胆红素 35.4μmol/L，直接胆红素 7.5μmol/L，间接胆红素 17.9μmol/L，肝胆脾 B 超：右叶上下径 9cm，右叶厚 6cm，肝内回声致密而不均匀，门静脉宽 1.2cm。诊断为急性乙型黄疸型肝炎，住院四十八天，未等恢复正常出院。

症见：烦热，情绪不稳，巩膜黄染，口唇干燥，渴欲饮水，小便深茶色，舌苔黄厚，脉沉滑。此系热邪内陷，郁结肝脏，给予知母鳖甲汤加味。

石膏 30g　竹叶 20g　知母 15g　鳖甲 炙，15g　地骨皮 15g　茵陈 60g

上五味，以水 1500ml 先煮茵陈，取 1200ml，内余药，煮取 400ml 分三次服。

10 月 12 日复诊：渴止热退，据症加减，服药三月，复查生化指标正常，追访至今未再复发。

按：急性黄疸型肝炎，其症与疟近似，发热恶寒，干呕不能食。知母、鳖甲、石膏、地骨皮滋阴清火，治骨蒸劳热，茵陈、竹叶清热利疸。知母鳖甲汤清而不寒，滋而不腻，能祛瘟潜之毒，毒祛脏和。急性黄疸型肝炎，发病急，来势凶猛，但邪毒入里未深，机体未弱，抓紧时机，辨证施方，虽是疑难病症，一举治愈。时间一长，转为慢性，则治之不易。

【药释】

鳖甲

《本草经集注》云："味咸，平，无毒。主治心腹癥瘕，坚积，寒热，去痞，息肉，阴蚀，痔，恶肉。"

肝胆之病本系厥阴少阳，易于积结成癥瘕，寒热往来，其证似疟。鳖甲入肝，潜阳软坚，故治肝病。

地骨皮

《名医别录》云："枸杞根大寒，子微寒，无毒，主治风湿，下胸胁气，客热头痛，补内伤，大劳、嘘吸，坚筋骨，强阴，利大小肠。"

《本草经集注》云："味苦，寒。主治五内邪气，热中，消渴，周痹。"

《神农本草经疏》云："根名地骨，味甘淡，性沉而大寒，故主下焦肝肾虚热，为三焦气分之药。"

（四）复方

竹叶石膏汤：治虚羸少气，烦热不甚，时汗出，口干渴或干呕方。

石膏打，一斤　竹叶二把　半夏半升　人参二两　麦门冬一升　甘草二两，炙　粳米半升

上七味，以水一斗，煮取三升，温服一升，日三夜一。

【案一】肺结核

安某某，男，32岁，工人，2010年9月10日来诊。

因外感发热，治疗不愈，于市某医院胸片检查示：右肺门区可见多个大小不一的结节状高密度影，双肺胸膜增厚粘连；结核菌素试验（＋），口服西药异烟肼、利福平、乙胺丁酸，静点左氧氟沙星，治疗40天，低热不退，体温37℃～37.4℃，本人要求用中药治疗。

症见：羸瘦少气，面色潮红，五心烦热，下午尤重，体

温 37.8℃，口唇干裂，口渴欲饮，时有干呕，不欲食，心下痞满，小便黄。为阴虚有热，予竹叶石膏汤。

石膏 100g　竹叶 30g　半夏 20g　人参 20g　麦门冬 20g　甘草 炒，20g　粳米 布包，50g

上七味，以水 2000ml，煮取 600ml，分四次服，日三夜一，五剂。

9月15日复诊：低热退，食欲有所增加，遵原方配合自制蓣收丸（详见五帝方）。每次6克许，日服二次，同时嚼葱尖二寸，热开水下。

两月后症状消失，胸片复查，结核完全钙化停止服药。

按：肺结核属中医痨瘵范畴，《杂病源流犀烛·虚损痨瘵源流》云："五脏之气，一有损伤，积久成痨，甚而为瘵。痨者，劳也，老困疲惫也．瘵者，败也，羸败涸敝也。虚损痨瘵，其病相因……"

《注解伤寒论》："伤寒解后虚羸少气，气逆欲吐者，竹叶石膏汤主之。"观诸古人皆以竹叶石膏汤祛烦热，止消渴，增津液为治疗大法。临床所见结核患者，大多是正气不足，阴虚烦热。世界红十字会五联抗结核疗法，以前要求服药期限半年，后来改为九个月，现在需要服用一年。服药时间长，副作用大，损伤肝肾及神经。人参、粳米、麦门冬、甘草健脾生津扶正，竹叶、石膏清涤肺胃中之积热，半夏蠲饮而止呕吐，竹叶石膏汤滋阴去热，安里攘外，两擅其长，药效快，副作用小。

【案二】糖尿病

冯某某，女，65岁，2005年7月8日来诊。

Ⅱ型糖尿病15年病史，且患有白内障，平素肌注胰岛素，诺和灵 20U/次，一天三次，血糖仍控制不住，空腹

9～17mmol/L，餐后两小时血糖 11～27mmol/L，血压 180/150mmHg，尿常规：白细胞（＋＋＋），尿糖（＋＋＋），蛋白（＋＋）。

症见：口渴，不欲食，大便秘结，小便多，舌苔白，舌质淡，脉滑数。阴虚火盛，治当清热泻火，给竹叶石膏汤。

竹叶 30g　石膏 100g　麦门冬 20g　人参 20g　甘草 20g　粳米 另包，100g　清夏 20g

上七味，以水 2000ml，共煮至 600ml，分四次服，昼三夜一。

7 月 13 日复诊：前症减轻，空腹血糖降至 7.8mmol/L。

服药二十余天，胰岛素降至 15u，日二次，空腹血糖保持在 6.0～7.3mmol/L 之间，餐后血糖保持在 9.4～11.0mmol/L 之间，尿常规蛋白消失。

按：近年来糖尿病人数猛增，临床上能控制病情的人少，多数患者会最后合并其他病变而不治，主要原因诊治误区太多，首先是不能科学用药。中医辨证辨病用药，竹叶石膏汤清热泻火，增液补不足，通调五脏，使气血畅达，取得了良好效果。尤其那些有耐药性的病人，用中药效果最为显著。

（五）大方

治虚劳汗出不得眠方 《《千金方》》。

石膏 煅，四两　酸枣仁 打，三升　知母　桂枝（一方作芎劳）生姜　甘草各二两　茯苓　人参各一两

上八味，以水九升，煮取三升，温服一升，日三服。

【案】失眠

韩某某，男，53 岁，1988 年 10 月 6 日初诊。

十年前因车祸丧子，精神备受刺激，悲伤抑郁而成疾。每天以酒浇愁，神魂颠倒。

症见：头昏头晕，不能入睡，气噫胸闷，心烦懊侬，心下痞满，口干渴，面色暗，舌苔黄燥，脉沉实而数，投此大方加葛花。

石膏煅，60g　酸枣仁打，50g　知母 20g　桂枝 20g　生姜 20g　甘草 20g　茯苓 15g　人参 15g　葛花 30g

上九味，以水 1800ml，煮取 600ml，温服 200ml，日三服，六剂。

10 月 12 日复诊：诉病轻，口渴烦热皆减，原方减石膏为 30g，加竹茹 30g，七副。

10 月 19 日再次来诊：已能入睡。经辨证调方，服药二十剂后，心情明显改变，表示坚决忌酒。

服药加心理疏导，十年的痼疾治愈。

按：抑郁成病，饮酒成癖，积热扰心。石膏、知母治热邪在里，人参、枣仁、茯苓共收心而安神，扶正已弱，桂枝、甘草、生姜降逆平冲，葛花解醒。标本兼治，郁去神安，顽固性失眠治愈。

【药释】

酸枣仁

《药征》云："主治胸膈烦躁，不能眠也。"

《神农本草经疏》云："味酸，平，无毒。主心腹寒热，邪结气聚，四肢酸疼湿痹，烦心不得眠……疏：入足少阳，手少阴，足厥阴、太阴之经。专补肝胆，亦复醒脾，从其类也。"

《张氏医通》云："虚烦者，肝虚而火气乘之也。故特取枣仁以安肝胆为主。"

(六) 缓方

治大逆上气，麦门冬汤（《金匮》）。

麦门冬七升　半夏一升　人参三两　甘草炙，二两　大枣十二枚　粳米二合

上方，以水一斗二升，煮取六升，温服一升，日三夜一服。

【案】肺气肿

蒋某某，男，80岁，1996年10月12日初诊。

喘息咳吐多年，活动则加重。胸片示：肺纹理紊乱，肋间隙变宽，右肺下动脉扩张，中心肺动脉扩张，外围分支细小，可见"残根"征，肺动脉段突出。西医诊断为肺气肿、气管炎、肺心病，功能不全。

症见：口唇绛红，口渴欲饮，食量低下，双眼睑、双下肢水肿，镜面舌无苔，脉沉紧数。心肺功能衰竭，气阴两虚，予麦门冬汤加味。

麦门冬40g　半夏20g　人参切，25g　甘草20g　粳米布包，50g　云苓30g　大枣擘，12枚

上七味，以水2000ml，煮取800ml，温服200ml，日三夜一服。

10月20日复诊：症状明显好转，喘减轻，能有轻微活动。

此方随症加减断断续续用药两个月，病情得到控制。

按：此案人老体弱，阴伤阳损，脏器功能减弱，气血衰

竭。麦门冬汤平逆降冲生津增液，阴生阳长，遂转危为安。

气管炎、肺心病系虚实夹杂证。麦门冬、半夏，降咳逆，平冲气，滋补心肺；人参、大枣、甘草甘补脾胃生津液；加茯苓利饮强心，使呼吸道畅通。水火既济，心肾交泰，多功能衰竭得到控制。

【引证方】《金匮要略今释》文：大逆上气，咽喉不利，止逆下气者，麦门冬汤主之。

麦门冬七升　半夏一升　人参二两　甘草二两　粳米三合
大枣十二枚

上六味，以水一斗二升，煮取六升，温服一升，日三，夜一服。

（七）通方

崔氏《救急》引，救疗一切疟常山汤（经云："夏伤暑，秋病痎疟"故例于此）。

石膏打，八两　竹叶一把　糯米百粒　常山三两

上方以水八升，明旦欲服，今晚铜器中，置星月下高净处，横一刀飞于其上，问明取药，于病人房门前，缓火煮取三升，分三服。日出一，临发一。若即定，不需后服。取药滓石膏置心上，余四分置左右手足心，甚效（《外台》卷五）。

【案】无名低热

毕某某，女，学生，17岁，2003年10月3日就诊。

低热两年余，曾辗转多处，多项检查，均未发现异常，诊断为无名低热。每天下午三点以后体温上升，晚上十一点恢复正常，体温最高不超37.4℃，乏力头沉欲睡，因此而

辍学。

患者面色红润，口干，大便秘结，月经按月而至，色黑量小，每天下午微恶寒热，舌质正常，苔薄白，脉紧数，柴胡剂、桂枝剂遍用不效。舍脉从证，拟通方。

石膏 50g　竹叶 30g　糯米 50g，包　常山 20g

上四味，以水 1500ml，煮取 500ml，温分三次服。

10 月 13 日复诊：体温恢复正常，其余诸症亦随之消失，嘱停药注意休息，合理饮食。

服十四副药体温退净，恢复了学业，至今随访未再复发。

按：此系无名低热，石膏、糯米仲景白虎汤之半，加竹叶清心火、利膀胱，常山祛痰涎、止寒热，沉疴愈于一旦。

【药释】

常山

《本草经集注》云："味苦、辛，寒。主伤寒寒热，热发温疟，鬼毒，胸中痰结吐逆。"

《名医别录》云："主治鬼蛊往来，水胀，洒洒恶寒。"

常山利水毒，祛痰癖，主鬼蛊往来，寒热疟疾。

二、重剂

所谓重可去怯，以宁神志也，代赭石，石英之属（此篇悉新补）。

代赭石：养血气，除五脏血脉中热，血痹血瘀，大人、小儿惊气入腹《别录》。

紫石英：补心气不足，定惊悸，安魂魄，镇下焦，止消渴《别录》。

（一）小方

治心中惊悸不安而痛者。

代赭石_{碎，五两}　百合_{洗，三两}

代赭石碎，五两　百合洗，三两

上二味，以水六升，煮至二升，分二服。

【案一】小儿惊风

王某某，女，4岁，1994年11月6日就诊。

患者每晚哭闹不止，两眼直视，白日一切正常。

刻诊：指纹青紫，腹软，大小便正常，拟方：

代赭石_{碎，75g}　百合_{45g}

上两味，水1200ml，煎至200ml，分数次频服。服一次后，即安睡不再哭闹。

按：此证小儿惊气入腹，百合止痛安神，代赭石质重，熄风镇惊，故药不尽剂而病愈。

【案二】脑溢血后遗症

刘某某，男，68岁，2012年4月12日就诊。

脑溢血二年，遗留意识模糊，躁动不安，语言謇涩，口角流涎，右半肢体功能障碍。

症见：心下痛，大便溏，小便淋漓，舌苔薄白、质灰，口舌干燥，脉紧而结，给以重剂小方。

代赭石_{碎，50g}　百合_{30g}

上两味，以水1200ml，煮取400ml，分两次服。

5日后再次来诊：服完四剂药后不再躁动，心下疼痛停止，食量增加。

按：此为脑损伤后的血管性精神病，代赭石镇肝、藏血、舍魂、镇惊、安五脏；百合安心、定志，养五脏。二药相辅，治九种心痛。疼痛止，烦躁已，症状减轻。

【药释】

代赭石

《辅行诀药性探真》引王好古云："代赭石入手少阴、足厥阴经，怯则气浮，重所以镇之，代赭之重，以镇虚逆。"

《张大昌注辅行诀·药释》云："代赭石：味咸平。养血气，除五脏血脉中热，血痹血瘀，止噫气。"

百合

《神农本草经疏》云："味甘，平，无毒。主邪气腹胀心痛，利大小便，补中益气，除浮肿胪胀，痞满寒热，通身疼痛。"疏云："百合得土金之气，而兼天之清和，故味甘平，亦应微寒无毒。"故主邪气腹胀心下痛，补五脏之虚。

（二）急方

治猝急心痛或内衄吐血，胸腹动悸不安方。

代赭石碎，五两　　百合洗，三两　　牡蛎烧，三两

上三味，以水六升，煮取二升，分服一升，如人行八九里时。

【案】抑郁症

刘某某，女，54 岁，2008 年 10 月 12 日家人陪伴来诊。

患精神抑郁症三年来，常精神恍惚，恐惧不安，躁动不已，心下痞满，重按则痛，脐上悸动，失眠健忘，头晕干呕，脉沉细数，以重剂急方治之。

代赭石碎，50g　　百合 30g　　牡蛎煅，30g

上三味，以水 1500ml，煮至 500ml，分两次一日服完。

10 月 18 日二诊：家人代诉，服药两剂后即可入睡，病情见轻。药已对症，效不更方，继续取药十副。

10 月 29 日再诊：心下痛止，饮食量已恢复正常，不再烦躁。

按： 本案系精神受刺激后，情志不随，抑郁成病，痰迷心窍，气乱神迷。牡蛎味咸，软散郁积，祛顽痰、死血；代赭石、百合镇逆降冲，安神定志。急方服不过三五剂，痰去气顺，神情志明病愈。

【药释】

牡蛎

《药征》云："主治胸腹之动也，旁治惊狂烦躁。"

《名医别录》引《本经》云："牡蛎，味咸，平，主治伤寒，寒热，温疟洒洒，惊恚怒气，除拘缓鼠瘘，女子带下赤白。"

牡蛎味咸，微寒，重镇安神，潜阳补阴，软坚散结，去顽痰。

（三）专方

1. 正方

紫宫汤，治心血虚少，脉中有郁热，心中悸而痛热，发之则烦乱不安，如有所着，脉逶逶而紧数方。

代赭石碎，五两　　百合洗，三两　　生地黄三两　　牡蛎烧，三两

上四味，以水八升，煮取三升，温分三服。

【案】癔症

尚某某，女，48 岁，1995 年 6 月 5 日初诊。

因丈夫胃癌，前来陪护就诊，突发歇斯底里，哭笑不止，胡言乱语，如鬼神所作。其夫云患此病已久，每发作后

则闭目熟睡，呼之不应，一觉醒来，则一如既往。病因不明，遍求名医，诸药不效，已失去信心，放弃了治疗。近日因家庭事故，思想负担沉重，发作次数增多。

症见：昏沉欲睡，呼之不应，面色灰暗，舌苔薄白，脉沉紧而数，予以紫宫汤。

代赭石碎，50g　百合 30g　生地 30g　牡蛎煅，30g

上四味，以水 2000ml，煮至 600ml，分三次服。

6 月 12 日二诊：服上方后精神体力较前好转，仍时有头痛。上方加桂枝，七副。

6 月 19 日三诊：诸症平复。病未发作。

服药月余，症状消失，随访至今，未再复发。

按：歇斯底里与《金匮》之百合病证相近，陆渊雷论仲景百合地黄汤时云："凡病涉神经者。如肝病风病，皆当养血。百合病是神经衰弱，又有口苦小便赤脉微数之热证，故以地黄养血凉血。"

紫宫汤乃百合地黄汤与质重代赭石、牡蛎合方，共奏滋阴补血、安神镇怯之效。

2. 正加方

若苦口渴者，加瓜蒌根三两。

代赭石碎，五两　百合三两　生地黄三两　瓜蒌根三两

牡蛎烧，三两

上五味，以水八升，煮取三升，温分三服。

【案一】更年期综合征

邓某某，女，48 岁，2003 年 3 月 20 日来诊。

十年前就经常有病，头痛肌肉痛，心悸心烦，月经非淋

漓即闭经。常年辗转各大医院之间，做各种检查均未见异常，被诊断为更年期综合征。病情日益加重，现在已不能自理。

症见：汗出，头沉，目涩，神志恍惚，心悸气短，表情淡漠，失眠健忘，多愁善感，常哭笑不已，口渴欲饮，小便黄大便干，舌质嫩红无苔，脉沉紧而数，投紫宫汤。

代赭石碎，50g　百合 30g　生地 30g　牡蛎煅，30g　花粉 30g

上五味，以水 1500ml，煎至 400ml，分四次服，日一剂。

3月 28日复诊：病情有所好转，夜能入睡，遵上方十副。

4月 6日再诊：喝水量减少，神安病轻，诸症减轻。

在上方基础上，服药两月病痛除去大半。

按：本病系现在产后综合征范畴。自产后生病常年服药从未治愈，逐年加重，至今已症状成群。服药后身体轻松，心神愉悦，气顺血活，志生神安病愈。

【案二】癔症

靳某，女性，47岁，农民，2011 年 4月 20日初诊。

因和邻居打架，头破血流，晕倒在地，急送医院，做头部 CT 及各种生化检查，均无明显异常。

两天后出现神志不清，语无伦次，口舌干燥，不能安睡，神经错乱。服西药镇静剂无效，舌苔黄粗，脉滑数，心血虚少，大便秘结，三日未下。腑有瘀热，拟紫宫汤加大黄。

百合 30g　生地 30g　牡蛎打，30g　代赭石打，30g　花粉 30g
大黄 30g

上五味，以水 1500ml 煎至 400ml，分四次服。

4月24日再次就诊：大便畅通，神志清楚，不再胡言乱语，如醉初醒。

按：百合润肺清心，益气安神；花粉、生地养阴清热，滋养五脏，除烦止渴，活血祛瘀；赭石、牡蛎安神镇静，平冲降逆；大黄荡涤肠胃，热消、风平、气顺，魂魄归脏，神自安宁，诸症平息。

【药释】

花粉

《名医别录》引《本经》瓜蒌根"味苦，寒，主消渴身热，烦满大热，补虚安中，续绝伤"。

《名医别录》："无毒，主除肠胃中痼热，八疸，身面黄，唇干口燥，短气，通月水，止小便利。"

《中药大辞典》："含天花粉蛋白，又含多种氨基酸。"

天花粉蛋白抗早孕，抗肿瘤，增加白细胞，促进干扰素的产生。

3. 变加方

若苦呕而小便不利者，去牡蛎，加滑石、半夏、生姜各二两。

代赭石碎,五两　　百合三两　　生地黄三两　　滑石　　半夏　生姜各二两

上六味，以水八升，煮取三升，温分三服。

【案一】脑梗死

范某某，男，67岁，2007年8月6日初诊。

两月前患脑梗死致左侧半身不遂，不能自理，查血压 150/90mmHg，甘油三酯 2.3mmol/L，总胆固醇

5.9mmol/L，血糖 6.7mmol/L。心电图示：T 波改变。前列腺 B 超示：前列腺肥大。

症见：小便淋漓，干呕不欲食，语言不利，情绪不稳，哭笑不已，且易激动骂人，舌苔白湿润，脉浮大，拟变加方。

代赭石碎，50g　百合 30g　生地 30g　滑石 30g　半夏 30g
生姜 30g

上六味，以水 1500ml，煮至 500ml，分三次服，日一剂。

8 月 12 日再诊：大便正常，小便通畅，呕吐止，烦躁轻，查血压 140/80mmHg。

继续服上方加牛子20g，服药二十剂后，情绪稳定，症状减轻，兼行针灸，最后生活基本自理。

按：脑血管病后遗有精神异常，赭石、百合、生地安脏清神；滑石祛下焦湿热，利小便；半夏、生姜祛痰止呕。痰去经络通，风熄神静，其病得安。

【案二】前列腺癌

张某某，男，61 岁，2013 年 11 月 28 日就诊。

因尿不畅于某市人民医院住院治疗。血清检查：前列腺特异性抗原 85.0ng/ml，前列腺 MRI 示：前列腺癌晚期，核素骨扫描显示多处转移病灶，已无手术机会，遂实施化疗，六个疗程后寻中医治疗。

刻诊：眉毛脱尽，气色苍白，晦而不泽，贫血征。尿急、尿痛。体温 38.9℃，血压 150/100mmHg，血常规：红细胞计数 4.2×10^{12}/L，白细胞计数 3.5×10^9/L，血小板计数 200×10^9/L，血红蛋白浓度 5.8g/L；肝功能：谷丙转氨酶 76U/L，谷草转氨酶 134U/L；尿常规：红细胞（＋＋

＋），蛋白（＋＋）；发热烦躁，心悸气噫，干呕不能食，舌苔黄中间厚腻，脉滑数，湿热积滞，癥瘕结聚，用重剂变加方加味。

代赭石碎, 50g　百合 30g　生地 30g　滑石 30g　半夏 20g
生姜 20g　花粉 30g

上七味，以水 1500ml，煮至 400ml，分三次服，日一剂。

12 月 8 日再诊：症状有所缓解，小便不痛，呕吐止，体温 36.8℃，血压 140/80mmHg。

上方服至月余，查血尿常规，肝肾功能基本正常。在原方基础上辨证调方，加服自制玄冥散：

金龟大者两只, 焙干　干姜炒炭, 各250g　土鳖虫炒, 100g

上药共为细末，薏米 300g 煮汤和药末为颗粒，晒干储存，每服 8～10g，日三次。

丸汤并用，持续用药，病情控制良好。

按：变加方两案例均为前列腺病变。案二前列腺癌变，以变加方加花粉利小便，补蛋白增加免疫力；滑石、赭石质重，镇潜止呕；生姜、半夏，健脾生源；生地、花粉、百合生津增液，补三焦，调不足。玄冥散气血双补，标本兼治，凶恶病势得到缓解。

病势缓解后兼服中药再次进行化疗，未出现反应，效果显著。

（四）复方

治血虚风燥，或因情志不畅。或因病后余热，遂发癫狂，轻则烦乱不眠，语言无伦，重则狂妄不避亲疏。

代赭石_{碎，五两}　百合_{三两}　生地黄_{三两}　栀子_打　牡蛎_{烧，各三两}　大黄_{四两}　豉_{半升}

上七味，以水一斗，煮取三升，温分三服，弱人可减大黄作三两，汤分四服，并可治妇人崩中，男子吐血佳。

【案】精神分裂症

杜某某，男，26岁，2003年10月15日，家人陪护就诊。

因失恋受刺激，精神错乱，初起木呆少言语，继则自言自语，近日病情加重，狂躁不宁，语无伦次，骂人毁物，不避亲疏。遂去某精神病院住院，用电针、镇静（用药不详）等治疗半月，身体僵直、震颤、流涎等，药物副作用严重，改服中药。

症见：小便黄，大便秘结，三五日一次，心下痞硬，脐上悸，舌苔薄黄，干燥，舌质红，脉沉数，狂妄躁动。痰火迷心，投重剂复方。

代赭石_{碎，50g}　百合_{30g}　生地_{30g}　牡蛎_{煅，30g}　栀子_{打，15g}　大黄_{后下，20g}　豆豉_{炒，打，30g}

上七味，以水1600ml，煮至500ml，温分三服。

10月27日二诊：大便泻下数次，小便正常，语言有序，效不更方。

服上方二十副，停服西药已能入睡，情绪稳定，不再狂躁。舌苔白滑，脉沉数，腹泻，于上方减大黄为15g，加干姜10g。

此案以上方为主方，随症加减，共服药四十剂，最后恢复正常。

按：复方系紫宫汤合栀子豉汤加大黄，紫宫汤"治心血虚少，脉中有虚热，心中悸而痛热，发之则烦热不安"，仲景栀子大黄汤方治"酒黄疸,心中懊侬或热痛"。此案初始属抑郁虚烦证,逐渐郁重成阳亢热盛的狂躁证,复方虚实兼治,祛火熄风,除烦治躁,调和五脏,气顺血活,神志安定,病得康复。

（五）大方

治心虚血少,脉中伏热时时上逆,令人头目眩晕,蒙蒙然不清,此谓内风,发之令人昏仆暴厥,九死一生,幸有苏者,以气血倾欹（"倾欹"谓偏盛不调平也),或痹或令人半身不遂。

代赭石三两　百合　生地黄　大黄　紫石英　赤石脂　牡蛎烧,各三两　川芎六两

以上八味,以水一斗,煮取四升,昼三夜一服。

【案】原发性高血压

李某某,男44岁,农民,2003年9月13日下午来诊。

20岁时血压即150/100mmHg,有家族史,但没有临床症状,不太在意。三个月前因脑溢血住院,开颅放血,治疗三个月,脱离生命危险,后遗症严重,出院后寻服中药。

现症:血压不稳定150～180/100～110mmHg,体温36.8℃～37.8℃,右半身不遂,语言不清,吞咽困难,情绪易激动,时有癫痫,大便秘结,小便数,右半身浮肿,舌苔白滑,舌质红,脉沉紧数。心血虚少,脉中伏热,气上冲逆。治以镇肝熄风,投重剂大方。

代赭石　百合　生地　大黄　紫石英打　赤石脂　牡蛎煅,各45g　川芎60g

上八味,以水2000ml,煮取600ml,每次200ml,日三

次服。

9月20日复诊：大便通，血压降至 140/90mmHg，舌苔薄白，双脉浮大，生地改为 60g，继续服用。

此病以大方为基础辨证加减，兼施针灸疗法，经医患配合，治疗三个月，病情恢复良好，半身肌力增加，血压稳定，生活已可自理。

按：此大方证，非厥即癫，代赭石、紫石英、赤石脂、牡蛎镇潜安神，百合、生地滋补五脏，大黄通便活血，祛积滞，川芎量大于他药，直达颠顶，活血开窍。邹澍云："此抚芎所以入肝脏，升血分中阳气也。"抚芎升发肝阳，肝脉上络于巅，血为体，气为用，抚芎为血中之气药，气行则血行，故入脑行血活血，熄风以安内，并兼祛风寒止头痛。

（六）缓方

痫病者，或从先天，或从少小惊恐，或从跌仆伤脑，发则厥仆痉急，抽瘛口噤吐涎。

紫石英　赤石脂　牡蛎_烧　大黄　紫葳　半夏　细辛　桂枝_{各三两}　干姜_{二两}

凡九味，共为散，每服方寸匕。新汲水一升，煮取五合，顿服之，日可再作。

【案】癫痫

季某某，男，16 岁，2009 年 10 月 17 日初诊。

一个月前，曾在北京儿童医院、宣武医院诊断为良性癫痫。口服丙戊酸钠、卡马西平维持治疗，在服药期间癫痫再次发作，家人决定寻中药治疗。

症见：体形肥胖，嗜睡噩梦，易惊醒，行动诡异，烦躁易激怒，头痛，鼻干，时有呕吐，抽搐，两眼上吊，口吐白沫，角弓反张，无规律性间歇发作。查舌红干燥，脉滑数。痰火生痫，投重剂缓方。

紫石英打，30g　赤石脂 30g　牡蛎煅，30g　大黄 30g　紫葳 20g　半夏 20g　细辛 15g　桂枝 30g　干姜 20g

上药共为细末，每次取 15g，以水 600ml，煮取 100ml，一次服，一日两副。

11 月 3 日来诊：家人诉说精神较前好转，情绪稳定，癫痫未再发作。服药三月后，精神充沛，病情得到改善。现在一家童车厂上班，随访两年癫痫未复发。

按：桂枝、干姜、细辛、半夏味辛，为肝之用味，脾之体味，补肝藏魂，泻脾兴意志；大黄、紫薇活血祛瘀，石英、牡蛎、赤石脂镇怯安神。九味药组方，交泰上下，降冲安神，安和五脏，除痰火定癫痫。

【药释】

紫石英

《别录》云："味辛，无毒。主治上气心腹痛，寒热、邪气、结气，补心气不足，定惊悸，安魂魄，镇下焦，止消渴，除胃中久寒，散痈肿，令人悦泽。"

《辅行诀药性探真》云："石英名为土中火药，云其属土。"又云："紫石英与草木土中火药炙甘草，均可温中、补虚、止渴、补心气。"

紫葳

《别录》云："味苦，无毒，治痿蹷，益气。"

《本经疏证》云："紫葳附木而生，直上颠顶，其象为入肝，其花先黄后赤，灿然弥久，其象如血，故所主多肝家血分之疾。"

大黄

《辅行诀药性探真》引《本经》谓大黄"味苦，寒，主下瘀血，血闭，寒热，破癥瘕积聚，留饮，宿食，荡涤肠胃，推陈致新，通利水谷，调中化食，安和五脏……大黄色黄，心与脾胃兼治，重在脾胃，故称火中土"。

古人解大黄皆以泻热、荡涤而论，故赋予将军之名。陶弘景谓之味咸，软坚，祛积消癥瘕。衣之镖谓大黄"安和五脏"，活血、下瘀、祛热。大黄破死血，祛瘀血，与干姜作药对，辛咸除滞，还可帮助石药之分解与吸收。

（七）通方

治大人小儿食厥，痰厥，气厥惊厥方。

石英　代赭石　细辛　大黄各三两

四味共为散，每服二方寸匕，白汤下，日二至三服。

【案】夜游症

张某某，男，64岁，1989年10月11日来诊。

夜游症，年幼时即每起夜小解时，要大人帮助才能躺下睡觉，次日问起一概不知，随年龄增大而病减轻，发作次数减少。四十岁以后，旬日至半年一发，近日因家庭矛盾，情绪改变，发作次数增多，病情加重。昨日半夜起床，招住老伴脖项，口中念念有词，动作怪异，险致人命。家人对此深感恐惧，现问诊中医。病人对此也甚感歉意和不安，表示愿意接收治疗。

其人不善言语，体质健壮，切腹，心下至脐周悸，腹直肌抵抗，舌苔粗糙、质红，脉沉紧。气上逆，神智扰乱，选用重剂通方。

紫石英 100g　代赭石 100g　细辛 30g　大黄 100g

上四味，共研为末，每服 4g 白水送服，2～3 次/日。

10 月 28 号二诊：症状减轻，持续服药两月治愈。一年后随访，未再复发。

按：夜游是临床上不多见的慢性病，取通方为散，小量长时间服用，取得了满意效果。

《苏沈良方》云："汤、散、丸各有所宜。欲达五脏四肢者，莫如汤；欲留肠胃者，莫如散；久而后散者，莫如丸。"石药吸收慢，选散剂，留滞肠胃时间延长，可增大吸收量。慢性病，石类药，当慢图其效。

辰：病属寒者二剂。一、温剂；二、渗剂。

一、温剂

温剂者，所谓温可扶阳，以去阴翳之气也，桂心、吴萸之属是也。

桂：利肝肾气，主寒热，诸冷疾云云。通十二经，宜百药《别录》。已冲逆，止汗出（补）。

吴萸：去痰冷，腹内疠痛，诸冷食不消，中恶，心腹痛，逆气，利五脏《别录》。

（一）小方

治汗出过多，其人心中悸，叉手自冒心，欲得按者《伤寒论》。

桂枝 四两　甘草 炙，二两

上二味，以水六升，煮取二升，顿服之。

【案一】内分泌功能紊乱

王某某，女，52岁，2013年8月1日初诊。

正处更年期，平素阳气浮越而汗出，心烦懊憹。近因外感发热，出汗增多，致使心阳损伤加重。心悸，叉手欲冒心，懒言语，体温36.4℃。此心阳损伤，心气不足，给以温剂小方。

桂枝 60g　甘草炒，30g

上两味，以水800ml，煮取300ml，分两次服。

8月3日二诊：诉一副后汗出即少，心悸亦轻。

此方加小麦50g以补心气，十剂后汗出心悸痊愈。

按：心下悸，叉手欲按，汗出过多，心阴心阳俱虚之候。发表过汗，虚其营卫，损伤阴阳，则引发冲势加剧。《伤寒论今释》云："桂枝虽是表药，用大量，则反不见汗出，特见平冲逆之效，故独任之。"服本方后，冲降气平，津生阳长，其病自已。

【药释】

桂

《辅行诀药性探真》云："桂的药用历史悠久，使用范围广泛，有'百药之长'之誉。"又云："桂在木中位同霸主而受克制于肺菜，可见其为属木而纯正者，五行互含名位为木中木甚当。"

桂枝治上气咳逆，温阳化气，利关节。《伤寒论》入43方次，《金匮要略》入56方次，可见桂枝之作用。

（二）急方

治心下悸而痞，欲呕者（补）。

桂枝四两　甘草炙　生姜各二两

上方，以水二升，煮取一升，顿服之。

【案一】产后综合征

张某某，女，27岁，农民，2003年8月11日就诊。

一个月前产蓐期，时值气温升高，产后汗出过大，伤及阴阳。

症见：自汗出，呕吐，食不下，心悸，头晕，失眠，健忘，心烦懊憹。

查：舌苔薄白，脉细数。心气不足，体质虚弱，冲逆不已，给温剂急方。

桂枝60g　甘草炒，30g　生姜切，30g

上三味，以水400ml，煮取200ml，分两次服。

二副呕吐停止，十副后自汗减少，虚弱已病愈。

按：产后体虚，汗多伤阳，桂枝、甘草辛甘复阳，降冲安神，加生姜协桂枝助卫散邪而降逆气以平冲，止呕吐以和胃。呕吐止，可进食供给营养，阴平阳秘，其病自愈。

【案二】中暑

陈某某，女，53岁，农民，2013年8月12日就诊。

症见：形色黝黑干瘦，心悸气短，干呕食不下，口干渴，舌苔薄白，舌质灰淡，脉沉细数。拟方：

桂枝30g　甘草30g　鲜姜20g

上三味，以水400ml，煮取200ml，每次服100ml。

8月14日复诊：两剂症轻。继服上方五剂，嘱静养几日，多进粳米汤。

按：其夫外地打工，妇女留守，一人种有二十七亩田地的家务，起早贪黑，饮食不周，冒暑劳作，汗流浃背，致使缺水少津，而引起诸多病症。生姜、桂枝降逆和胃止呕，甘草、米汤生津补液。暑去，热消，营卫和平。

（三）专方

1. 正方

阳旦汤也，《伤寒论》名桂枝去芍药汤，治太阳病下后脉促胸满者（《外台》、《深师方》同）。疗中风汗出，干呕。

补曰：阳虚之人，外则营卫不谐，自汗出每怯风寒，内则胃气衰冷，不胜凉硬饮食方。

桂枝三两　甘草炙，二两　生姜三两　大枣十二枚

上四味，以水七升，煮至三升去滓，每服一升，日三服。

【案】病毒性心肌炎

吴某某，女，43岁，2013年4月10日来诊。

2月18日因顽固性发热住市某医院，血常规：白细胞$11.5×10^9/L$，血沉30mm/h，心电图示：窦性心动过速，偶发室性早搏，V_{1-3}导联ST段压低，T波低平，心肌酶示：肌钙蛋白增高，肌酸激酶－同工酶增高，诊断为病毒性心肌炎，用药、吸氧治疗半月效果不显著，欲服中药。

症见：胸中憋闷，心烦懊侬，气短不足以息，自汗出，干呕不欲食，舌质淡，苔白，脉沉弱细数。辨为营卫不谐，胸阳不能宣发，投阳旦汤。

桂枝45g　甘草30g　生姜40g　大枣擘，12枚

上四味，以水1400ml，煮至600ml，每次200ml，日三次服。

4月14日二诊：主诉二副药后胸闷见轻，体温降至正常，一星期后诸症消失。

按：本案因营卫虚弱，防御失司，病邪入里，侵及心脏，阳郁不可伸，气机不利，而发热，气短，心慌，脉细数，诸症蜂起。桂枝去芍药汤，温心阳化阴邪，宣郁滞，平冲降逆，醒脾和胃，用药半月后复查心电图示：窦性心律、V_{1-3} T 波低平，心肌酶示：肌钙蛋白 I 正常，肌酸激酶－同工酶正常，心肌炎治愈。

【药释】

大枣

《辅行诀药性探真》云："大枣具火土之德，即能助心脾之气，心火为十二官之主，脾土可统其他脏腑，故可有助于十二经脉。"

《张大昌注辅行诀·药释》记："味甘。补中益脾，疗心中悬饥，生津液。"

大枣为五果之一，味甘，补脾益气，疗悬饥少气，止咳逆，调解十二经脉。仲景用枣，少者四五枚，多则三十枚。大枣性平，佐桂枝热不灼阴，佐柴胡寒不伤阳，于炙甘草汤中补阴阳而性不偏倚。

【引证方】

《伤寒论新解》："太阳病，下之后，脉促，胸满者，桂枝去芍药汤主之。"

药量炮制于专方相同。

2. 正加方

若发热，脉浮缓，自汗出，鼻鸣干呕，恶风者，名曰中风。加芍药三两为桂枝汤，凡五味是"正加方"。

桂枝_{三两} 芍药_{三两} 甘草_{炙，二两} 生姜_{三两} 大枣_十

二枚

上五味，以水七升，煮至三升去滓，每服一升，日三服。

【案一】流行性感冒

赵某某，女，48 岁，工人，2004 年 10 月 24 日来诊。

外感风寒，头痛发热，体温 39.9℃，给予感冒胶囊 2 粒/次，3 次/日，维 C 银翘片 2 片/次，3 次/日，千柏鼻炎片 4 片/次，3 次/日，连服两天烧退暂安，但汗出不止。

症见：头痛，汗出，心悸乏力，舌苔薄白，脉浮虚，与桂枝汤。

桂枝30g　白芍30g　甘草炙，20g　生姜20g　枣擘，12枚

上五味，以水 1400ml，煮取 400ml，去滓，分两次饭前服，一剂病轻，两服汗止病愈。

按：《伤寒来苏集》柯琴论桂枝汤："此为仲景群方之冠，乃滋阴和阳，调和营卫，解肌发汗之总方也。桂枝色赤通心，温能扶阳散寒，甘能益气生血，辛能解散风邪，内辅君主，发心液而为汗，故麻葛青龙，凡发汗御寒咸赖之，为桂枝汤不用麻黄，麻黄汤不可无桂枝也，本方皆辛甘发散，惟芍药之酸苦微寒，能益阴敛血，内和营气，故能发汗而止汗。"

流感病系外邪犯表，若以大汗驱邪退热，则虚其营卫，使汗出不止，则另生他病。桂枝汤中芍药、甘草、大枣，酸甘益阴解挛，桂枝、生姜、甘草辛甘化苦益脾。内外共治，和谐营卫，使微汗出，邪随汗出病愈。

【案二】尿失禁

王某某，女，58 岁，农民，2012 年 11 月 4 日来诊。

尿失禁几十年，经治不愈，痛苦万分。

症见：自汗恶风，头痛，身痛，鼻鸣干呕，食欲低下，

身体消瘦，舌苔白滑，脉浮虚，拟桂枝汤。

桂枝 30g　白芍 30g　甘草炙，20g　生姜 20g　枣擘，12 枚

上五味，以水 1500ml，煮取 500ml，去滓，分三次温服。

11 月 11 日复诊：自汗止，恶寒轻。

共服药二十一副，小便已能自控，病愈。

按：桂枝汤，调营和卫，温经通络，走任督，调补阴阳，交泰水火。《伤寒论阴阳图说》"桂枝汤为升阳之方，与督脉同气"，阴阳失调或不足之病服之有效。

【案三】妊娠恶阻

孙某某，女，24 岁，2013 年 3 月 21 日初诊。

妊娠三月，头痛，呕吐不能食。

症见：发热恶寒，体温（37.6℃），呕吐，不能进食，头痛头晕，面黄心悸，舌苔薄白，脉浮数，拟温剂正加方。

桂枝 30g　白芍 30g　甘草炒，20g　生姜 30g　枣擘，12 枚

上五味，以水 1500ml，煮取 500ml，分次频服。

3 月 24 日复诊：二副后寒热退，呕吐止，已能进食，止后服。顺应自然，妊娠满月，顺产一健康女婴。

按：《类聚方广义》引："妇人得平脉，阴脉小弱，其人不能食，无寒热，名妊娠，桂枝汤主之。"

《伤寒论阴阳图说》云："妊娠为妇人胞宫之变，胞宫隶属冲任，而用桂枝汤，其以桂枝汤调任脉，其意可见。"

3. 变加方

小建中汤：治虚劳里急，悸衄，腹中痛，梦失精，四肢酸痛，手足烦热，咽干口燥方。

桂枝三两　甘草炙，三两　芍药六两　生姜三两　大枣擘，
十二枚　胶饴一升

上六味，以水七升，煮取三升，去滓内饴，更上微火消解，温服一升，日三服。

【案一】梦交

燕某某，女，32岁，2009年2月8日来诊。

其人消瘦，神气疲惫，体质虚弱，弱不禁风，健忘乏力，恶寒，少腹痛，下坠，腰痛，带下，梦交，经年吃药，遍治不愈。

症见：头晕，嗜睡，其面色晦暗无华，舌苔薄白，舌质淡，双脉浮虚而芤，诊为气血虚弱，中气不足之证，给小建中汤。

桂枝30g　白芍60g　甘草炒，20g　生姜20g　大枣擘，15枚
饴糖60g

上六味，以水1500ml，煮至600ml，内饴糖溶化后分三次服，日一剂。

2月18日二诊：服上方后，腹中感觉舒适，头晕身重见轻。

在小建中汤基础上，胃中满时加人参，呕重时加生姜50g，服药两月病愈，体重增加4千克。

按：本案初病羞于启齿，恐家人不理解，未报实情，治不对证，久治无效。时日久旷，身体日见衰弱，病情加重。小建中汤即桂枝汤倍用白芍，再加饴糖甘缓，补虚劳，培中土，正气盛体质强健，则带下愈，噩梦消失，其病永未复发。

【案二】阴道炎

余某某，女，57岁，2007年9月2日就诊。

左少腹按压痛、腰痛，阴道分泌物增多，外阴瘙痒，市

某医院查妇科 B 超示：子宫直肠陷窝见约 1.4cm×2.4cm 的游动性暗区，阴道镜示阴道炎。血常规示：红细胞计数 3.3 ×10^{12}/L，血红蛋白 93g/L，白细胞计数 6×10^9/L。尿常规示：尿胆原（＋），白细胞（＋＋＋），比重 1.02。

症见：脐周悸动，带下血丝，心烦易怒，头痛，失眠，多梦，咽中不利。面色苍白而晦暗，舌苔薄白质淡，舌体胖大齿印，双脉浮涩。证属脾肾虚寒，气血虚弱，予以小建中汤。

桂枝 30g　白芍 60g　甘草炙，20g　生姜 30g　枣擘，12 枚
饴糖 100g

上六味，以水 1500ml，煮取 600ml，去滓，内饴糖待熔化，分三次温服。

9 月 11 日二诊：腹痛下坠减轻。

上方加当归，以仲景当归建中汤治疗月余，复查一切正常。

按：案二妇科炎症，带下系脾肾阳虚，气血不足，无以化赤，变为白浊，排出体外。小建中加当归，补气生血，芍药为君酸以泻肝，桂枝、芍药辛酸化甘主缓补，甘草、芍药甘酸以除挛，肝脾和谐炎症自愈。

【案三】萎缩性胃炎

潘某某，男，51 岁，1994 年 3 月 2 日来诊。

胃病数十年，身体日见消瘦，食欲低下。去上层医院检查，胃镜示：萎缩性胃炎，反复治疗效果不显著。

症见：心下痞满、脘腹疼痛，倒饱嗳气，着热则舒，地图舌，色淡无苔，脉沉细涩，证属脾胃虚寒，治宜补气建脾，拟人参建中汤。

桂枝 30g　白芍 60g　人参切，15g　甘草炒，20g　生姜 20g

大枣_{擘，12枚}　饴糖_{100g}

上七味，以水 2000ml，煮取 600ml，去滓入饴糖，待熔化，分三次温服，日一剂。

3月10日二诊：服药后感觉较前舒服，心下痞满见轻。

药已中的，在此方基础上辨证加减，治疗三个月后，症状消失。

按： 此患者医学院毕业，对萎缩性胃炎了解很多，知道后果严重，所以坚持治疗，配合默契，调治十年，服药从未间断过一天，最后治愈。现年71岁，健在，胃病未再复发。

小建中汤系《伤寒论》方，补脾益气，调治气血，和谐阴阳，补气生精。芍药味酸平肝，与甘草一甘一酸，甘酸除挛，解痉止痛；生姜为菜，启动脾胃，增加食欲，止呕吐；大枣为果，味甘助桂枝汤补脾；饴糖谷之精，养五脏，补气血。加人参为仲景人参建中汤，增建中开心脾之功，故可起沉疴。

【案四】胃癌

南某某，男，62 岁，农民，2013 年 8 月 14 日初诊。

两月前于省某医院行胃腺体癌全切除，术后虚弱不堪，不能进食，家人陪护来诊，寻服中药。

症见：骨瘦如柴，面色苍白，双目深陷，涩而无神，语音微弱，吞咽不利，食不下，胀满倒饱，气噎，脉沉细而弱，舌无苔，光如猪腰。阴损阳耗，元气大伤，给人参建中汤。

桂枝_{30g}　白芍_{60g}　甘草_{炒，20g}　生姜_{20g}　枣_{擘，12枚}
人参_{切，20g}　饴糖_{100g}

上七味，以水 1500ml，煮取 600ml，去滓，内饴糖待熔化，分数次温服，日服一剂。

8月20日二诊：病情平稳，食量稍有增加，四肢冷，恶风寒，脉沉细。上方加附子20g。先煮30～60分钟，后下诸药。

服药四十天，气力渐见恢复，面有光泽，吞咽较顺，病情得到了控制。服药一年零八个月后，饮食量增多，体质明显增强。

按：阳弱则气虚，阴不足则体衰。仲景小建中汤，治虚劳良方。芍药、生姜、大枣、甘草补脾以生津，桂枝补气以升阳，气血足虚弱已。

癌症，多系阴疮，体质虚弱，阳气不足。术后元气更伤，未待修复，继续放、化疗，无异雪上加霜，元气被夺，体质更加衰弱。仲景小建中汤加人参，补虚醒脾，使癌症病人绝处逢生。

（四）复方

《千金》吴茱萸汤：治胸中积冷，心嘈烦满汪洋，不下饮食，心胸膺背痛方。

吴茱萸_{三两}　半夏_{四两}　人参　桂心_{各二两}　甘草_{一两}
生姜_{五两}　大枣_{二十枚}

以上七味，以水九升，煮取三升，去滓，分三服，日三。

【案一】冠心病

曹某某，男，57岁，退休干部，2012年5月11日初诊。

胸痛气噎，攻注膺背，心中嘈杂痞满，查心电图示：Ⅰ、Ⅱ、avf、V$_{4-6}$导联均出现ST段压低、T波低平。64排CT示：左冠状动脉狭窄。尿常规，肝肾功能均无异常。曾服硝酸异山梨酯片 1 片/次，3 次/日，丹参滴丸 10 粒/次，3次/日，仍时有发作。

刻诊：阵发性胸痛胸闷，气短心烦，四肢冷，恶寒，心下痞满，腹胀吞酸，大小便正常，舌苔白滑，脉沉紧。病属寒邪过盛，积冷成癖，投吴茱萸汤温胃降逆散寒。

吴茱萸_{先煮,20g}　半夏_{30g}　人参_{切,15g}　桂枝_{20g}　甘草_{15g}　生姜_{切,30g}　大枣_{擘,20枚}

上七味，以水 1600ml，先煮吴茱萸至 1000ml，下诸药取 500ml，分三次一日服。

5 月 24 日再诊：服上方后胸中舒适，撑胀减轻，疼痛缓解。

药已对症，上方服药二十五副后症状完全消失，停服汤剂，理中丸善后，随访至今，心脏病未再复发。

按：《千金衍义》云："本气虚寒之人，胸中寒热饮潴积，所以汪洋，饮食难于消克，蕴积而从火化，所以嘈烦。荣气不能充于阳位，所以背痛。故用萸、桂通阳，姜、半涤饮，人参、甘草扶胃进食，大枣运行脾津，乃大小半夏汤之发源也。"

《辅行诀药性探真》云："在陶氏时代，火土一家、心脾同治的理念已然流行，心火主神明之说被继承下来，与脾土为神的说教并存不废，《辅行诀》火脏有二的设制，一主心，一主脾……"

【药释】

吴茱萸

《本草经考注》："味辛，温。温中、下气、止痛、咳逆、寒热、除湿、血痹，逐风邪，开奏里。"

《名医别录》："大热，有小毒。主去痰冷，腹内绞痛，诸冷、实不消，中恶，心腹痛，逆气，利五脏。"

吴茱萸辛苦大热，温中下气，解郁去痰。

（五）大方

《千金》建中汤：治虚劳寒澼，饮在胁下，决决然有声，饮已为从一边下，决决然也。有头足冲皮起，引两乳内痛，里急善梦，失精气短，目䀮䀮惚惚多忘方。

蜀椒_{汗，二合}　半夏_{一升}　生姜_{一斤}　甘草_{炙，二两}　人参三两　桂心　芍药_{各三两（依加条入）}　饴糖_{一升}

上八味，以水一斗，煮取三升，去滓，内饴令烊，服七合。

【案一】肠痉挛

孟某某，男，退休干部，72岁，2008年2月4日来诊。

人老体弱，食欲不佳，时有脐周痛，腹直肌抽搐。住院做生化检查，B超检查均未见异常。

切腹，腹直肌紧张，如有头足冲皮起，按之则消失，舌苔白滑、湿润，舌质红，脉浮虚，精神恍惚，乏力，下肢痿软。符合大方虚劳寒澼证，处以大方。

川椒_{15g}　半夏_{20g}　生姜_{20g}　甘草_{炒，20g}　人参_{切，30g}
桂枝_{20g}　白芍_{20g}　饴糖_{100g}

上八味，以水1800ml，煮取500ml，去滓，内饴令烊，分两次服。

2月9日，一服后排气增多，腹痛缓解。

本病服六副药腹痛全然消失，饮食增多，体质较前强壮。

按：《千金衍义》云："此本《金匮》三物、大建中汤，于中除去干姜之守中，易入生姜以散表，更加半夏以运痰，甘草缓急，药虽小变，而大义不殊。"

《腹证奇览》："块状物从腹中上冲，迫于心下，起如有头足，且活动见于腹皮上，大急痛欲死。其块状物，虽不以手按之，仍剧痛不可触近，干呕，周身冷汗如流。"

见有皮起，出有头足者，以其突起而动也。腹肌挛急，即腹肌抽搐，此为下焦虚寒之气，攻冲而致病。

此《千金要方》大建中汤加桂枝、芍药，意在"里急拘引"，系《伤寒论》大建中汤桂枝汤合璧，去饮补气，缓急止痛，疗肠麻痹蠕动无力，老年虚弱型肠蠕动减慢，拘软性疼痛等病。

【药释】

蜀椒

《本经疏证》云："是其直禀阳刚火德，而饱吸湿土燥金之气。"

《名医别录》："大热，有毒。主除五脏六腑寒冷，伤寒，温疟，大风，汗不出，心腹留饮、缩食，止肠澼，下利，泄精。"

《食疗本草译注》："花椒为常用调料，性温味辛，有温中散寒，除湿止痛，杀虫之效。"

椒秉纯阳之气，除寒湿散风邪，温脾胃暖命门，利水止呕吐。大建中汤与桂枝汤合而为温剂大方，安里攘外。

六、缓方

《千金》姜椒汤：治胸中积聚痰饮，饮食减少，胃气不足，咳逆呕吐方。

姜汁七合　蜀椒三合　桂心　附子　甘草各一两　橘皮
桔梗　茯苓各二两　半夏三两

上九味，以水九升，煮取二升半，去滓，内生姜汁，重煮取三升，分三服。

【案一】肺纤维化

张某某，女，64岁，2008年10月21日初诊。

其人羸瘦，呼吸张口抬肩，双下肢浮肿。曾在市某医院检查：肺CT示肺气肿，肺纤维化，局部不张；超声心动图：升主动脉内径34mm，主动脉根部内径34mm，左房前后径41mm，左室舒张内径65mm，左室收缩内径57mm，室间隔舒张期厚度5mm，左室后壁舒张期厚度6mm，左室射血分数30％。诊断为肺纤维化，心功能不全。自购置呼吸机、雾化器、吸痰器，症状仍得不到控制。

症见：喘息倚息，咳吐泡沫痰涎，身体羸瘦，面色晦黑，尺肤冷，四肢厥逆，口唇紫绀，口干、渴而不欲饮，食不下，心下痞满，舌苔白，脉细数。痰饮壅盛，肺痿气虚，处姜椒汤。

姜汁50ml　蜀椒20g　桂枝20g　附子15g　甘草炒，15g　陈皮30g　桔梗20g　茯苓50g　半夏45g

上九味，以水1500ml，煮取400ml，去滓，下姜汁重煮取400ml，分数次服，日一剂。

10月26日复诊：服上药痰涎减少，咳喘减轻，饮食量增加，多功能衰竭校正。

在原方基础上，结合西药，灵活加减，持续服药年余，病情得到了控制。

按：《千金衍义》云："川椒，桂、附入于二陈汤中，但加桔梗舟楫之剂，载诸药以破胸中冷积寒痰也。"

二陈汤出自《太平惠民和剂局方》，燥湿化痰，宽胸理气，治脾胃不和。桂、附、椒辛温宣肺气，助二陈汤祛痰化饮，桔梗宽胸祛顽痰，一方多治。痰饮消，心肺功能恢复，病安。

（七）通方

《伤寒论》四逆汤：治呕吐清冷，下利完谷，脉微细，四肢厥冷方。

干姜三两　　附子一枚　　甘草炙，二两　　人参二两

上三味，以水三升，煮至一升二合，再服。

【案一】脑溢血

杨某某，男，64岁，2011年3月27日邀诊。

两月前因车祸致脑溢血，曾在市某医院住院七十天，患者无意识、无言语（植物人），胃管进食，维持生命。

症见：面色苍白无华，神情淡漠，二便失禁，舌光剥无苔，舌质淡，四肢厥冷，阳虚欲脱。回阳救逆，予四逆汤加人参。

干姜炒，15g　　附子先煮，15g　　甘草炙，20g　　人参切，15g，

上四味，以水1200ml，先煮附子至800ml时内诸药，煮取200ml，分数次胃管灌下。

4月2日复诊：服上药未见不良反应，渐增其量。

干姜炒，30g　　附子30g　　甘草炙，40g　　人参20g

水1500ml，先煮附子至800ml内诸药，煮取300ml，分数次频服，一日剂。

4月20日再诊：面色已有光泽，四肢不再冰冷。

本案例经过家人的精心护理，与药物的治疗，三月后病

人苏醒了。

按：通方系引《伤寒论》四逆加人参汤，救逆回阳，加人参温养脾气，生津益血，阳生阴长，症状缓解，杨某沉睡了九十天后恢复了意识。

"四肢者诸阳之本"。今因阳气乖离，所以四肢厥冷。附子回阳救逆，干姜助药力，人参、甘草健脾补气治其本。阳生阴长，其厥自瘳。

二、渗剂

所谓渗可去湿，以兴意志也，茯苓、术之属是也。

茯苓：利小便，止心悸，消渴好睡，大腹淋漓，膈中痰水，水肿淋结，伐肾邪《别录》。

术：主风寒湿痹，消痰水，逐皮间风水，结肿，除心下急满《别录》。

（一）小方

主口渴，小便不利方（补）。

茯苓四两　甘草二两

以水三升，煮取一升，顿服。

【案一】遗尿

秦某，女性，27岁，农民，2013年2月13日首诊。

产褥中尿癃闭，治愈后遗留小便不适，闻水声、用力则遗尿。用药则轻，停药即复发，医院检查无异常。

症见：体质良好，月经正常，无带下，舌苔薄白，质红，脉稍沉。处以渗剂小方。

茯苓90g　甘草30g

上两味，以水 1000ml，煎至 400ml，分三次服，一日服完。

2月17日复诊：不再遗尿，已无不适。服药一星期病愈，随访未再复发。

按：产后损伤，容易留后遗症，临床上曾见过几十年不愈者。茯苓通利小便，安神以定志，甘草泻热，二药相伍交泰心肾，水火既济，遗尿治愈。

【药释】

茯苓

《本经疏证》："味甘，平，主胸胁逆气，忧恚，惊邪，恐悸，心下结痛，寒热，烦满，咳逆，口焦，舌干，利小便。久服安魂、养神、不饥、延年。"

《辅行诀药性探真》："茯苓得心神之灵气，则可治恚、忧、惊、恐、怒等魂魄意志之证除而保神，得脾土之灵气，则可治肾水之泛滥，即所谓'伐肾邪'，且水土合德，其同主持水液代谢而升清排浊，一切痰涎内生，小便不利，寒热烦满，胸胁逆气，水肿淋结……"

茯苓甘淡，性味平和，健脾渗湿，利水以分清浊，安神调脏气。现在人们将其作为食物，如茯苓夹饼等。茯苓，松柏之余，兼有松柏之灵气，定志补心安神，防腐行水，是其主治。现代药理研究，茯苓主含猪苓多糖、茯苓聚糖，有利尿、保肝、镇静、抗肿瘤、增强免疫等作用。

（二）急方

主口渴，小便不利，心下动悸，振振然不自持方 (补)。

茯苓四两　甘草二两　桂枝二两

以水四升，煮取一升，顿服。

【案一】内分泌功能紊乱

王某某，女，56 岁，2008 年 4 月 5 日就诊。

素多疾病，近来心中不适，做心电图：V_{4-6} 导联 T 波低平，血压 140/80mmHg，血尿常规正常，常服稳心颗粒、硝酸异山梨酯片、APC 等药物维持治疗。

症见：心悸，身𫃎动，头晕，嗜睡，多梦，腰腿酸痛，带下，身面浮肿，舌淡少苔，脉沉细数。阳虚阴盛，治当温阳利饮，处以渗剂急方。

茯苓 60g　甘草 30g　桂枝 30g

上三味，以水 800ml，煮取 400ml，温分两次服。

4 月 14 日复诊：心悸轻，浮肿好转。

在急方的基础上对症加减，服药月余，症状消失。

按：瘦人多火，肥人多痰，故称肥胖者，痰饮体质。本案例体形肥胖，饮邪过盛，瘀阻通道，不通则百病丛生。治饮邪，桂枝温阳化饮，平降冲逆之乱；茯苓甘淡渗利水湿，安神定志。茯苓、甘草、桂枝味辛甘，化苦以燥湿助脾，脾健湿不再生，病体得安。

【案二】膀胱炎

刘某某，女，47 岁，农民，2010 年 4 月 18 日就诊。

其人羸瘦如柴，弱不禁风样子，近日来失眠健忘，头沉，查尿常规示：红细胞（＋＋），白细胞（＋＋＋）。

症见：口渴，舌淡无苔，不欲饮，脉沉弱。小便不利，尿急，尿痛，投渗剂急方。

茯苓 100g　甘草 30g　桂枝 30g

上三味，以水 600ml，煮至 300ml，分两次一日服。

4 月 21 日复诊：小便利，症状消失，复查尿常规正常，病愈。

按：此案体质虚弱，患急性尿道炎，茯苓利尿，甘草清热，泻火消炎，桂枝补阳温通其气，血止症消。

（三）专方

1. 正方

小真武汤，治小便不利、留饮、伏饮，发则心胁逆满，气上冲胸，起则头眩，悉主之方（《伤寒论》）。

茯苓四两　桂枝三两　术　甘草炙，各二两

上四味，以水六升，煮取三升，分三服。

【案一】美尼尔氏综合征

李某某，女，52岁。2009年5月4日就诊。

痰饮型人，素有耳鸣，七天前突发眩晕，犹房倒屋转，家人恐惧，急住院查无结果，被诊断为美尼尔氏综合征，静脉给药七天不愈。

症见：头晕，不能坐起，测血压130/80mmHg，气逆，呕吐，胸闷，舌苔薄白，脐周悸，脉沉紧而数，处渗剂专方。

茯苓60g　桂枝30g　白术20g　甘草炒，20g

上四味，以水1000ml，煮取400ml分三次服，二剂。

5月6日复诊：头晕止，不再呕吐。

上方加紫石英，继续服用，耳鸣逐渐亦轻。

按：专方系急方加白术，即《伤寒论》苓桂术甘汤："伤寒若吐若下后，心下逆满，气上冲胸，起则头眩，脉沉紧，发汗则动经，身为振振摇着，茯苓桂枝白术甘草汤主之。"素有宿饮，气道受阻，清阳不上，耳鸣眩晕。苓、桂、术、甘消饮平冲，饮邪消阳气通，咳逆平复病愈。

2. 正加方

五苓散，伤寒或内伤，凡脉浮，小便不利，微热消渴者，此方主之。

茯苓　猪苓　白术各十八铢　泽泻一两六铢　桂枝半两

上五味，共为散，每服方寸匕，日三，白饮下，多饮暖水取汗。

【案一】尿癃闭

李玉钊先师案例。1962 年 4 月份的一天，两名学生带尿癃闭病人前来请教老师，猪苓汤、五苓散、五皮饮等利尿类方遍用无效。

男，67 岁。病人烦躁不宁，表情痛苦，面色潮红，少腹膨隆，触之硬痛，尿癃闭，舌苔灰腻，脉浮大，仍拟五苓散改汤加麻黄 1.5g。

茯苓 60g　猪苓 20g　白术 20g　泽泻 20g　桂枝 20g　麻黄 1.5g

上六味，以水 1500ml，煮至 600ml，分三次服，嘱服完一剂，明日再诊。

第二天病人未来复诊，李老心想凶多吉少。半月后病人带礼品来感谢先生，云服药后不到两小时小便即通，一剂药病愈。

按： 此案系李玉钊先生 1978 年在县赤脚医生培训班课堂上所讲医案。李老云："小量麻黄，有提壶揭盖之功，启肺肃降之功能，上宣下畅，尿无不出之理，所以药到病除。"

【案二】脑胶质瘤

吕某某，男，55 岁，2012 年 10 月 17 日初诊。

患者半年前因头痛剧烈，于省二院行头颅 CT 示：脑胶质瘤，遂手术，二十天后顺利出院。近日旧病复发，血压不稳（110～180/60～90mmHg），每天静滴甘露醇维持。

症见：神志不清，癫痫时有发作，头晕头痛，呕吐，小便淋漓，大便次数增多，舌苔白腻，脉紧数，处以五苓散。

茯苓100g　猪苓20g　白术30g　泽泻20g　桂枝30g

上五味，共为粗末，每服15g。

水500ml，煮到200ml，一次服，每日两次。

10月27日复诊：头痛轻，上方加风引汤10g，服药半月癫痫发作减少。

风引汤：除热瘫痫。

大黄　干姜　龙骨各四两　桂枝三两　甘草　牡蛎各二两寒水石　滑石　赤石脂　白石脂　紫石英　石膏各六两

上十二味，杵，粗筛，以韦囊盛之，取三指撮，井花水三升，煮三沸，温服一升（治大人风引，少小惊痫瘛疭，日数十发，医所不疗，除热方。巢氏云：脚气宜风引汤）。

2012年11月4日再诊：癫痫未再发作，症状缓解。继续辨证调方治疗，服药一年半，随访未再复发。

按：陆渊雷云："此方以猪苓、泽泻、茯苓利小便，恢复肾脏机能；术以促吸收，排除胃肠之积水；桂枝以降冲逆，使服散不吐，兼解其表，故桂枝为一方之关键。"

脑胶质瘤压迫附近脑组织或破坏脑组织，导致脑水肿使颅内压增高，而出现一系列相应症状，以五苓散利水降冲，使水去气平，诸症减轻。加风引汤清热熄风，镇潜降逆，气不冲风自灭，取得了满意效果。

3. 变加方

桂枝加茯苓术汤，《伤寒论》云：服桂枝汤，或下之，仍头项强痛，翕翕发热，无汗，心下满微痛，小便不利者。

桂枝_{三两} 甘草_{炙，二两} 生姜_{二两} 大枣_{十二枚} 茯苓 术_{各三两}

上方以水七升，煮取五升，温分三服。

【案】更年期综合征

肖某某，女性，57 岁，2012 年 4 月 20 日初诊。

体形肥胖，近日来心下痞满。血压 150/100mmHg；空腹血糖 6.7mmol/L，餐后血糖：11.4mmol/L；心电图示 V_{1-6} T 波低平。肝胆 B 超：脂肪肝（中度）。

症见：胸胁逆满，气短，头晕目眩，小便淋漓，双下肢中度水肿，舌苔薄白，脉沉紧，投以渗剂变加方桂枝加茯苓白术汤。

桂枝_{45g} 茯苓_{50g} 白术_{30g} 甘草_{炙，30g} 生姜_{30g} 大枣_{12枚}

上六味，以水 1500ml，煮至 600ml，温分三次服。

上方服至三天头即不晕，七天后，血压降至正常，心下痞满轻，浮肿消失。

按：痰饮型（肥胖型）内分泌功能紊乱，更年期综合征病人临床多见，治疗起来非常棘手。本方《伤寒论》苓桂术甘汤加生姜、枣而成，苓、桂、术、甘降逆利小便，治水邪，佐姜降逆气止呕；加大枣即苓桂甘枣汤，治脐下悸，奔豚欲发；苓桂术甘汤与苓桂枣甘汤合方，水毒气毒并治，邪去正安。

（四）复方

《外台》茯苓泽泻汤：治消渴脉绝，胃反吐食方。

《金匮》云：胃反吐食，而渴欲饮水者。

茯苓半斤　泽泻四两　甘草炙，一两　桂枝二两　术三两
生姜四两　小麦三升

上七味，以水一斗，先煮小麦取五升，去滓后内诸药，再煮取二升，温服八合，日三服。

【案一】膀胱癌

张某某，男，65岁，农民2013年10月17日初诊。

因肉眼血尿，屡治不愈赴省四院检查，诊为膀胱癌转移肝脏。肝功能：甲胎蛋白430ug/L、癌抗原125 4.3万U/L、癌抗原15～3 4.7万U/L，B超：肝右叶低回声团块（2.1cm×3.2cm），因不能手术，少量腹水，回家保守治疗。

症见：病人消瘦，面色黧黑，恶寒烦热，不欲食，食则呕吐，小便涩痛，下肢中度水肿，脉沉细，拟《外台》茯苓泽泻汤。

茯苓100g　泽泻40g　甘草炒，15g　桂枝30g　白术45g　生姜45g　小麦100g

上七味，以水2000ml，先煮小麦取1000ml，去滓，内诸药，再煮至400ml，温分四次小量频服。

10月22日再诊：服上方后呕吐轻，进食量有所增加。上方加朱雀丸10g（朱雀丸详见五帝方）。

服上方一个月，病情一直稳定，腹水渐渐消失，脉由沉细转为浮虚，至今仍在治疗中。

按：茯苓泽泻汤，《圣济总录》云："治胃反吐逆，发渴饮水。"《千金要方》云："治消渴阴脉绝，胃反而吐食方。"脉绝体弱，饮邪滞留，茯苓、泽泻利水通便，茯苓、白术补气健脾渗湿，生姜、桂枝宣营卫，降逆气，止呕吐，甘草、小麦甘平，调补五脏，使津回液生，桂枝、茯苓、泽泻温补

脏腑通经络，消阴翳。一方多治，水邪消散，则病自轻。

【药释】

小麦

《食疗本草》云："性平。养肝气，煮饮服之良，服之止渴……补中益气，和五脏，调经络，续气脉。"

《名医别录》云："味甘，微寒，无毒。主除热，止燥渴，咽干，利小便，养肝气，止漏血唾血。"

小麦为五谷之一，养脏补气，生津止渴。

泽泻

《本经》云："味甘，寒。主风寒湿痹，乳难，消水，养五脏，益气力，肥健。"

《名医别录》："味咸，无毒，主补虚损，五劳，除五脏痞满，起阴气，止泄精、消渴、淋沥，逐膀胱三焦停水。"

《辅行诀药性探真》云："味咸而调济心肾水火，谓之火中水药。"又云："泽泻一药，升阴液而降痰饮，乃助人休水液上下运动，促进水液代谢、心肾交济之品。"

泽泻咸甘，咸入肾利水，甘能入脾养脏，利水除湿，主治风寒湿痹。

（五）大方

大真武汤，《伤寒论》云：少阴病二三日不已，至四五日，腹痛小便不利，四肢沉重疼痛，自下利者，此为有水气，其人或咳，或小便不利（或下利），或呕，主此汤（括号内文疑衍）。

茯苓三两　芍药三两　生姜三两　术二两　附子炮，一枚
细辛　五味子各一两　甘草炙，二两

上八味，以水八升，煮取三升，去滓，温服七合，日三服。

【案一】急性肾小球肾炎

范某某，男，53岁，工人，2007年6月18日初诊。

因外感发热治疗不愈，半月后出现颜面浮肿，市某医院检查，血常规：白细胞 1.4×10^9/L，中性粒细胞 8.1×10^9/L。尿常规：白细胞（＋），蛋白（＋＋＋），潜血（＋＋），血沉 45mm/h，血压 150/90mmHg，肝肾功能无异常。诊断为急性肾小球肾炎，住院四十五天，出院后寻中医治疗。

症见：腰痛发热，四肢沉重乏力，烦躁易怒，咳吐白色痰涎，全身性浮肿，大便溏，时有腹痛，小便不利，脉沉弱，舌苔白灰。诊为阳虚水泛。治以温阳利水，拟大真武汤。

茯苓_{100g}　白芍_{45g}　白术_{30g}　附子_{先煎，25g}　细辛_{10g}
五味子_{15g}　甘草_{炒，20g}　生姜_{45g}

上八味，以水 1600ml，煮取 600ml，去滓，温服 150ml，日三服。

6月25日复诊：小便通，浮肿见轻，精神、体力好转。

药已对证，上方增附子为35g，病情日以见轻。大真武汤共服四十副，症状消失，本人主动停药，六年后随访健康无恙。

按：《宋本伤寒论校注》云："少阴病二三日，邪气犹浅，至四五日邪气已深。'肾主水'，肾病不能制水，则饮停为患……"又云"'有水气'为本条之主证，亦为仲景立真武汤之旨意"。

本案肾受外邪侵扰，功能损伤，水淫横溢，寒湿阻络，身重腰痛，水邪上犯肺金，则咳嗽痰涎，附子、细辛、生姜温阳利水化湿，苓、桂、术、甘旺土治水，芍药、五味子酸收止咳，活血以泻肝，"子能令母实"，肾气得平复。

（六）缓方

白术茯苓汤，主胸中结痰，饮澼在脐下，弦满呕逆不得食，亦主风水 （《外台》卷八《范汪方》）。

白术五两　茯苓三两　橘皮　当归　附子炮，各二两　生姜　半夏各四两　桂心四两　人参四两

上九味，以水一斗，煮取三升，分三服 （《翼方》同）。

【案一】肺癌

崔某某，男，53 岁，2009 年 9 月 21 日来诊。

两月前于某医院诊为肺鳞状细胞癌，住院化疗四个疗程，用药不详，出现副作用，心下、胸中满闷，贫血貌，肝功能异常。咳喘，呕吐不能食，痛苦不堪，病人誓死不再继续化疗。

症见：呕哕不能食，头痛，身痛，脱发，贫血，咳吐泡沫痰涎，动则气短，面色苍白，舌淡无苔，脉紧数。治以宣肺化痰，温中健脾，处以缓方。

白术60g　茯苓50g　陈皮30g　当归30g　附子20g，先煮　生姜50g　半夏60g　桂枝60g　细辛10g

上九味，以水 2000ml，煮取 600ml，分三次服。

9 月 24 日复诊：痰易于咳出，呕哕轻，已能进食。

继续照方服用，结合蒌收丸，一星期后症状明显改变，浮肿消失，病情得到控制。

蒌收丸（详见五帝方）。

每次 6 克，同时嚼葱尖二寸，热开水下。

按：白术茯苓汤与真武汤相比较，去芍药加橘皮、半夏，意在除胸中之满，宣肺利痰；生姜易干姜，与附子、桂枝、细辛共同和营卫回阳气，温化三焦痰澼；白术量大可通阳明，以泻腹实，导水从肠出；伍当归，补血，平脐间动气。白术茯苓汤祛邪不伤正，补虚无闭门留寇之弊。本案例经过精心治疗，本人积极配合，不间断服药，其病维持了四年之久，最后因车祸丧生。

治大病，一是要辨证明理，二是用药要面面俱到。化疗法损伤元气至重，治病不顾命，与其人病共亡，不如人病共存。所以治大病要扶正为主，所谓"正气盛邪不可干"。

（七）通方

《金匮要略》：风湿相抟，骨节疼烦，掣痛不得曲伸，近之则痛剧，汗出短气，小便不利，恶风不欲去衣，或身微肿（《外台》作—身流肿）者。

桂枝四两　甘草炙，二两　白术二两　附子炮，一枚

上四味，以水六升，煮取三升，去滓温服一升，日三服。

初服得微汗则解，能食，汗出复烦者，服五合。

【案一】类风湿性关节炎

韩某某，女，18岁，2013年4月13日来诊。

主诉：全身关节疼痛，五心烦热，夜间加重，每日服布洛芬等维持。检查抗链"O"：（＋＋），类风湿因子：（－），血沉 74mm/h；血常规：白细胞计数 $12.7×10^9$/L；尿常规：（－）；体温 37.2℃，被诊断为风湿性关节炎。

症见：消瘦，恶寒，大关节痛，干呕胃痛，无汗，舌苔薄白，脉浮紧数。痛痹，治当祛风散寒，拟通方。

桂枝 60g　甘草炙，30g　白术 50g　附子 20g

上四味，以水 2000ml，先煮附子一小时，下诸药，煮取 400ml，去滓，温分三服，五剂。

4 月 19 日复诊：主诉服上药后病情无改变，腹泻四次。病重药轻，五天不足见效，继续尊上方，服半月后停服止痛药，身有微汗出，一月后关节肿大渐消，病情见轻。

按：治链球菌感染，首选青霉素，临床上时有不效者，中医以三痹辨证施方用药，效果显著。本案例桂枝、甘草温阳扶正，大量白术渗湿祛痹，附子祛寒痹止疼痛。三痹顽固疑难病，本通方将补气回阳，利湿祛寒溶与一方中，共同扶正祛邪，取得了好的疗效。

巳：**病属虚者二剂。**一、补剂；二、涩剂。

一、补剂

补可已弱，弱虚也。经云：精气夺则虚，此等诸方，因五脏所官不同，故只列大小，不列他等类名也。

（一）补肝汤

治肝气不足，胁下满，筋急不得叹息，四肢厥冷，疝瘕上抢心，心腹中痛，两目不明方。

桂心 三两　细辛 二两　小麦 五合　甘草炙，二两　乌头炮，四枚　防风 二两　蕤仁 二两　茯苓 二两　大枣 二十四枚　石胆 一两共十味，以水一斗，煮取五升，分三服。

前五味，共为小汤，疗肝气不足，两胁下痛，痛连少腹，善恐，目眈眈无所见，耳有所闻，心澹澹然，如人将捕之，水法则半数可也。

【案】植物神经紊乱

刘某某，女，48 岁，2012 年 9 月 12 日初诊。

半年前，家中招盗贼，被挟持，受惊吓，恐惧不安，治之不愈。

刻诊：面色憔悴，腹中痛，小腿拘挛，四肢厥逆，失眠健忘，心神恍惚，双目视物昏花，噩梦，常常半夜被惊醒，脉沉紧细，舌无苔、质嫩瘦。肝气不足，符合补肝汤证，拟补肝汤。

肉桂20g　细辛20g　小麦100g　甘草炒，20g　乌头炮，20g　防风20g　蕤仁20g　茯苓20g　大枣20 枚　五味子10g

上十味，以水 2000ml，煮取 400ml，去滓，一日分三次温服。

9 月 20 日复诊：前症见轻，药已中的，遵上方加干姜（炒）10g，二十副药后，其症缓解。

按：本方一队辛甘、柔和之品，温补肝脾。用五味子10g 代替石胆，以酸代酸，酸而不腐，这样亦符合陶氏辛酸化甘之方意。

陶氏云："肝德在散，不足辛药补之，太过则以酸药泻之，佐以甘药缓之，缓中以衰其势也。"师拟补肝汤，仿陶氏五味之方制而选方，味同药异，效果依然。

【药释】

蕤仁

《神农本草经集注》云："味甘，温，主治心腹邪结气，明目，目痛赤伤，泪出，久服轻身，益气，不饥。"

《本草纲目》云："予每用治虚劳痁疟，及一切不足之证，用代参、芪，不寒不燥，大有殊功。"

于本汤中补肝、明目、安神。

石胆

《神农本经集注》云："石胆，味酸、辛，寒，有毒。"

《中药大辞典》载："为硫酸盐类矿物胆矾的晶体。"

硫酸盐类矿物质，具有很强的腐蚀力，刺激胃而容易引起呕吐，临床用时当小心。本案虚多实少，所以以五味代胆矾。

（二）补心汤

治心气不足，多汗，心烦，独语多梦，不自觉，咽喉痛，时吐血，舌本强，水浆不通（《外台》、《深师方》、《翼方》同出）。

麦门冬三两　桂心　人参　茯苓　甘草炙　紫菀各二两
赤小豆六合　大枣三枚　紫石英五分（一方有当归二两，应从）

共九味，以水一斗煮取二升四合，弱人三服，强人再服。

【案】糖尿病

韩某某，女，73岁，退休工人，2013年2月3日初诊。

心电图：心房颤动，V1、Ⅱ、Ⅲ、aVF导联P波消失，代之以大小不等、形态不同的f波，最为明显，频率在350次/分左右，R-R间期绝对不等。既往有高血压、糖尿病病史，长期口服格列吡嗪5mg 2次/日、二甲双胍2.5mg 3次/日、倍他乐克12.5mg 2次/日、胺碘酮0.4g 2次/日、缬沙坦 80mg 等药维持治疗。

查空腹血糖 7.8mmol/L，餐后 13.2mmol/L；血压 150/95mmHg。咽喉不利，咳唾喘息，气噎，胸中憋闷，背沉，活动后加重，大便秘结数日一次，小便频数，双下肢中度浮肿，舌体瘦、质红、少苔，脉沉弱而结代，此乃心肝阴阳不足，拟补心汤。

麦门冬₂₀g　桂枝₂₀g　茯苓₃₀g　人参₁₅g　甘草炒，₂₅g 紫菀₁₅g　赤小豆₃₀g　大枣擘，₂₀枚　紫石英打，₂₀g

上九味，以水 2000ml，煮取 600ml，分四次服。

2 月 10 日复诊：自觉胸闷减轻，大便下。

此方对证，服药四十剂后，病情被完全控制，复查血糖：7.0mmol/L，血压：130/90mmHg，心电图示：窦性心律不齐。

按：补心汤，赤小豆、大枣、谷果调补五脏，人参、麦冬、甘草滋补心阴，云苓、桂心安神，平冲定志，利饮，紫菀利肺通便，紫石英镇神补心。五脏协调，机体功能恢复正常，血糖血压平复。

【药释】

麦门冬

《名医别录》云："主治身重目黄，心下支满，虚劳、客热、口干、燥渴，止呕吐，愈痿蹶，强阴，益精，消谷调中，保神，定肺气，安五脏……"

《张大昌注辅行诀·药释》："麦门冬，味涩甘微酸。主伤中脉绝，虚劳客热，气乏燥渴，保定肺气，强阴益精，愈痿蹶。"

紫菀

《神农本草经疏》："味苦，辛，温，无毒。主咳逆上气，胸中寒热结气，去蛊毒，痿蹶，安五脏。"疏："苦以泄之，辛以散之，温以行之。辛先入肺，肺主诸气，故主咳逆上气，胸中寒热结气。"

《皇汉医学》："为温性之镇咳祛痰药，兼有和血作用。"

辛则宣散，其治在金，肺气盛，火不来克，心肺自然安宁，以陶弘景五味气化图说，苦为火之体味，泻心，水之用味补肾，土之化味燥脾。紫菀于补心汤中交济心肾，治虚劳，补心气不足。

紫石英

《名医别录》云："味辛，无毒。主治上气心腹痛，寒热、邪气、结气，补心气不足，定惊悸，安魂魄，填下焦，止消渴，除胃中久寒，散痈肿，令人悦泽。"

《辅行诀药性探真》云："紫石英与草木土中火药炙甘草，均可温中、补虚、止渴、补心气。"

紫石英，味甘性温，于本方中补心气，定惊悸，安魂魄。

（三）补脾汤

治脾气不足，不欲食，食留腹中，或上或下，烦闷欲呕，吐已即胀满不消，噫气腥臭发热，四肢肿而苦下身重，不能自胜方。

大枣百枚　麻子仁三合　干姜二两　甘草炙　术各二两桑白皮一斤　黄连　禹粮石各二两

上方八味，以水一斗，煮取一半，去滓得九合，日一服，三日令尽。

前五味即是小汤，治脾病善饥，腹满肠鸣，飧泻食不化，水则减半可也（按其应为大枣、甘草、干姜、黍米、术五味）。

【案一】老年性便秘

孟某某，男，78岁，2013年5月14日初诊。

脑梗死后，卧床五年，大便秘结，3～20日一次，常以通便灵、番泻叶、开塞露导泻或灌肠，效果不显著。

现在大便又十日未下，时有干呕，躁动，腹中痛。切腹脐周，可触及结块，小便正常，唇口干燥，舌苔黄、质红，脉沉弱而数。血压100/60mmHg。此系常年卧床，气血不足，当补脾益气，拟大补脾汤。

麻子仁30g　大枣10枚　干姜20g　甘草炙20g　白术60g
桑皮20g　黄连打，10g　禹粮石10g

上八味，以水1500ml，煮取600ml，每服200ml，日三次。便通，减后服。

5月15日中午，下数枚干屎，大便通，连服七天，食量增加，情绪稳定。

按：补脾汤，桑白皮降肺气泻大肠，禹粮、川连苦寒泻胃通肠，麻子仁滋润滑肠，大量白术健脾补气通便，大枣、麻子仁、干姜，果菜养脾补脏，脾胃强健，胃肠功能恢复，蠕动增强，便秘自愈。

白术30g以下健脾补气，30g以上时，通便作用明显增大（参见宣剂正加方药释白术条）。

【案二】老年性便秘

蒋某某，女，88岁，2012年8月16日初诊。

老年性便秘，其人自觉下坠，少腹痛，常有便意，每天为其发愁，整天唠叨要排便，痛苦不堪。每次大便都要家人帮助方能排泄，体质极度虚弱。

刻诊：语言纤细，面色憔悴，口干，神志清，舌质红嫩无苔，脉浮虚。脾气不足，肠蠕动无力，拟大补脾汤。

大枣擘, 20 枚　甘草炒, 20g　干姜炒黑, 15g　黍米 60g　白术 60g　火麻仁 20g　桑皮 20g　禹粮石 10g

上八味，以水 1500ml，煮米熟，去滓，下诸药，煮至 500ml，分数次频服。

8 月 18 日家人代诉，服药后大便通，下坠腹痛见轻，加薤白 15g，嘱继续服用。

经过一段时间的调治，大便通畅。

按：本补脾汤，姜、枣、黍米、火麻、薤白，一队谷类果菜养命之药，养五脏润六腑。老年气虚之人，不可泻下通便，越下越虚，徒增腹痛下坠，病不愈。补脾汤治老人之虚秘，增水以行舟，补气助蠕动，通便不伤正气。

【药释】

桑白皮

《名医别录》云："无毒。主去肺中水气，止唾血，热渴，水肿，腹满，胪胀，利水道。"

《神农本草经疏》云："桑根白皮得土金之气，故味甘气寒而无毒。东垣、海藏俱云：兼辛。然甘厚辛薄，降多升少，阳中阴也。入手太阴经。甘以固元气而补不足，辛以泻肺邪之有余，故能止咳也。"

肺与大肠相表里，泻肺则虚其肠，故有通便之功能。

麻子仁

《食疗本草》云："微寒，治大小便不通，发落，破血，不饥，耐寒。取汁煮粥，祛五脏风，润肺，治关节不通，发落，通血脉，治气。"

《食物本草》云："味甘，平，无毒。主补中益气（中略）润五脏，利大肠热结燥。"

麻子仁五谷之属，甘平补脏润脏，软化各器官。

（四）补肺汤

治肺气不足，逆满上气，咽喉闭塞短气，寒从背起，口中如含霜雪，语言失声，甚者吐血方。

五味子三两　麦门冬一升　粳米三合　桑根白皮一斤
干姜二两　款冬花二两　桂心一两　大枣二十四枚　钟乳石三两

上九味，以水一斗二升，先煮大枣、桑皮、粳米五沸后，内诸药，煮取三升，分三服。

【案一】间质性肺炎

范某某，女，54 岁，2011 年 12 月 1 日初诊。

因气上逆，胸中满，于省某医院住院四十余天。查胸部 CT：两侧下肺野均可见密集细小的网织状结节，被诊断为间质性肺炎，经治疗其症状未能缓解。

现症：胸中满，咳嗽，短气，动则加重，时有痰涎，恶寒，低热（体温 37℃），消瘦，乏力，舌苔白、质淡，脉浮大。证属肺气不足，拟补肺汤。

五味子20g　麦冬 20g　粳米先煮, 50g　桑皮 40g　干姜20g
冬花15g　桂枝 15g　大枣擘, 20 枚　钟乳石碎, 15g

上九味，以水 2000ml，先煮大枣、桑白皮、粳米，取 1500ml，内余药，煮取 500ml，分三次一日服。

12 月 14 日再诊：舌苔薄白，舌质红、瘀斑，脉浮数，咳喘稍轻，大便日二次。桑皮改用 15g，加桃仁 15g，红花 20g，继续服用。

在上方的基础上，辨证加减，持续服药半年，病情得到控制。

按：间质性肺炎，属肺萎范畴，系慢性疑难病症。治疗以养脏为主，兼去其瘀，日久方能生效。

【案二】肺癌

尚某某，男，76 岁，2008 年 3 月 8 日初诊。

2 个月前于北京 301 医院查胸部 CT 示：左上肺占位，边缘毛糙，可见浅分叶及毛刺，考虑肺癌；气管镜：左肺上叶前段开口可见陈旧性血迹；肿瘤标记物：神经元特异性烯醇化酶 22.4ng/ml、血清胃泌素释放肽前体 1006.9ng/L、癌胚抗原 7.0ng/ml、糖类抗原 125 7.2U/ml，骨扫描：未见明确骨转移征象。被诊断为：周围型鳞状细胞癌。化疗一次。

症见：咳吐痰涎，胸闷，气短，呕吐不能食，脊背攻注痛，大便秘结，小便赤黄，舌苔灰黑而腻，脉紧数。反应严重，中止化疗，改服中药，投补肺汤。

五味子20g　麦门冬25g　粳米60g　桑皮20g　干姜20g　款冬花20g　桂枝15g　大枣45g　钟乳石碎,20g

上八味，以水 2000ml，先煮大枣、桑白皮、粳米取 1500ml，内余药煮取 600ml，分三次服。

3 月 16 日复诊：前症均减轻，已能食，不再呕吐。

服药半月，症状明显改善。经辨证变方，继续服药，其病得到了控制。

按：补肺汤，同属五脏补汤，以果菜五谷补养其脏；钟乳石性温，降逆利气，"令阳气暴充，饮食倍进，而形体盛壮"；五味子、麦冬、冬花、桂枝、桑白皮五药治肺中之邪，扶正祛邪，虚实兼顾。

老年性病变，治疗方案最忌克伐太过，本案例，给以大补肺汤，养脏补气，扶正祛邪，病情维持了下来，治疗两年后，人老体弱，病也弱，但再没有大痛苦。

癌症如贼入户，不相触犯则可共存。如若相犯，即刻肆虐，致人死命。老年性癌最好不采取放化疗治疗方案，保守治疗，痛苦小。"人病共存"，生命可延长。

【药释】

粳米

《名医别录》云："味甘，苦，平，无毒。主益气，止烦，止泻。"

《食疗本草》云："仓粳米，炊作干饭食之，止痢。又，补中益气，坚筋骨，通血脉，起阳道。"

《张大昌注辅行诀·药释》："粳米：保肺气，生津液，去烦热。"

粳米，补养之谷，味甘补脾，色白入肺，补土生金。

钟乳石

《神农本草经疏》云："味甘，温，无毒。主咳逆上气，明目益精，安五脏，通百节，利九窍，下乳汁，益气补虚损，疗脚弱疼冷，下焦伤竭，强阴。"疏中引甄权曰："主寒嗽，通声者，辛以散邪结，温以祛寒气故也。"

《辅行诀药性探真》云："钟乳石与草木土中水药茯苓，都有延年，益阴精，补虚损，调五脏，治咳逆的作用。"

《神农本草经贯通》云："钟乳石甘温，属金入肺，下垂中空，长于降逆利气，故主咳逆上气，功专补肺，能引肺气入肾，金水相生，故能益精，明目。肺朝百脉，肺安气降则余脏受益而安。中空则通窍，肺气利则无所不利，故通百节，利九窍，下乳汁。"

（五）补肾汤

治肾气不足，心中悒悒而乱，目视恍恍，心悬少气，阳气不足，耳聋，目前如星状，消渴，疽痔，一身

悉痒，骨中痛，小腹拘急乏气，咽干唾如胶，颜色黑方
（《千金要方》、《外台》、《深师》同出）。

玄参二两　牡丹皮三两　大豆二合　五味子二两　甘草
炙，二两　附子炮，一枚　防风　桂枝　生姜各二两　磁石二两

上十味，以水一斗二升，于铜器内扬二百遍，内药
煮取六升，去滓，更重煎得二升八合，分三服。

【案】神经衰弱

韩某某，男，29岁，1979年4月23日来诊。

其人面色苍白无华，常年有病，乏力，昏昏欲睡，一事
无成，家人不理解，妻子要离异。

症见：精神恍惚，心烦健忘，头目昏沉，双目涩不能
视，耳聋，乏力，心悬少气，咽干、唾如胶，干呕不能食，
舌苔灰白，双脉浮虚。此系肾精匮乏，拟补肾汤。

元参20g　丹皮20g　大豆50g　五味子10g　甘草炒，20g
附子15g　防风15g　桂枝20g　生姜30g　磁石15g

上十味，以麻沸水2000ml，煮取600ml，去滓，重煎
至400ml，分三次服。

4月29日再诊：前症减轻，呕止能食。

用本方经辨证加减，调治半年，病症基本消失。

按："文革"期间，出身不好，家庭受冲击，本人受影响，
结婚晚。精神受挫，致生淫癖，久之心肾损伤，虚劳至极，经
治不效。补肾汤，补五脏调阴阳，虚实兼顾，于本案中取效。

纵观五补汤，以谷类为君，果菜为辅，佐五石药，补诸
草木药之不足，此古方真正的补养内涵，佐使之本意。

【药释】

元参

《神农本草经新疏》云："味苦微寒，主腹中寒热积聚、

女子产乳余疾，补肾气。"

《辅行诀药性探真》引张元素谓"玄参乃枢机之剂，管领诸气上下，清肃而不浊"。又云："因元参以滋阴降火，交通心肾称著。"故可认为元参有脾土之性而称其为火中土药。

元参为清火凉血之品，配丹皮五味子大豆，补肾气之不足，清虚火之炎上，与附子、生姜、桂枝、防风引真火归元。

磁石

《神农本经疏》云："味辛，咸，寒，无毒。主周痹风湿，肢节中痛，不可持物，洗洗酸消，除大热烦满，及耳聋。养肾脏，坚骨气，益精除烦，通关节，消痈肿，鼠瘘颈核，喉痛，小儿惊痫。"疏："磁石生于有铁处，得金水之气以生。"

《辅行诀药性探真》云："磁石味咸色兼赤可属火，质重趋下而色黑属水，故陶氏称之为火中水药。"又云："磁石有指南辨方向之用，合天地磁场之序，其指南辨方向之性，正可使水火不济之紊乱得以调整，回归于自然之常道，复其水火蒸腾，心肾交济之生态，有拨乱反正之功。"

磁石的重坠是显然的，于补肾汤中配元参、丹皮、五味滋补肾阴息降风火，配附子、防风、桂枝、生姜引潜真阳，转枢水火。

二、涩剂

(一) 血脱

经云，血脱者色白，天然不泽，其人或从金创，或从跌损，或从内衄出血不止，妇人产后崩中，起死人方

《外台》、《千金》、《金匮》同）。

　　　羊肉一斤　当归　干姜各五两

　　以水八升，煮取三升讫，别捣生地黄二斤，取其汁将上汤共煮至四升，温服一升，一日夜尽之，神良。

【案一】产后贫血

　　刘某某，女，24 岁，1998 年 3 月 12 日初诊。

　　产后月余，淋漏不尽，血常规：红细胞 $3.8 \times 10^{12}/L$，红细胞压积 32%，平均红细胞体积 75%，血红蛋白浓度 88g/L，平均红细胞血红蛋白含量 24%，平均红细胞血红蛋白浓度 270g/L，血小板计数 $320 \times 10^9/L$。

　　症见：面色苍白，汗出，腹软如揉面，少腹痛，舌质淡，苔薄白，脉芤，系产后失血过多，气血不足，拟方如下：

　　　羊肉250g　当归75g　生姜75g

　　上三味，以水 2000ml，煮取 600ml，另捣生地黄汁 200ml，于前药共煎至 600ml，温服 200ml，日三服。

　　3 月 16 日复诊：一剂腹痛轻，二剂恶露尽。

　　按：20 世纪 80 年代旧法接生，像这样的案例很多见，如贫血、出血不止，产后腹痛，产后伤寒，乳汁分泌过少，只要属气血不足、虚寒型的此方皆有良效。

　　羊肉性温，大补气血，与当归为伍，其效倍增，生姜调味之菜，降逆止呕，增进食欲，急方效速。

【案二】缺铁性贫血

　　王某某，女，48 岁，2001 年 7 月 26 日初诊。

　　月经周期不准（20～24 天），量大色黑，出血过多，导致贫血。查血常规：血红蛋白 84g/L，平均红细胞体积 75fl，平均红细胞血红蛋白含量 20pg，平均红细胞血红蛋白浓度 0.27 余项（一），血压 90/60mmHg，被诊断为缺铁性贫血，服硫酸亚铁后反应呕吐不能食，求服中药。

症见：消瘦体弱，面色苍白，心下痞满不欲食，头晕，心悸，舌苔薄白质淡，腹软，脉沉细而弱，气血亏虚，拟当归羊肉汤。

羊肉 200g　生姜 50g　当归 50g　生地汁 150ml

上四味，以水 1500ml，煮前三味至 600ml，入地黄汁 150ml，煮至 500ml，每服 150ml，温分三服。

8月6日复诊：服上方感觉精力充沛，身体劲增，效不更方。

上方服二十副，诸症消失。复查血象血红蛋白 106g/L，月经周期及量恢复正常。

按：羊肉五畜之一，味甘入脾，大热补阳，入脾化津为赤；佐以当归，甘温补血；熟地甘温，多含铁质。其方对产后之虚寒证，及缺铁性贫血有良效。当归羊肉生姜汤解痉止痛，治疗各种疝气腹痛。

【药释】

羊肉

《本草原始》记：羊肉"暖中，字乳余疾，及头脑大风，汗出虚劳寒冷，补中益气，安心止惊。止痛，利产妇"。

《神农本草经疏》云："羊肉有形，凡形气痿弱，虚羸不足者宜之。其主字乳余疾者，盖产后大虚，血气暴损，得甘热之物补助阳气则阴血自长，余疾自出矣。"

羊肉补血助阳，暖腹养五脏。

【引证方】

《金匮要略译注》：寒疝腹中痛，及胁痛里急者，当归生姜羊肉汤主之。

当归三两　生姜五两　羊肉一斤

上三味，以水八升，煮取三升。温服七合，日三服。若寒多者，加生姜成一斤；痛多而呕者，加橘皮二两，白术一两。加生姜者，亦加水五升，煮取三升二合。

（二）脉脱

经云，脉脱者，其脉空虚，通脉四逆汤主之（《伤寒论》）。

甘草炙，二两　附子大者一枚　干姜三至四两

上以水三升，煮取一升二合，分再服，脉不出者，加参二两。

【案一】心肺功能不全

韩某某，女，67岁，2011年11月2日首次来诊。

其人素有慢性支气管炎、肺心病多年，因外感而喘息加重，住院治疗无效，下病危通知，要求转院。家人不甘心，邀余诊视。

症见：喘息咳唾，面色紫绀，四肢厥冷，全身性浮肿，神志尚清，小便少，大便溏，日数次，舌苔白滑满舌，舌质淡，脉虚大，阳虚厥逆，脏腑功能衰竭，治当回阳救逆，处通脉四逆汤。

甘草炒，30g　附子20g　干姜炒，50g

上三味，以水1500ml，煮至500ml，分数次温服。

12月3日下午家属电话告知，尿量增加，咳吐痰涎易出，病情转轻，依上方继续五副。

12月8日再诊：脉已有力，恶寒也轻，病情缓解。

原方合苓甘五味姜辛夏杏汤，继续调治，其病转安。

按：本案系心肺功能衰竭，四逆汤回阳救逆，附子、干姜大热，回阳补气；甘草缓姜、附之性，并且甘补其气。气为血帅，气血循环改善，阴阳来复，阴平阳秘，脏气功能复原。

【案二】胃癌

朱某某，男，61 岁，1997 年 10 月 14 日初诊。

胃癌术后 3 年，清癯消瘦，食量极少，每次不超 50ml，唇口干裂，干呕，下利清谷，大便一日数次，腹痛下坠，四肢厥冷，寸口脉微，细弱，趺阳脉虚弱，舌苔黑燥芒刺，阴虚阳微，气弱欲脱之兆。拟通脉四逆汤加人参，救阳扶正。

附子_{20g}　甘草_{炒，30g}　干姜_{炒，30g}　人参_{15g}

上四味，以水 1500ml，煮至 400ml，温分数次频服。

一星期药服完后复诊，烦躁减轻，食量增加。效不更方，继续服用。

本案例以上方为基础，辨证出入，服药一年余，渐渐阳回肉生，转危为安。

按：此案例，羸瘦如柴，四肢厥逆，精津殆尽，阳气将厥之兆。附子、干姜回阳，人参、甘草生津，坚持服药一年，阳气回复，阴津渐生。阳升阴长，白骨生肉，机体恢复健康。

通脉四逆汤，少阴主。"附子无姜不热"，四逆较通脉四逆干姜多出一倍，主治脉微欲绝，里寒阳厥之危证。

【引证方】

四逆加人参汤文并方《宋本伤寒论校注》：恶寒脉微而复利，痢止亡血也，四逆加人参汤生之。

甘草_{二两，炙}　附子_{一枚，生，去皮，破八片}　干姜_{一两半}　人参_{一两}

上四味，以水三升，煮取一升二合，去滓，分温再服。

（三）洞下完谷

入而即出，或下利，便脓血不止者方，桃花汤主之（《伤寒论》方）。

赤石脂一半筛末，一斤　干姜三两　粳米一斤

上三味，以水七升同煮，待米熟去滓，更内石脂末方寸匕，温服七合，日三服。

【案一】卵巢癌

方某某，女，65岁，2013年8月21日初诊。

一年前，因卵巢癌于省二院行子宫全摘除手术，最近因阴道排出血样分泌物，复查CT示：阴道残端有高密度影，腹腔淋巴结肿大，有多处占位。考虑术后转移，建议保守治疗。

其人羸弱消瘦，面色憔悴，神态疲惫，呻吟不已，大便稀溏，脓血样，日数次，下坠，腹痛，舌苔黑厚，肢冷脉微，气虚欲脱，治以涩肠补气，拟桃花汤加味。

赤石脂100g　干姜炒黑，50g　粳米150g　薤白20g

上四味，以水2000ml，先煮米熟去滓，下诸药煎至500ml，每服100ml送服赤石脂末6g，日三四次。

9月2日复诊：服上药后，腹痛下坠已轻，排泄物减少，以上方加服蒇收丸4g。

蒇收丸加味：

白矾为末，30g　干姜炭30g　蜂蜡60g

先将蜡火上化了，加少许麻油，乘热将药和入急搅令匀，手捻为丸，如豇豆大，每次6克许，日三次，同时嚼葱尖二寸，热开水下。

服药一月后，痛苦缓解大半，已能下床。经过精心调治

服药一年零八个月，症状明显改善，本人主动停药。两年后病情加重，拒绝治疗死亡。

按：子宫癌转移，泻泄败血，疼痛下坠，必是溃破糜烂所致，赤石脂补五脏，涩肠胃，收敛创溃，长肌肉；干姜暖脏，愈阴疮；薤白理气，止痛，止下坠；粳米甘、温，入脾滋补五脏，桃花汤收涩敛疮，蓐收丸，收口生肌。汤、丸共补五脏。减少了病人痛苦，提高了病人生活质量，延长了生命周期。

【案二】伪膜性肠炎

吴某某，男，56岁，2004年7月27日约诊。

因车祸脑震荡，住院一年，植物人，神志不清，二便失禁。家人甚感烦恼，医院诊断为伪膜性肠炎，治之不愈，出院后邀中医治疗。

刻诊：舟状腹，时有肠鸣，大便不觉，胃管灌食维持，舌无苔湿润，舌质瘦，脉浮虚。病久体弱，治以涩肠止泻，补五脏，给予桃花汤加人参。

赤石脂 500g　干姜炒黑，50g　粳米 250g　人参切，20g

上四味，以水 2500ml，煮米熟，去滓，入诸药，煮取800ml，每服 150ml，日三次温服。

8月5日复诊：症状稍改变，药已对证。上方基础上加肉桂 20g，车前子 20g，连服半月，大便恢复知觉，浮肿减轻。

按：桃花汤，赤石脂，涩肠厚脾胃；干姜，回阳暖脾肾；粳米、人参补正气，恢复肠胃功能，消化吸收无阻碍，营养得到补充，伪膜性肠炎自愈。

【药释】

赤石脂

《本草集要》曰："味甘、酸、辛，气温。主养心气，明目益精。疗腹痛泄癖，下痢赤白，下便利，女子崩中漏下。"

《辅行诀药性探真》云："赤石脂在《辅行决》中被列为土中土药……

"赤石脂与草木土中土药人参，同为补五脏，益智养心，调中止泻，治腹痛，轻身延年之品。"

赤石脂性温质柔，溃破者收涩敛口，未破者补脏厚肠，案一溃破恶疮，案二气败神散。以它独有温补脾肾的功能，佐人参、粳米养胃补气；干姜暖脏回阳，起死回生。

（四）津脱

经云，津脱者腠理开，汗大泄。

麻黄根二两　黄芪二两　小麦一升

上三味，以水三升，煮取一升，分再服。

【案一】自汗

李某某，女，64 岁，2008 年 7 月 17 日初诊。

自汗二十余年，一年四季，汗湿衣衫。心中郁郁不乐，遍求医治不效。

近日汗出加重，每天汗出如洗，面色淡，心悸，乏力，舌苔白，脉浮紧。营卫虚寒，卫气不顾，拟方如下：

麻黄根20g　黄芪60g　小麦100g

上三味，以水 600ml，煮取 200ml，分次服。

半月后复诊：病情见轻，上方与桂枝汤合服。

上方共享月余。痊愈。

按：自汗时间过长，耗津伤卫，营卫虚弱，体质日衰。黄芪补气固表；小麦心之谷，汗为心之液，补营生液；麻黄根止汗固卫，合桂枝汤补营卫调阴阳，同势相并而取效。

【案二】 自汗

武某某，女，25 岁，2011 年 8 月 2 日初诊。

产后失血加外感，热蒸汗出淋漓，面色苍白，心悸，气喘吁吁，舌苔薄白，双脉浮大而数，大汗淋漓，气血双虚，营卫不固。拟方：

麻黄根 30g　黄芪 100g　小麦 250g　当归 30g

上四味，以水 2000ml，煮取 600ml，分三次服。

8 月 3 日诉，一剂药汗少热退，遂休养数日痊愈。

按： 此案产后血虚，发汗过多，"汗水同源"，伤津亡阳，气血虚弱，营卫不能固护。小麦、黄芪、麻黄根共同补心益气，止汗固表。营液充，卫气固，其病得愈。

【药释】

麻黄根

《本草汇》载："味甘，气平。止诸虚盗汗、自汗，治亡阳、湿风、柔痉。"

黄芪

《汤液本草》云："补五脏诸虚不足，而泻阴火，去虚热，无汗则发之，有汗则止之。"

《神农本草经贯通》云："黄芪为补药之长，生用益气固表，利水消肿，托疮生肌，炙用补中益气。黄芪补气补元气，亦补脾胃之气。"

黄芪含蔗糖，葡萄糖醛酸，多种氨基酸等营养物质，补卫气，增加抗体。利水，活末梢血，抗衰竭。

（五）精脱

经云，精脱者耳聋 <small>（频失精《小品》韭子汤）</small>。

韭子—升　龙骨煅，三两　赤石脂三两

三味，以水三升，煮取二升半，分三服。

【案】遗白浊

朱某某，男，31岁，1974年9月20日初诊。

其人体质虚弱，面色晦而不泽，精神萎靡，体倦乏力，昏昏欲睡，无力干活。

症见：多梦，耳聋耳鸣，心悸，健忘，四肢酸懒，夜尿多，时遗白浊，舌淡，无苔，脉浮虚。气虚精脱，治当温肾涩精，投小品韭子汤。

韭菜子30g　龙骨打，30g　赤石脂打，30g

上三味，以水1000ml，煮取500ml，分三次一日服。

10月1日二诊：困倦轻，药已对证，便加大其量，每日两剂，加服蓐收丸。

蓐收丸（详见五帝方）。

每次六克许，日三次，同时嚼葱尖二寸，热开水下。

10月10日再诊：病情明显减轻，夜尿减少。

服药两个月后，症状消失，遂将汤剂改为丸药继续巩固疗效，病愈。

按：改革开放之前，人的思想不解放，尤其是家庭出身不好的，搞不上对象，抑郁寡欢，肝脾不舒，肾气不守，日久精脱。龙骨、石脂涩精，补五脏，固脱安神；韭菜子暖腰肾，补命门，闭滑泻。蜡矾丸补脏，收涩，固本。韭籽汤蜡矾丸，互相佐辅，本病治愈。

【药释】

韭菜子

《名医别录》云："主治梦泻精，尿白。"

《本草原始》云："辛、甘、温，无毒。主治梦中泻精，溺血，暖腰膝，治鬼交，甚效。"又云："补肝及命门，治小便频数，遗尿，女人白淫，白带。"

《辅行诀药性探真》云："韭子既可内收有形之液，根具上跳之性，子在上而形如倒心，色黑为水液之属，乃是水液从根上输而归心之象，心主血脉，血水同体。"

故韭菜籽善补肾摄气，温暖子脏，滋精血。

（六）气脱

经云：气脱者，目不明（补）。

人参二两　桂心二两　栗仁三枚

上三味，以水五升，煮取二升，每服一升，如一炊时。

【案】气虚

梁某某，女，76 岁，1978 年 7 月 29 日就诊。

其人平素体质虚弱，食量低下，羸瘦，语声纤细，乏力，行动迟缓。

近来眼花不明，舌光剥无苔，双脉沉细如丝，当补阳升气，以缓其弱，投气脱方。

人参切，15g　桂枝20g　栗仁15g

上三味，以水 1000ml，煮取 400ml，每服 200ml，日二次。

六天后复诊：感觉食量增长，继续服其方，精神、体力渐渐好转。

按：气脱者大气将尽之意。人参增津补气开胃；桂枝温阳补肾，通经络；栗仁咸温入肾厚脾胃。肾水实可涵养肝木而养其窍，而双目能视。

【药解】

栗

《本草纲目》："益气，厚肠胃，补肾气，令人耐饥。"

《张大昌注辅行诀·药释》："味咸。祛结痰留饮，利小便，止喘息宁心气，愈下瘘。"

（七）液脱

经云，液脱者，骨属屈伸不利，脑髓消，皮肤槁(补)。

石蜜三两　阿胶三两　附子三两

以水五升，煮取三升，去滓内胶，烊已再服。

【药释】

石蜜

《本草经考注》云："味甘，平。治心腹邪气，诸惊痫痓。安五脏，诸不足，益气补中，止痛解毒，除众病，和百药，久服强志轻身，不饥不老。"

阿胶

阿胶释详见五帝方"百劳丸"条。

（八）魂脱

目不瞑，识如醉(补)。

莨肉三两　苦酒二升　细辛二两

上用苦酒煮二味，得一升，频作服。

【案】歇斯底里

陶某某，女性，56岁。

1982年随师巨鹿出诊一肝癌病人，路过一村庄，有人拦路邀诊。见一妇女胡言乱语，如鬼神所作，急针刺之，并处一方。

山萸肉 20g　食醋 20ml　细辛 10g

水一盅急煎至半盅分服。

后来随访，服药即吐，吐之即轻。共服六副药，至今旧病未再复发。

按：本方两酸味一辛味，与《辅行诀》小泻肝汤方制相同，山萸肉、食醋两酸味泻肝吐烦，与细辛生化甘味，缓急迫。《灵枢·本神》云："随身往来者为之魂。""肝藏血，血舍魂。"《类经》："魂之为言，如梦寐恍惚，变幻游行之境皆是也。"所以本方泻肝安魂魄。

【药释】

山茱萸

《名医别录》："微温、无毒。主治肠胃风邪，寒热，疝瘕，头脑风，风气去来，鼻塞，目黄，耳聋，面疱，温中，下气，出汗，强阴，益精，安五脏，通九窍，止小便利。"

《张大昌注辅行诀·药释》："味酸温。温中益精气，止小便，利逐寒湿痹，生血脉。"

《辅行诀药性探真》："山茱萸禀火之气化而又具酸收下行之性，故有使心火下交于肾阴，保证水火既济，阳平阴秘，而有补肾气、强阴益精、止小便利、添精髓、治脑骨痛、疗耳鸣耳聋的作用。"

苦酒

《张大昌注辅行诀·药释》："醋也，消肿下痢。"

《辅行诀药性探真》："酸味在〈辅行诀〉中属肺金之用味，即肺金之主味，陶氏认为其有金气之特性。"

醋（又名苦酒），五谷之精华，味酸，调味品，为药入肝。1983 年随先师出诊时，路过当地邵庄，恰遇一小儿腹痛急作，遂嘱醋、糖各一匙，加温待溶，服之立愈，谷味治病，功之巧也。

（九）魄脱

息如奔，形如狂（补）。

桂心三两　细辛二两　鸡子白三枚

上方以水三升，煮桂、细辛得一升，待稍冷，内入鸡子白，搅令相得，顿服。

（十）神脱

语无伦，形无觉（补）。

人参三两　甘草炙　五味子各二两（甘草一作饴糖三合）

上三味，以水三升，煮取一升，顿服。

十脱证皆取急方，病急方急。血脱《外台》、《千金》、《金匮》都有记载；脉脱出《伤寒论》，较通脉四逆汤证最相近；洞下完谷出《伤寒论》方，即桃花汤；津脱精脱方，后人临床上应用也很普遍，以下气脱、液脱、魂脱诸方临床应用较少。"魄脱"、"神脱"两条未有临床病例，所以脱写。

跋

经方者，传统实效者也，或谓汉以前经典医籍中方剂之总称，其中以《伤寒杂病论》为代表。然《汉书·艺文志·方技略》载有"经方十一家"之言，可见非独仲师一家。梁代陶氏撷《汤液经法》之精髓，撰著《辅行诀》一书，立内伤杂病五脏辨证法，开万世救疾之又一门户；兼述外感天行，二旦、四神大小等汤，又得经方之治。

《辅行诀》中五脏体用之医理辨析法，为陶氏独特的经方气化理论，如用病为虚、体病为实，助用为补、助体为泻；辛甘化苦、苦甘化咸、辛苦除痞、酸苦除烦等，可谓是医道之绝唱，医界之标帜。《辅行诀》原卷虽历经沧桑，毁于"文革"，幸遇夫子之师大昌，自幼聪敏好学，铭书于心，志存高远，献书于国家。张老正德厚生，笃学尚行，毕生致力于《辅行诀》等古医籍的研究与实践，且撰著《医哲心法》、《诊疗述要》、《汤液经法拟补》等著作。其中《汤液经法拟补》后易名《处方正范》，书以前人范例为目，立轻、宣、清、滋、滑、泻、收、重、温、渗、补、涩十二剂，以大、小、急、复、缓、专、通等为方类，引就经典，拟补经方旨意，启迪后学，佛心善行，昭若日月。

业师志欣处身基层，继前学而不息，开新知而不懈，启后学而不倦。先生谨秉经义、秉承师意，举要驭繁，月锻季炼，撰著此书（即《辅行诀》、《处方正范》医案集），述四十载心得。书中释理通俗，为我们揭开了古医籍深邃的面纱；案例翔实，又为我们打开了应用经方之法门，是我们学习中医经典难得的又一部力作。

弟子①：赵荣旺　高天达

2015 年夏

---

① 本书作者陈志欣的弟子。

索引书目

《洪氏集验方考注》	南宋·洪遵
《宣明论》	金·刘完素
《汤液本草》	元·王好古
《本草集要》	明·王纶辑
《本草乘雅半偈》	明·卢之颐核参
《药鉴》	明·杜文燮
《本草原始》	明·李中立
《本草纲目》	明·李时珍
《类经》	明·张介宾
《景岳全书》	明·张介宾
《金匮方论衍义》	明·赵以德
《食物本草》	明·姚可成汇辑
《韩氏医通》	明·韩懋
《神农本草经疏》	明·缪希雍
《握灵本草》	清·王翊辑
《本草经解》	清·叶天士
《良朋汇集》	清·孙伟
《医宗金鉴》	清·吴谦
《本经续疏》	清·邹澍
《本经疏证》	清·邹澍
《医林纂要探源》	清·汪绂
《杂病源流犀烛》	清·沈金鳌
《神农本草经贯通》	清·张树生
《千金方衍义》	清·张璐
《本草逢源》	清·张璐
《张氏医通》	清·张璐
《本草求原》	清·赵其光辑
《本草纲目拾遗》	清·赵学敏

《串雅内编》　　　　　　　　　　清·赵学敏

《伤寒来苏集》　　　　　　　　　清·柯琴

《本草汇》　　　　　　　　　　　清·郭佩兰

《本草害利》　　　　　　　　　　清·凌奂

《本草求真》　　　　　　　　　　清·黄宫绣

《神农本草经》　　　　　　　　　清·黄奭

《金匮玉函要略辑义》　　　　　　日·丹波元简

《临床应用汉方处方解说》　　　　日·矢数道明

《药征》　　　　　　　　　　　　日·吉益东洞

《类聚方广义》　　　　　　　　　日·吉益东洞

《金匮玉函要略私讲》　　　　　　日·伊泽裳轩

《皇汉医学》　　　　　　　　　　日·汤本求真

《伤寒论新解》　　　　　　　　　日·杉原德行

《本草经考注》　　　　　　　　　日·森立之

《伤寒论考注》　　　　　　　　　日·森立之

《腹证奇览》　　　　　　　　　　日·稻叶克、和久田寅

《神农本草经新疏》　　　　　　　张宗祥

《神农本经贯通》　　　　　　　　张树生、马长武

《伤寒论今释》　　　　　　　　　陆渊雷

《金匮要略今释》　　　　　　　　陆渊雷

《现代中药药理手册》　　　　　　梅全喜、毕焕新

《药物学》　　　　　　　　　　　章次公

《中国天文医学概论》　　　　　　徐子评

《古本康平〈伤寒论〉》　　　　　叶橘泉收藏

《方药量效学》　　　　　　　　　仝小林

《宋本〈伤寒论〉校注》　　　　　朱右武

《金匮要略译注》　　　　　　　　刘蔼韵

《张大昌医论医案集》　　　　　　张大昌

《张大昌注辅行诀》　　　　　　　　　张大昌

《伤寒论阴阳图说》　　　　　　　　　衣之镖

《〈辅行诀五脏用药法要〉述略》　　　衣之镖

《〈辅行诀五脏用药法要〉药性探真》　衣之镖

《〈辅行诀五脏用药法要〉研究》　　　衣之镖

《〈辅行诀五脏用药法要〉临证心得录》衣之镖

《〈辅行诀五脏用药法要〉校注讲疏》　衣之镖

《今古文尚书全译》　　　　　　　　　江灏、钱宗武

《金匮要略方论讲稿》　　　　　　　　连建伟

《中药大词典》　　　　　　　　　　　江苏新医学院

《中华大字典》　　　　　　　　　　　中华书局

《浙江中医杂志》　　　　　　　　　　1959 年 7 月 4 日版

病证索引

九 画

十 画

病证索引